2. Abschnitt der Ärztlichen Prüfung 4/2007

zur Vorbereitung auf das Hammerexamen

320 Originalfragen
ausführlich und präzise kommentiert

Antwortkommentare

ELSEVIER
URBAN & FISCHER

URBAN & FISCHER
München · Jena

Zuschriften und Kritik an:
Elsevier GmbH, Urban & Fischer Verlag, Lektorat Medizinstudium, Karlstraße 45, 80333 München
e-mail: medizinstudium@elsevier.de

Wichtiger Hinweis für den Benutzer
Die Erkenntnisse in der Medizin unterliegen laufendem Wandel durch Forschung und klinische Erfahrungen. Herausgeber und Autoren dieses Werkes haben große Sorgfalt darauf verwendet, dass die in diesem Werk gemachten therapeutischen Angaben (insbesondere hinsichtlich Indikation, Dosierung und unerwünschter Wirkungen) dem derzeitigen Wissensstand entsprechen. Das entbindet den Nutzer dieses Werkes aber nicht von der Verpflichtung, anhand der Beipackzettel zu verschreibender Präparate zu überprüfen, ob die dort gemachten Angaben von denen in diesem Buch abweichen und seine Verordnung in eigener Verantwortung zu treffen.

Bibliografische Information der Deutschen Nationalbibliothek
Die Deutsche Nationalbibliothek verzeichnet diese Publikation in der Deutschen Nationalbibliografie; detaillierte bibliografische Daten sind im Internet über http://dnb.d-nb.de abrufbar.

1. Auflage 2008

Der Urban & Fischer Verlag ist ein Imprint der Elsevier GmbH.

08 09 10 11 12 5 4 3 2 1

Programmleitung: Dr. med. Dorothea Hennessen
Planung und Lektorat: Sabine Schulz, Veronika Sonnleitner
Redaktion: Susanne Weigl, Neumarkt i.d.OPf.
Herstellung: Cornelia Reiter
Satz: Mitterweger & Partner, Plankstadt
Druck: Stürtz, Würzburg

Printed in Germany
ISBN-13: 978-3-437-43812-7

INHALTSVERZEICHNIS

Das Autorenteam: D. Beutener (HNO), T. Dietrich (Ophthalmologie), P. Dietz-Laukemann (Allgemeinmedizin), K. Euchler (Arbeitsmedizin/Sozialmedizin), A. Fehn (Allgemeinmedizin), A. Förster (Psychiatrie), T. Fuchs (Dermatologie), M. Gerstorfer (Chirurgie), A. Greiner (Naturheilkunde/Rechtsmedizin/Statistik/Umweltmedizin), C. Hann von Weyhern (Pathologie), S. Fleischer (Gynäkologie), I. Hofmann (Urologie), O. Kessler (Orthopädie), A. Kupsch (Klinische Chemie), G. Liebhaber (Pädiatrie), J.-C. Lüers (HNO), C. Monat (Pharmakologie), M. Paprotka (Innere Medizin), J. Ruhnau (Humangenetik), C. Schrader (Neurologie), J. Warzok (Innere Medizin), B. Wiemer (Mikrobiologie), J. Vater (Anästhesie/Intensivmedizin), C. Zechmann (Radiologie)

Tag 1

Einzelaufgaben (Aufgaben 1–47)

1 Antwort: C

Diese Frage klingt wieder mal mehr nach einer Facharztprüfung Kardiologie als nach einer Frage für Studenten.

Der Sokolow- und der Lewis-Index sind Hypertrophiezeichen. Berechnung des Sokolow-Index: $S_{V1} + R_{V5}$ oder R_{V6} = / > 3,5 mV. Berechnung des Lewis-Index: $R_I + S_{III} - R_{III} - S_I$ = / > 1,6 mV.

(A) Die Aortenklappenöffnungsfläche wird als vermindert beschrieben. Aber um wie viel vermindert? Bei Reduktion der Öffnungsfläche auf die Hälfte kann man mit hämodynamischen Rückwirkungen rechnen. Infolge der **Aortenklappenstenose** kommt es zu einer Erhöhung des systolischen Druckes im linken Ventrikel und damit zu einer Linksherzhypertrophie. Patienten mit einer Aortenklappenstenose können u.a. über Dyspnoe, Angina pectoris, Leistungseinschränkung und Schwindel klagen. Bei Belastung kann es aufgrund des verminderten Auswurfvolumens zu Synkopen kommen. Der plötzliche Herztod findet sich fast nur bei symptomatischen Patienten.

(B) Ein **Mitralklappenprolaps** ist sehr häufig, daran stirbt man nicht.

(C) Die **hypertrophische obstruktive Kardiomyopathie** (HOCM) manifestiert sich oft im 3. und 4. Lebensjahrzehnt. Viele Patienten sind jahrelang beschwerdefrei. Rhythmusstörungen können die erste Manifestation der Erkrankung sein (ventrikuläre Tachykardien, die zu Kammerflimmern führen können). Neben ST-Strecken-Senkungen und T-Negativierungen finden sich im EKG pathologische Q-Zacken, vor allem über der Vorderwand. Echokardiographisch zeigen sich u.a. eine asymmetrische Septumhypertrophie, eine systolische Vorwärtsbewegung des vorderen Mitralklappensegels (wie in der Frage beschrieben) und der Nachweis einer Mitralklappeninsuffizienz. Im Gegensatz dazu zeigt sich bei der Aortenklappenstenose eine konzentrische Hypertrophie. **(C) ist richtig.**

(D) Ein **Vorderwandinfarkt** geht mit einem R-Verlust über der Vorderwand (Ableitungen V1–V3) einher. In diesem Fall sind die R-Zacken jedoch vorhanden. Des Weiteren würde man bei einem Vorderwandinfarkt je nach Stadium ST-Hebungen (Stadium I) oder T-Negativierungen (Stadium II) in V1–V3 erwarten. Die vorhandenen Q-Zacken könnten Zeichen eines zurückliegenden Infarktereignisses sein. Auch die erhöhte CK könnte zu einem Infarkt passen, ist aber bei Z.n. Reanimation und Defibrillation alleine wenig aussagekräftig (Laborwert für „allgemeine" Muskeldestruktion!).

(E) Eine **Myokarditis** kann laborchemisch mit Herzmuskelenzym-Erhöhungen und Herzrhythmusstörungen, besonders bei Belastung, einhergehen, aber eine Herzmuskelhypertrophie ist nicht typisch.

2 Antwort: E

(A) Typisch für die **Aortenisthmusstenose** sind die abgeschwächten Fußpulse.

(B) Die **Mitralklappeninsuffizienz** kann ausgeschlossen werden, weil sie ein systolisches Herzgeräusch erzeugt. Aufgrund der unvollständigen Schließung der Mitralklappe in der Systole kommt es zu einer zusätzlichen Volumenbelastung des linken Ventrikels, die auf lange Sicht zu einer Dilatation führt.

(C) Eine **Trikuspidalklappenstenose** ist eine seltene Diagnose. Auskultierbar wäre ein Trikuspidalöffnungston nach dem zweiten Herzton mit anschließendem Diastolikum. Im Text steht aber, dass kein diastolischer Zusatzton auskultierbar ist. Die Trikuspidalklappenstenose tritt oft in Kombination mit einer Mitralklappenstenose und nicht mit einer **Pulmonalklappeninsuffizienz** auf. Auf eine Pulmonalklappeninsuffizienz würde ein systolisches Geräusch hinweisen.

(D) Ein **Ductus arteriosus Botalli persistens** führt zu einem Maschinengeräusch (kontinuierliches systolisch-diastolisches Geräusch).

(E) Durch die unvollständige Schließung der Aortenklappe in der Diastole kommt es zu einer Regurgitation des Blutstroms aus der Aorta und zu einer Volumenbelastung des linken Ventrikels. Für die **Aortenklappeninsuffizienz** typisch ist eine hohe Blutdruckamplitude mit Pulsus celer et altus mit einem hohen systolischen und niedrigen diastolischen Blutdruck (hier 160/50 mmHg). Infolge der hohen Blutdruckamplitude kann es zu pulssynchronen Pulsationen der Karotiden, einem pulssynchronen Dröhnen im Kopf oder einem pulssynchronen Kopfnicken kommen. Auskultatorisch findet man das beschriebene diastolische Decrescendogeräusch sowie auch manchmal ein rumpelndes, überwiegend spätdiastolisches Geräusch (Austin-Flint-Geräusch, wer hat's gewusst?). **(E) ist richtig.**

3 Antwort: B

(A) Das unauffällige 12-Kanal-EKG macht einen **akuten transmuralen Myokardinfarkt** eher unwahrscheinlich. Die Beschwerden (thorakales Brennen und taube Finger) sind nicht ganz typisch, werden aber von manchen Patienten so beschrieben. Der Zusammenhang mit dem abrupten Bremsen und dem auffällig niedrigen Blutdruck auf der rechten Seite passen nicht zu einem Myokardinfarkt.

(B) Richtig. Die **akute Aortendissektion** ist ein lebensbedrohliches Krankheitsbild und erfordert eine sofortige Intervention. Durch das falsche Aortenlumen kann es zu einem akuten Verschluss abgehender Arterien kommen (Stanford A: Aortenbogen/Aorta ascendens, Stanford B: Aorta descendens). In diesem Fall hat der Patient wohl eine traumatische Aortendissektion erlitten. Beim Typ A kommt es zu einer Blutdruck- und Pulsdifferenz zwischen beiden Armen. Bei zusätzlicher Aorteninsuffizienz kann auch ein diastolisches Herzgeräusch im zweiten Interkostalraum auftreten.

(C) Bei einem **Spasmus** der Koronararterien (hier **des Ramus interventricularis anterior,** RIVA) kommt es zu ähnlichen Symptomen und EKG-Veränderungen wie bei einem Koronararterienverschluss (Myokardinfarkt), weil die Koronararterie durch den Spasmus auch kurzzeitig verschlossen sein kann. Die EKG-Veränderungen fehlen in diesem Beispiel. Diese Spasmen halten oft nicht lange an, so dass EKG-Veränderungen fehlen können. Zwei Angaben in diesem Beispiel passen jedoch nicht: der niedrige einseitige Blutdruck und die Tatsache, dass sich die Beschwerden nicht auf Nitro-Gabe bessern.

(D) Eine **ventrikuläre Tachykardie** (VT) ist hier sehr unwahrscheinlich. Keine der Angaben passt dazu. Man würde Herzrasen, evtl. Kreislaufinstabilität (meistens bei vorbeschriebener Herzinsuffizienz) und Dyspnoe erwarten. Außerdem erkennt man eine VT im EKG.

(E) Eine **paroxysmale supraventrikuläre Tachykardie** erkennt man im EKG. In diesem Fall ist aber das 12-Kanal-EKG unauffällig. Auch die Beschwerden und der einseitig niedrige Blutdruck passen nicht dazu.

4 Antwort: D

(A) Zumindest bei einer **bakteriellen Sepsis**, die durchaus mit einer Thrombopenie einhergehen kann, würde man erwarten, in der **Blutkultur** einen **Erreger** nachweisen zu können. Statt einer Hypertonie wäre eher eine Hypotonie, im Extremfall ein septischer Schock zu erwarten.

(B) Bei einer **Purpura Schoenlein-Henoch** handelt es sich um eine allergische Vaskulitis. Typisch sind **Petechien** und Ekchymosen an den Beinen und am Gesäß sowie Gelenkschwellungen und evtl. ein abdomineller Befall mit Bauchschmerzen und Blut im Stuhl. Selten können auch die Nieren betroffen sein (Glomerulonephritis mit Hämaturie), z.T. auch mit Niereninsuffizienz. Eine Thrombopenie tritt dabei nicht auf. Typischerweise kommt es nach einem Infekt zu einer Purpura Schoenlein-Henoch.

(C) Eine **maligne Hypertonie** kommt im Kindesalter eigentlich nur im Zusammenhang mit Niereninsuffizienz vor.

(D) Zu einem **hämolytisch-urämischen Syndrom** (HUS) kann es v.a. nach einer Infektion mit EHEC (entero-hämorrhagische E. coli – können durch den Genuss von nicht pasteurisierter Milch übertragen werden) kommen. Es können aber auch andere Keime zu einem HUS führen.
Die Schädigung des Gefäßendothels, v.a. in den Glomeruli, führt zu intravasaler Gerinnung, Thrombozytenverbrauch, Hämolyse und Niereninsuffizienz. Die beschriebene Befundkonstellation (Hypertonie, Ekchymosen, hämolytische Anämie, Thrombopenie, erhöhtes Kreatinin) ist typisch, v.a. aber die **Fragmentozyten** im Blutbild.
Bei schwerer Niereninsuffizienz ist eine Notfalldialyse erforderlich, ansonsten reicht ggf. eine Diuretikatherapie mit ausreichender Hydratation. Die Prognose ist im Allgemeinen gut, die Entwicklung einer chronischen Niereninsuffizienz ist jedoch möglich. **(D) ist richtig.**

(E) Zu den **Vaskulitiden** gehören die oben beschriebene Purpura Schoenlein-Henoch und auch der Morbus Wegener. Die Befundkonstellation ist jeweils etwas anders, v.a. die vorangegangene Durchfallerkrankung ist in diesem Fall typisch für HUS.

5 Antwort: D

Hier geht es darum herauszufinden, welcher Antikörper mit einer Anämie zu tun hat und nicht darum, welche Antikörper man bestimmen muss, um die Vorerkrankungen (M. Addison und Hypothyreose) abzuklären. Deshalb kann man die NNR-Antikörper **(A),** die mikrosomalen Antikörper **(B),** die TSH-Rezeptorantikörper **(C)** und die antinukleären Faktoren **(E)** ausschließen.

(A) **NNR-Antikörper** sind beim M. Addison in bis zu 80 % positiv. Aber mit einer Anämie haben die Antikörper nichts zu tun.

(B) Die **mikrosomalen Antikörper** (MAK) sind Antikörper gegen thyreoidale Peroxidase. Sie sind z.B. beim M. Hashimoto erhöht.

(C) Die **TSH-Rezeptorantikörper** (TRAK) lösen eine Hyperthyreose (M. Basedow) aus. Diese Antwort kann man also ausschließen.

(D) **Parietalzellantikörper** (und Antikörper gegen Intrinsic Factor) führen zu einer perniziösen Anämie, die hier wohl vorliegen soll. Das MCV liegt mit 98 fL im oberen Normbereich. **(D) ist richtig.**

(E) **Antinukleäre Faktoren** (ANA) finden sich z.B. beim systemischen Lupus erythematodes.

6 Antwort: A

Das follikuläre Keimzentrumslymphom ist mit Sicherheit kein klinisch häufiges und damit relevantes Krankheitsbild. Aber nicht verunsichern lassen! Es handelt sich um ein Lymphom, soviel können wir aus dem Namen erkennen. Und alles, was nicht Hodgkin heißt, ist ein Non-Hodgkin-Lymphom (NHL). Das follikuläre Keimzentrumslymphom gehört zu den niedrig-malignen Lymphomen der B-Zellreihe.

(A) **Richtig.** Tatsächlich kann eine **Strahlentherapie** („Extended-Field"-Bestrahlung) für eine lang anhaltende Krankheitsfreiheit oder sogar Heilung sorgen.

(B) Nein. Wenn überhaupt, dann wendet man eine milde **Chemotherapie** an, aber keine **hochdosierte.** Die milde Chemotherapie wird mit einer Radiotherapie kombiniert.

(C) Lymphome werden nicht **operiert.**

(D) Wenn, dann wird die Gabe von **CD-20-Antikörpern** mit einer Chemotherapie kombiniert. Eine alleinige Gabe bringt keine hohen Heilungschancen.

(E) Diese Antwort ist nicht ganz unproblematisch. Man kann durchaus die **„Watchfull waiting"**-Methode im Frühstadium befürworten. Aussage (A) ist aber auf jeden Fall richtig.

7 Antwort: A

Es handelt sich um einen Patienten mit Duodenalulcera und positivem Helicobacter pylori. Es wird nach der Therapie gefragt.

(A) **Richtig.** Die Eradikationstherapie besteht aus 3 Medikamenten: einem **Protonenpumpenhemmer und zwei Antibiotika** (Clarithromycin und Amoxicillin bei der französischen Tripeltherapie und alternativ Clarithromycin und Metronidazol bei der italienischen).

(B) Die Tripel-Therapie besteht aus einem Protonenpumpenhemmer und zwei Antibiotika und nicht aus drei Antibiotika ohne Protonenpumpenhemmer. **Clarithromycin und Amoxicillin** gehören zur französischen Tripeltherapie und Clarithromycin und **Metronidazol** zur italienischen.

(C) Die Tripeltherapie ist sowohl beim **Ulcus duodeni** als auch beim **Ulcus ventriculi** indiziert, sofern Helicobacter pylori nachgewiesen ist.

(D) Eine **Resistenztestung** ist in Deutschland nicht primär, sondern erst nach einem erfolglosen Eradikationsversuch üblich.

(E) Die Wirksamkeit einer H.p.-Sanierung liegt bei bis zu 95 %. Die **Reinfektionrate** liegt in Europa bei bis zu 2 %. Nicht gerade viel, weshalb eine Eradikationsbehandlung natürlich indiziert ist!

8 Antwort: D

(A) Beim **Phäochromozytom** kommen entweder anfallsweise oder dauerhaft erhöhte Blutdrücke vor. Bei diesem Patienten sind bisher keine hohen Blutdruck- und Pulswerte aufgefallen. Herzrasen hätte er aber schon einmal verspüren müssen. Bei dem Patienten war das Blutbild unauffällig. Es findet sich jedoch oft eine Leukozytose. Zum Phäochromozytom passt auch eher die Gesichtsblässe als die Gesichtsröte (hier wohl gleichzusetzen mit Gesichtswärme).

(B) Die **Panikattacken** sind als Lösungsvorschlag eher unwahrscheinlich, weil abdominelle Schmerzen und Gesichtswärme hierfür nicht typisch sind, obwohl Atemnot und Angstgefühle passen könnten. Für diese Antwort würde ich mir mehr Informationen zu den näheren Umständen wünschen, die zu einer Panikattacke führen.

(C) Das **Insulinom** ist durch die Whipple-Trias charakterisiert: Spontanhypoglykämie durch Nahrungskarenz, autonome Symptome und neuroglukopenische Symptome. Über die Blutzuckerwerte erfahren wir leider nichts. Autonome Symptome wie Hitzegefühl (Gesichtsröte) und Angstgefühl könnten zum Insulinom passen. Es fehlen aber Schwitzen, Herzrasen, Zittern, Schwäche, Übelkeit usw. Auch die neuroglukopenischen Symptome wie Schwindel, Sehstörungen, Konzentrationsstörungen, Synkopen, Parästhesien usw. fehlen.

(D) Das **Karzinoid** kommt intestinal (Appendix und distale 60 cm des Ileum) und weniger häufig extraintestinal (Lunge) vor. Flush, Diarrhö und kardiale Symptome sind typisch und können durch Nahrungsaufnahme, Alkohol und Stress ausgelöst werden. Diarrhö wird hier zwar nicht beschrieben, aber eine Gesichtswärme nach Nahrungszufuhr. Als kardiales Symptom könnte die Atemnot als Angina-Äquivalent verstanden werden. Es kann aber auch zu Asthma-Anfällen kommen. Die gelegentlichen abdominellen Schmerzen könnten Stenosesymptome darstellen. **(D) ist die wahrscheinlichste Lösung.**

(E) Das **Reizdarmsyndrom** ist eines der Steckenpferde des IMPP und wird immer wieder gerne als Antwort angeboten. In diesem Fall eine Falschantwort. Unspezifische abdominelle Schmerzen sind typisch, auch ein negativer Test auf okkultes Blut im Stuhl. Angst und Atmenot sowie Gesichtswärme kommen typischerweise nicht vor, denn das Reizdarmsyndrom konzentriert sich auf gastrointestinale Symptome.

9 — Antwort: B

(A) Für eine **Hypothyreose** ist die Abgeschlagenheit typisch, Durstgefühl und Polyurie kommen aber eher nicht vor.

(B) Der **Diabetes insipidus** ist die wahrscheinlichste Diagnose. Zum einen passt die Symptomatik mit Polydipsie und Polyurie (klarer Urin spricht für die geringe Konzentrationsfähigkeit der Niere = Asthenurie), zum anderen spricht der Hinweis auf die bakterielle Meningoenzephalitis in der Anamnese für einen sekundären Diabetes insipidus. **(B) ist richtig.**

(C) Bei einer **psychogenen Polydipsie** könnte man sich vorstellen, dass es konsekutiv zu einer Polyurie kommt. Diese Differenzialdiagnose ist prinzipiell in Erwägung zu ziehen, aber für eine psychogene Genese gibt es in der Anamnese keinen Anhalt.

(D) Der HbA1c ist normal, weshalb man einen **Diabetes mellitus** ausschließen kann.

(E) **Diuretikamissbrauch** kann zwar zu Polyurie und vermehrtem Durstgefühl führen, aber das scheint hier doch sehr an den Haaren herbeigezogen zu sein. Es gibt keinen Hinweis darauf, dass die Patientin stets bemüht ist schlank zu bleiben.

10 — Antwort: E

(A) Ein **akutes Leberversagen** kann durchaus mal fulminant verlaufen, auch bei Patienten, die vorher völlig gesund waren (z.B. Virushepatitis, toxisch). Klinisch imponieren dann aber keine Ödeme, sondern eine hepatische Enzephalopathie, Ikterus usw.

(B) Durch einen kompletten Verschluss der Nierenvene bei **Nierenvenenthrombose** könnte man sich z.B. ein Hodenödem vorstellen, aber keine Bein- und Lidödeme.

(C) Die **Amyloidose** wird gerne vom IMPP gefragt. Häufig manifestiert sie sich an den Nieren, was zu einem nephrotischen Syndrom führen kann. Und das kann zu hypalbuminämischen Ödemen führen. Diese Antwort ist also gar nicht so abwegig. Jetzt muss man also in Abgrenzung zu Antwort (E) nach der Wahrscheinlichkeit gehen. Die Amyloidose kommt im Alter von 18 Jahren nicht so oft vor wie die Minimal-Change-Glomerulonephritis.

(D) Das **Nierenzellkarzinom** hat deswegen eine so schlechte Prognose, weil es aufgrund der spät einsetzenden Symptomatik viel zu spät diagnostiziert wird. Das ist hier eher eine unwahrscheinliche Diagnose.

(E) **Richtig.** Die **Minimal-Change-Glomerulonephritis** ist die häufigste Ursache für ein nephrotisches Syndrom im Kindes- und Jugendalter, zu dem man den Patienten mit seinen 18 Jahren noch zählen kann. Aber auch im Erwachsenenalter ist sie eine häufige Ursache für ein nephrotisches Syndrom. Durch die Proteinurie kommt es zu hypalbuminämischen Ödemen. Die beschriebenen Bein- und Lidödeme sowie die Gewichtszunahme können ebenfalls zu der Diagnose passen.

11 Antwort: B

Der Klassiker! Herr Müller hat eine Fernreise gemacht und hat somit gerade einen Langstreckenflug hinter sich (Stichwort Immobilisation!). Erst verspürt er Schwindel und Schwäche, daraufhin einen dumpfen Schmerz in der rechten Wade und ein Schweregefühl des rechten Beines. Er hat eine Beinvenenthrombose mit Lungenembolie.

(A) Eine **Belastungsechokardiographie** wird bei Verdacht auf kardiale Ischämie zur Abklärung von Wandbewegungsstörungen durchgeführt. Dazu müsste unser Patient aber über Angina pectoris klagen, tut er aber nicht.

(B) Die diagnostische Sicherung einer Thrombose erfolgt mittels Ultraschall, sprich **(Doppler-) Sonographie.** In diesem Fall erfolgt die Untersuchung der (venösen) unteren Extremität. **(B) ist richtig.**

(C) Das **CT Abdomen** bringt uns hier nicht weiter, denn wir erwarten keinen Prozess im Bauchraum. Ein CT Thorax mit Kontrastmittel kommt schon eher in Betracht. Damit könnte man die Lungenembolie nachweisen. Diese Möglichkeit wird hier aber nicht gegeben.

(D) Eine **Röntgenthoraxaufnahme in linker Seitenlage** macht als alleinige Untersuchung keinen Sinn. Was verspricht man sich davon? Eine Lungenembolie kann man in einer konventionellen Röntgen-Aufnahme nicht erkennen.

(E) Mit der **Röntgennativaufnahme des rechten Unterschenkels in 2 Ebenen** kann man Aussagen zur knöchernen Struktur des Beins machen, z.B. bei Verdacht auf eine Fraktur. Es gibt hier aber keinen Hinweis auf ein Trauma.

12 Antwort: E

Die rheumatoide Arthritis ist ein weiteres Steckenpferd des IMPP und wird in jedem Examen abgefragt.

(A) Hier versucht das IMPP zum wiederholten Mal die Arthritis mit der Arthrose durcheinander zu bringen. Die **Heberden-Arthrose** hat nichts mit der rheumatoiden Arthritis zu tun.

(B) Eine **diabetische Arthropathie** kann sich verschiedentlich manifestieren, wie z.B. mit Nekrosen im Bereich der Fußgelenke. Aber die beschriebene Veränderung ist nicht typisch.

(C) Die **rheumatogene Knopflochdeformität** ist neben der Schwanenhalsdeformität ein typisches Gelenkzeichen der rheumatoiden Arthritis. Sie sieht aber anders aus als beschrieben. Es handelt sich um eine Beugestellung der Mittelgelenke bei Überstreckung der Endgelenke, also genau anders herum als bei der Schwanenhalsdeformität.

(D) Bei der **Dupuytren-Kontraktur** handelt es sich um eine Beugekontraktur der Finger infolge bindegewebiger Verhärtung und Schrumpfung der Palmaraponeurose mit Ausbildung derber Stränge und Knoten. Die Genese ist nicht die rheumatoide Arthritis, sondern ist meistens unklar (möglicherweise erblich oder traumatisch bedingt).

(E) Durch Vorstellung wie es aussieht, wenn die Mittelgelenke überstreckt und die Endgelenke gebeugt sind, kommt man schon auf die **Schwanenhalsdeformität** als Lösung, weil es aussieht wie ein Schwanenhals. **(E) ist richtig.**

13 Antwort: D

(A) **Lungenhypoplasien** entwickeln sich meist durch eine Störung der Ausbildung der Alveolen, z.B. bei Fruchtwasserverlust oder bilateraler Nierenagenesie (Potter-Sequenz), und sind in diesen Fällen beidseitig ausgebildet. Auch Thoraxdeformitäten können zu einer Lungenhypoplasie führen. Typisch ist die Glockenform des Thorax im Röntgenbild. Die Klinik ähnelt dem beschriebenen Fall. Die Prognose ist häufig infaust.

(B) Bei einem **kongenitalen Emphysem** kommt es zu einer Überblähung der betroffenen Seite und häufig zu einer Mediastinalverschiebung. Die Klinik ähnelt dem beschriebenen Fall.

(C) **Pneumonien im Neugeborenenalter** werden häufig durch B-Streptokokken verursacht, die bei vaginaler Besiedelung der Mutter während der Geburt übertragen werden können. Klinisch kommt es zu einem Atemnotsyndrom. Das Auftreten direkt nach der Geburt ist jedoch nicht typisch. Radiologisch finden sich fleckig-streifige Infiltrate.

(D) Richtig. Bei einer **Zwerchfellhernie** kommt es durch eine fehlende Verschmelzung der Zwerchfellanlagen – meist auf der linken Seite – zu einer Verlagerung von Abdominalorganen in den Thorax. Klinisch kommt es direkt postpartal zu einem schweren Atemnotsyndrom. Atemgeräusche auf der betroffenen Seite fehlen.
Wie im vorliegenden Bild zeigen sich radiologisch Bauchorgane im Thorax mit hypoplastischer Lunge. Therapeutisch ist die sofortige Intubation, ggf. HFO- oder NO-Beatmung indiziert. Nach Stabilisierung muss die operative Korrektur erfolgen. Die Prognose ist abhängig vom Ausmaß der Lungenhypoplasie.

(E) V.a. bei peripartalem Stress kommt es zu vorzeitigem Abgang von Mekonium, welches in die Lungen aspiriert werden kann **(Mekoniumaspiration).** Dazu kommt es zur Obstruktion der Alveolen und zu Atelektasen. Klinisch kommt es zu einem Atemnotsyndrom, radiologisch zeigen sich ubiquitär fleckige Infiltrate. Entscheidend ist bei vorzeitigem Mekoniumabgang das sofortige Absaugen des Nasenrachenraums und des Larynx.

14 Antwort: E

Eine **konnatale Hypothyreose** beruht meist auf einer **Fehlanlage der Schilddrüse** (z.B. Athyreose oder Zungengrundstruma) und seltener auf einer Hormonsynthesestörung. Im Neugeborenenscreening wird ein erhöhtes TSH erfasst. Bei fehlender adäquater Therapie kommt es z.B. zu Kleinwuchs und schwerer mentaler Retardierung.
Im beschriebenen Fall liegt unter Therapie die Konstellation einer **manifesten Hypothyreose** (vermindertes T4 bei erhöhtem TSH) vor. Es sollte natürlich überprüft werden, ob die Schilddrüsenhormonsubsitution regelmäßig und korrekt durchgeführt wird (Tabletteneinnahme 30 min vor dem Frühstück, nur mit Wasser). Ansonsten ist die Erhöhung der Dosis erforderlich **(E).** Die Werte sollten nach ca. 6 Wochen noch einmal kontrolliert werden.

(A) Ein **Absetzen der Schilddrüsenhormonsubstitution** ist bei konnataler Hypothyreose absolut verboten. Ab dem Alter von 2 Jahren kann jedoch ein Auslassversuch durchgeführt werden. Über 3 Wochen wird T3 verabreicht, über 1 Woche keine Therapie, danach werden die Werte kontrolliert und eine Schilddrüsenszintigraphie durchgeführt.

(B) **Jodid** ist nur bei latenter Hypothyreose indiziert, wenn keine Autoimmunthyreopathie Hashimoto vorliegt.

(C) Die Dosis des Schilddrüsenhormons ist bei der Konstellation einer latenten oder manifesten **Hyperthyreose zu reduzieren.**

(D) Bei Vorliegen einer **euthyreoten Stoffwechsellage** wird die Dosis unverändert **beibehalten.**

15 Antwort: A

(A) **Richtig.** Bei einem **adrenogenitalen Syndrom** (AGS) kommt es durch eine Enzymstörung zu einer Blockade in der Steroidbiosynthese, die zu einem Mangel an Glukokortikoiden und Mineralokortikoiden und zu einer erhöhten Produktion von Androgenen führt. Die häufigste Form ist der 21-Hydroxylasemangel. Je nach Restaktivität des Enzyms kommt es zu einem AGS **mit oder ohne Salzverlustsyndrom.**
Im beschriebenen Fall kommt es durch den Aldosteronmangel zu Natriumverlust und Kaliumretention, die beschriebene Symptomatik (fehlende Gewichtszunahme, Erbrechen, reduzierter Hautturgor) entspricht einer **Nebennierenrindeninsuffizienz**, die schließlich in einer akuten Krise gipfelt.
Der vergrößerte Penis spricht für den Androgenexzess. Bei Mädchen kommt es zu einer Vergrößerung der Klitoris bis zu einem komplett intersexuellen Genitale.
Früher wurde das einfach virilisierende AGS ohne Salzverlust bei Knaben häufig erst spät diagnostiziert. Bei Mädchen erfolgte die Diagnose des AGS ohne Salzverlust anhand der Genitalveränderungen. Das klassische AGS mit Salzverlust wurde meist erst in einer Salzverlustkrise – wie in dem Fall beschrieben – diagnostiziert.
Heute ist das AGS Teil des Neugeborenenscreenings, das im Fallbericht offenbar nicht durchgeführt wurde (Hausgeburt).
Entscheidend ist eine rasche und dauerhafte Substitution von Hydrocortison und bei Vorliegen eines Salzverlustes von Aldosteron.

(B) **Gastroösophagealer Reflux** kann im Kleinkindesalter zu einer Gedeihstörung und zu rezidivierenden pulmonalen Infekten führen. Eine Manifestation im Alter von 4 Wochen ist nicht typisch, die Laborveränderungen ebenfalls nicht.

(C) Bei einer **Kuhmilchproteinintoleranz** kommt es z.B. zu blutigen Stühlen. **Nahrungsmittelallergien** führen im Säuglingsalter meist zu einer atopischen Dermatitis.

(D) Bei der **Zöliakie** liegt eine Intoleranz gegen Gluten (in Weizen, Roggen, Hafer und Gerste vorkommend) vor. Es kommt zu einer Dünndarmzottenatrophie mit Malabsorption, Bauchschmerzen, Durchfälllen, Dystrophie und Kleinwuchs. Die Krankheit manifestiert sich frühestens nach Einführen von getreidehaltiger Beikost.

(E) Die **Pylorushypertrophie** betrifft meist Jungen im Alter von 5 Wochen. Es kommt plötzlich zu rezidivierendem schwallartigen Erbrechen und Gewichtsverlust. Laborchemisch zeigt sich eine metabolische Alkalose. Therapeutisch ist die submuköse Pylorotomie indiziert.

16 Antwort: C

(A) Das typische **Rötelnexanthem** besteht aus makulopapulösen, nicht konfluierenden Effloreszenzen im Gesicht, am Stamm und an den Extremitäten. Außerdem kommt es zu Lymphknotenschwellungen nuchal, okzipital und retroaurikulär. Es existiert eine Impfung (MMR).

(B) Das **Exanthema subitum** (Dreitagefieber) wird durch HHV 6 ausgelöst. Nach 3 Tagen hohen Fiebers kommt es zu einem generalisierten makulopapulösem, teils konfluierenden Exanthem. Zumeist sind Kinder bis 3 Jahre betroffen. Eine Impfung existiert nicht.

(C) **Richtig. Scharlach** wird durch A-Streptokokken ausgelöst. Primär kommt es zu einer **Tonsillitis** mit Vergrößerung der zervikalen Lymphknoten, nach ca. 2 Tagen folgt das typische Scharlachexanthem: makulopapulös, beginnend am Schenkeldreieck, auf Rumpf und Extremitäten übergreifend, begleitet von einem oralen Enanthem, Rötung der Wangen mit perioraler Blässe und Erdbeerzunge. Im weiteren Verlauf kommt es zu einer Hautschuppung. Es erfolgt eine antibiotische Therapie (Penicillin), dadurch sind Komplikationen wie Myokarditis, Nephritis und rheumatisches Fieber selten geworden. Eine Impfung existiert nicht, Reinfektionen sind möglich.

(D) Das **Masernexanthem** (makulopapulös, teils konfluierend) beginnt retroaurikulär, an Hals und Gesicht und breitet sich dann über Stamm und Extremitäten aus. Begleitend finden sind Konjunktivitis, hohes Fieber, Enanthem und die charakteristischen Koplik-Flecken. Es gibt eine Impfung (MMR).

(E) Bei einer **Meningokokkensepsis** finden sich typischerweise Petechien und Ekchymosen, außerdem hohes Fieber und Meningismus. Es muss umgehend eine Lumbalpunktion durchgeführt werden. Eine Impfung ist nur gegen einen Teil der Serotypen möglich und wird seit kurzem für Kinder allgemein empfohlen.

17 Antwort: E

Varizellen werden durch das **Varizella-Zoster-Virus** ausgelöst. Nach einer Inkubationszeit von ca. 14–16 Tagen kommt es zur Ausbildung von roten Flecken, die sich in Papeln, Bläschen und Pusteln umwandeln. Dadurch kommt es zur Ausbildung des typischen Sternenhimmel-Exanthems. Die Schleimhäute sind ebenfalls betroffen.
An Komplikationen können vorkommen: **Bakterielle Superinfektion** (B) (Impetigo, **nekrotisierende Fasziitis** [D]), **Zerebellitis** (C), Enzephalitis, **Myokarditis** (A), Arthritis, Thrombopenie. Diarrhö (E) ist nicht als Komplikation von Varizellen beschrieben.

18 Antwort: D

Bei der **exogen allergischen Alveolitis** handelt es sich um eine nicht infektiöse Inflammation des Lungenparenchyms und der kleinen Bronchien. Auslösend ist die Inhalation von Partikeln aus Vogelkot, Vogelfedern oder Schimmelpilzen. Es kommt zu einer allergischen Reaktion Typ III. Therapeutisch entscheidend ist die Allergenkarenz. Im akuten Schub werden Glukokortikoide gegeben (D).

(A) Eine **antibiotische Therapie** erfolgt bei bakterieller Pneumonie.

(B) **Nichtsteroidale Antiphlogistika** können z.B. bei Pleurodynie bei Coxsackie-Infektion indiziert sein.

(C) **Hyperimmunglobuline** können als passive Impfung bei einigen Krankheiten als Postexpositionsprophylaxe eingesetzt werden.

(E) **Parenterale Hyposensibilisierung** ist z.B. bei Insektengiftallergie, aber auch bei Pollenallergie indiziert.

19 Antwort: C

(A) Unter einem **Erysipel** versteht man eine Infektion der Haut durch **Streptokokken.** Die Keime dringen durch kleinste Verletzungen ein. Die Haut verfärbt sich flammend rot und ist geschwollen. Die regionären Lymphknoten sind geschwollen. Penicillin sollte parenteral verabreicht und die Eintrittspforte saniert werden.

(B) Bei **Scharlach** kommt es zu einer Tonsillitis, gefolgt von einem feinfleckigen Exanthem.

(C) Richtig. Der beschriebene Befund ist typisch für ein **Erythema nodosum.** Dieses kommt nach Infektionen wie z.B. Streptokokken, Mykobakterien, bei Sarkoidose und M. Crohn vor. Es tritt meist an den Unterschenkelstreckseiten auf, es finden sich subkutane Knoten, die überwärmt und druckdolent sind. Therapeutisch finden Steroide lokal und nichtsteroidale Antiphlogistika Einsatz.

(D) Das **Erythema chronicum migrans** ist eine ringförmige, zentral abblassende Rötung. Es tritt als Erstmanifestation einer Lyme-Borreliose auf.

(E) Die **Skrofulose** ist eine seltene Erkrankung im Kindesalter, die zu chronischen katarrhalischen Entzündungen führt. Früher wurde sie mit Tuberkulose in Verbindung gebracht, heute nimmt man eher eine allergische Genese an.

20 Antwort: A

(A) **Richtig.** Bei einer **Invagination** stülpt sich der proximale Darm in den distalen. Häufig kommt eine Invagination bei viralen Enteritiden, bei mesenterialer Lymphadenitis oder bei Purpura Schönlein-Henoch vor. Das typische Erkrankungsalter beträgt 3 Monate bis 2 Jahre. Die Symptomatik besteht aus Schmerzen, Erbrechen und z.T. blutigen Stühlen. Bei der Untersuchung zeigt sich eine lokale Resistenz bzw. eine Abwehrspannung. Sonographisch zeigt sich die typische Konkarde. Häufig gelingt eine hydrostatische Reposition. Eine Symptomatik ähnlich der Appendizitis ist im Säuglingsalter sehr verdächtig für eine Invagination.

(B) Eine **Gastroenteritis** äußert sich meist mit Erbrechen und Durchfall. Säuglinge sind im Vergleich zu älteren Kindern stärker durch Exsikkose gefährdet.

(C) Bei einer **Appendizitis** kommt es zu Druckschmerz und Abwehrspannung typischerweise im rechten Unterbauch, häufig begleitet von Übelkeit und Erbrechen. Klinisch sind u.a. der Loslassschmerz und der gekreuzte Loslassschmerz charakteristisch. Die Therapie besteht in der Appendektomie, entweder offen oder laparoskopisch.

(D) Bei einer **inkarzerierten Leistenhernie** findet sich auf der betroffen Seite eine livide, druckdolente Schwellung, ggf. begleitet von einem mechanischen Ileus.

(E) Eine **pseudomembranöse Kolitis** wird durch Clostridium difficile ausgelöst, die durch eine antibiotischen Therapie selektiert werden können.

21 Antwort: A

(A) **Richtig.** Das **Zellweger-Syndrom** ist eine peroxysmale Störung. Klinisch auffällig sind die kraniofazialen Dysmorphien, extreme Muskelhypotonie und Hepatomegalie. Die ersten Lebensmonate sind durch Gedeihstörung, Entwicklungsretardierung und Krampfanfälle gekennzeichnet. Die Prognose ist im Säuglingsalter infaust. Eine Therapie existiert nicht. Laborchemisch findet sich eine Erhöhung der Pipecolinsäure und der langkettigen Fettsäuren. Außerdem ist die elektronenmikroskopische Untersuchung der Peroxisomen im Leberbiopsat sinnvoll.

(B) **Großwuchs** ist beispielsweise mit dem Marfan-Syndrom vergesellschaftet.

(C) **Pubertas tarda** ist bei vielen chronischen Erkrankungen, z.B. bei M. Crohn, Diabetes mellitus zu erwarten.

(D) Die **Adenomatosis coli** wird autosomal-dominant vererbt. Das Risiko der Entwicklung eines Kolon-Karzinoms ist deutlich erhöht. Bei Jugendlichen ist eine jährliche Kontroll-Koloskopie, im Erwachsenenalter eine Kolektomie indiziert.

(E) Karzinoide sind **neuroendokrine Tumoren des Dünndarms,** die Serotonin produzieren.

22 Antwort: C

Ein einfacher Sachverhalt schwierig verpackt: Die **Muskeldystrophie Typ Duchenne** wird **X-chromosomal rezessiv** vererbt. Das bedeutet, dass in der Regel nur **männliche** Individuen (mangels zweitem X-Chromosom) erkranken. **Frauen,** die ein X-Chromosom mit der krankheitsverursachenden Mutation tragen, erkranken in der Regel dank des XX-Karyotyp nicht, spielen aber eine Rolle als **Konduktorin.**

Der nächste **Sohn** des Paares bekommt sein Y-Chromosom vom Vater, sein X-Chromosom also von der Mutter. Diese besitzt zwei X-Chromosomen, eines davon trägt die krankheitsverursachende Deletion des Dystrophin-Gens (eine **Neumutation** ist bei bereits drei vorhergehenden Erkrankungsfällen sehr unwahrscheinlich). Die Mutter gibt entweder dieses oder das gesunde Chromosom an ihren Sohn weiter. Die Erkrankungswahrscheinlichkeit beträgt daher **50 %. Antwort (C) ist richtig.** Die drei vorhergehenden erkrankten Söhne haben keinen Einfluss auf diese Wahrscheinlichkeit, da die Ausgangssituation immer gleich ist: die Mutter hat zwei X-Chromosomen, von denen eines zufällig weitergegeben wird.

23 — Antwort: D

Abbildung und Fallbeschreibung sprechen bei dem 35-jährigen Patienten am ehesten für das Vorliegen einer polymorphen Lichtdermatose. **(D) ist richtig.**
Die **polymorphe Lichtdermatose** ist ein relativ häufig vorkommendes, durch Sonneneinwirkung (bevorzugt durch UVA-Strahlung) ausgelöstes vesikulo-papulöses oder lichenoides Exanthem, dessen Ätiologie unbekannt ist. Überwiegend sind Frauen betroffen. Die polymorphe Lichtdermatose kommt auch bei dunkelhäutigen Rassen vor. **Klinik:** Im Frühjahr und Sommer nach starker Sonnenbestrahlung kommt es nach wenigen Stunden bis Tagen ausschließlich an den exponierten Hautarealen zum Aufschießen von vesikulären, papulösen, lichenoiden oder pruriginösen Hauterscheinungen. Das morphologische Bild ist bei den einzelnen Patienten meist monomorph. Der **Verlauf** ist schubweise mit zunehmender Abschwächung im Laufe des Jahres. Die Abheilung erfolgt bei Lichtkarenz oder im Winter ohne Narbenbildung. Gelegentlich wird eine Abschwächung der Dermatose nach Jahren und Jahrzehnten beobachtet. Die Hautveränderungen bestehen für mehrere Tage bis Wochen, Hände und Gesicht können ausgespart sein. Pathogenetisch handelt es sich wahrscheinlich um eine Spättypreaktion, die bevorzugt durch UVA-Bestrahlung ausgelöst wird. Die **Therapie** besteht u.a. aus Meiden weiterer UV-Bestrahlung, Lichtschutz, ggf. kurzfristig Glukokortikoide im Schub, prophylaktische UVA- und UVB-Bestrahlung (Lichtkonditionierung).

(A) Beim **aktinischen Retikuloid** würde man stark infiltrierte, chronische ekzematöse Herde erwarten. Eine Abheilung findet zumeist nicht statt.
(B) Bei der **Berloque-Dermatitis** erfolgt die Abheilung häufig unter persistierenden Hyperpigmentierungen.
(C) **Hydroa vacciniformia** zeigt u.a. Blasen und Erytheme in belichteten Hautbereichen. Die Ätiologie ist unklar. Es können schüsselförmige Narben entstehen.
(E) Die **Porphyria cutanea tarda** ist die häufigste Porphyrie. Die Symptome sind eine erhöhte Verletzlichkeit und Druckempfindlichkeit (v.a. seitlicher Druck) von lichtexponierter Haut. Es entstehen prall gefüllte Blasen. Bei Einreißen der Blasen entstehen Erosionen und Ulzerationen, die schlechte Heilungstendenz haben und unter Narben- und Milien- (= horngefüllte Hautzysten) Bildung abheilen, da die Haut toxisch vorgeschädigt ist. Man findet Hyperpigmentierungen, Sklerosierungen und, v.a. um den Mund, eine Hypertrichose (vermehrte Behaarung). Im Urin weist man die erhöhte Porphyrin-Ausscheidung nach. Urin mit hohen Konzentrationen von Porphyrinen verfärbt sich beim Stehenlassen rot.

24 — Antwort: E

Abbildung und Fallbeschreibung (Dermatoskopie) zeigen am wahrscheinlichsten eine (pigmentierte) seborrhoische Warze. Bei der **Verruca seborrhoica** (seborrhoische Warzen) handelt es sich um eine Erscheinung des Alterungsprozesses. Die gutartigen, gelblich bis schwarz-braunen, scharf begrenzten, wie aufgesetzt wirkenden Veränderungen beruhen auf einer starken Hyperkeratose und Papillomatose der Epidermis. Morphologisch finden sich (Pseudo-)Hornzysten.

(A) Ein **Angiokeratoma circumscriptum** würde in der Auflichtmikroskopie u.a. rötlich-schwarze Lakunen (Gefäße) zeigen.
(B) Beim **Nävuszellnävus** würde man eher ein Pigmentnetz erwarten.
(C) Bei **Melanomen** finden sich auflichtmikroskopisch z.B. weiße Schleier, graue Punkte, graublaue Areale, Pseudopodien.
(D) Beim **Basaliom** können u.a. Ahornblatt-artige Pigmentierungen und Teleangiektasien bei der Dermatoskopie gefunden werden.

25 Antwort: B

Bei der 38-jährigen Patientin ist die Diagnose von habituellen (rezidivierenden) Aphthen am wahrscheinlichsten. **(B) ist richtig.** Chronisch rezidivierende (habituelle) **Aphthen** manifestieren sich häufig zwischen dem 2. und 3. Lebensjahrzehnt. Die Ätiologie ist unbekannt, familiäre Häufung wird beobachtet. **Klinik:** meist im Bereich der Mundschleimhaut lokalisierte Aphthen (Zunge, Vestibulum oris), periodisch rezidivierend und in der Regel sehr schmerzhaft. Temperaturerhöhung, Lymphknotenschwellung, Krankheitsgefühl kann vorkommen. Infektionsgefahr besteht nicht. **Therapie:** symptomatisch.
(A) Die Stomatitis aphthosa **(Gingivostomatitis herpetica)** betrifft meist Kleinkinder und ist eine Primärmanifestation (Erstinfektion) mit Herpes-simplex-Virus Typ I (HSV 1). Klinik: aphthöse schmerzhafte Blasenbildung an der Mundschleimhaut, Gingivitis, Fieber, Abgeschlagenheit, schmerzhaft geschwollene Lymphknoten, Erbrechen, Foetor ex ore („Mundfäule"), Speichelfluss. Ausheilung nach 1–2 Wochen, rezidiviert nicht. Im Gegensatz zu den anderen möglichen Erstmanifestationen der HSV-Infektion (Herpes simplex, Vulvovaginitis herpetica, Ekzema herpeticatum) tritt die Gingivostomatitis herpetica nur bei der Erstinfektion auf. Therapie: Aciclovir, Mundspülungen, ggf. Antibiose (Superinfektion).
(C) **M. Behçet:** chronisch entzündliche Allgemeinerkrankung (vermutlich Systemvaskulitis) unbekannter Ätiologie, welche überwiegend in der Türkei und Südostasien auftritt. Meist sind Männer betroffen. Klinik: Klassische Trias mit Aphthen der Mundschleimhaut, Aphthen und Ulzera im Genitalbereich und Hypopyoniritis.
(D) Die **Herpangina** wird durch Coxsackie-Virus B5 hervorgerufen. Klinisch findet man Bläschen bzw. Ulzerationen am weichen Gaumen mit Schluckbeschwerden.
(E) Beim vernarbenden **(Schleimhaut-)Pemphigoid** finden sich v.a. ausgedehnte narbig abheilende Erosionen an der Mundschleimhaut.

26 Antwort: A

Bei dem 25-jährigen Patienten trifft aufgrund der Abbildung und der Fallbeschreibung am ehesten die Diagnose einer Syphilis (Lues) II zu.
Man unterscheidet verschiedene Stadien:
Stadium I (2–3 Wochen post infectionem):
- Primäraffekt (Ulcus durum)
- nach ca. 4–6 Wochen p. i. regionale Lymphknotenschwellung

Stadium II (8–12 Wochen p. i.):
- **generalisierte Lymphknotenschwellung** (derb und in der Regel kaum druckdolent)
- **Kopf- und Gliederschmerzen**
- Fieber
- makulöses, nicht juckendes Exanthem (vorwiegend am Stamm lokalisierte,
- monomorphe, unscharf begrenzte, blasse Erytheme)
- Arteriitis, Meningoenzephalitis, Iritis

- **makulopapulöse Hautausschläge (auch Plantae und Palmae betroffen)**
- Condylomata lata
- Plaques muqueses
- Corona venerea
- Angina syphilitica etc.

(A) ist richtig.

Stadium III (ca. 5 Jahre p. i.):
- Gummata (Nasenseptum, Haut, Lippen, Knochen, Leber, Lunge etc.)
- Orchitis u.a.

Stadium IV (ca. 10–20 Jahre p. i.):
- Tabes dorsalis
- progressive Paralyse

Penicillin ist heute immer noch Mittel der ersten Wahl bei der Therapie der Syphilis. Bei Penicillinallergie können Tetrazykline und Erythromycin als Ausweichpräparate eingesetzt werden.

(B) Röteln zeigen neben generalisierter Lymphadenitis eine typischerweise nuchale Lmphknotenschwellung. Das flüchtige makulo-papulöse Exanthem beginnt im Gesicht und breitet sich über den oberen Rumpf aus.

(C) Erreger der Gonorrhö (Syn. Tripper): Neisseria gonorrhoeae, gramnegative Diplokokken. Inkubationszeit: 2–10 Tage. Sie gehört zu den meldepflichtigen Geschlechtskrankheiten. Infektionen der Frau: Urethritis, Zervizitis. Bei weiterem Aufsteigen Salpingitis, Peritonitis. Das Vaginalepithel kann nur vor der Geschlechtsreife infiziert werden. Infektionen des Mannes: Urethritis. Bei weiterem Aufsteigen Prostatitis, Epididymitis. Infektionen außerhalb des Urogenitaltraktes: Entzündungen der Mund-/Rachenschleimhaut, Blepharokonjunktivitis (beim Neugeborenen), analer Befall. Eine sichere Diagnose ist nur durch Wachstum von Kulturen möglich (Verwendung von Urethralsekret). Therapie: Ceftriaxon, Spectinomycin, Ciprofloxacin, Ofloxacin. Die Monarthritis gonorrhoica ist eine Fernkomplikation durch hämatogene Streuung der Gonokokken in ein Gelenk, meist ist das Kniegelenk betroffen. Die Patienten haben hohes Fieber.

(D) + (E) Erythema exsudativum multiforme (E. e. m.): Man unterscheidet das E. e. m. major **(E),** das den ganzen Körper betrifft, und das E. e. m. minor (D), welches lokalisiert auftritt. Das E. e. m. major führt zu einer starken Beeinträchtigung des Allgemeinbefindens, welche nicht zuletzt auch durch den starken Schleimhautbefall bedingt ist. Der Pschyrembel bezeichnet das E. e. m. major und das Stevens-Johnson-Syndrom als Synonyme. Es finden sich scheibenförmige, zentral abgeblasste und am Rand verstärkt betonte, rote, kokkardenförmige Effloreszenzen mit zentraler Blasenbildung.

27 Antwort: A

Diese Frage ist nicht einfach. Sie erfordert fundiertes Wissen in der Hämatologie. Alle Befunde passen zu einer Polycythaemia vera. Die Patientin hat zusätzlich einen Infekt (vermutlich eine Pneumonie, Leukozytose) und ist exsikkiert.

Zur **Polycythaemia vera** passen:
1. die Information „Blutkrankheit".
2. äußeres Erscheinungsbild gesund: Bei der Polycythaemia vera kommt eine Rötung des Gesichtes und der Extremitäten vor, dadurch sehen die Patienten gesund aus („wie das blühende Leben").
3. das leicht erhöhte Hämoglobin von 154 g/l (nicht höher, da die Patientin ja laut Angehörigen behandelt wird).

4. Serumeisen unterhalb der Nachweisgrenze und deutlich erniedrigtes MCV und MCH, da die Patientin ja behandelt wird. Es ist also davon auszugehen, dass sie durch Aderlässe therapiert wird. Auch die Thrombozytose passt.
5. Der Hämatokrit von 0,59 spricht nicht nur für die Erythrozytose, sondern auch für die Exsikkose.

(A) Die Therapie der ersten Wahl bei Polycythaemia vera sind regelmäßige **Aderlässe.** Es sollte ein Haematokrit von unter 45 % angestrebt werden. Des Weiteren sollte eine **Volumensubstitution** bei Exsikkose erfolgen. **(A) ist richtig.**

(B) Eine **Antibiotikagabe** ist bei V.a. Pneumonie mit Leukozytose sinnvoll. Hilfreich wäre hier der Auskultationsbefund der Lunge. Die Antibiotikagabe ist hier zwar angezeigt, aber nicht vordringlich.

(C) Nein, gerade eine **Eisensubstitution** sollte nicht erfolgen, denn dadurch kurbelt man die Erythropoese ja erst recht an. Das Eisen wird bewusst niedrig gehalten.

(D) Die **Antikoagulation** ist während des Krankenhausaufenthaltes prophylaktisch sinnvoll. Wichtiger ist aber die Gabe von Thrombozytenaggregationshemmern, um thromboembolische Komplikationen unter der Thrombozytose zu vermeiden. Vordringlich ist die Antikoagulation jedoch nicht vor Antwort (A).

(E) Eine separate **Blutdrucksenkung** ist erstmal nicht notwendig. Wenn die Patientin zur Ader gelassen wird, sinkt der Blutdruck wieder. Allerdings könnte er unter der Volumensubstitution wieder steigen. Blutdruckwerte um 170/110 zwingen den Therapeuten jedoch nicht, akut zu interagieren. Es kann erstmal die Akuttherapie abgewartet werden.

28 — Antwort: B

(A) Das **CRP** gilt als klassisches **Akute-Phase-Protein,** das als generelle Antwort auf entzündliche Prozesse und Tumoren gebildet wird. Aufgrund seiner kurzen Halbwertszeit (18 bis 24 h) ist es geeignet zur Frühdiagnose bakterieller Erkrankungen, Beurteilung von Krankheitsverlauf und Behandlungserfolg (schnellere Normalisierung als BSG) von Infektionen, Autoimmunerkrankungen und postoperativ. Bei viraler Infektion nur geringer Anstieg.

(B) **Richtig.** Der **Hämatokrit** (Hkt) bezeichnet den prozentualen Volumenanteil (Vol.%) der Erythrozyten im Blut. Da die Erys beim Gesunden 96 % des zellulären Volumens ausmachen, erlaubt der Hkt einen Rückschluss auf den Ery-Anteil im Blut. Er ist **erhöht** bei **Dehydratation,** Polyglobulie und Polycythämia vera, erniedrigt bei Anämie und Hyperhydratation.

(C) Die **BSG** ist ein **unspezifischer Suchtest bei Verdacht auf entzündliche Erkrankungen** und deren Verlaufsbeurteilung. Sie wird im Gegensatz zum CRP durch erythrozytäre Faktoren (Anämie, Polyglobulie) und physiologischen Veränderungen (Menstruation, Schwangerschaft) beeinflusst.

(D) Die Bestimmung des **Blutzuckers** spielt vor allem zur Diagnostik und Therapie eines Diabetes mellitus eine Rolle, im Notfall zur Beurteilung eines hypoglykämischen oder hyperglykämischen Komas oder eines anderen endokrinen Schockzustandes.

(E) **Procalcitonin,** das Prohormon des Calcitonins, wird mittels Immunassay zur **Früherkennung schwerer systemischer Infektionen** durch Bakterien, Pilze oder Protozoen, zur Verlaufskontrolle und als prognostischer Marker bei Sepsis bestimmt. Kein Anstieg bei nichtinfektiösen chronischen Prozessen, viralen Infektionen und Autoimmunerkrankungen.

29 Antwort: E

(A) Dass die Patientin, die noch nie Probleme mit der Lunge hatte, erstmalig mit 60 Jahren einen **Asthmaanfall** bekommt, ist sehr unwahrscheinlich.

(B) Der **akute Angina pectoris-Anfall** ist eine wichtige Differenzialdiagnose, zumal bei der Patientin eine stabile Angina pectoris bekannt ist. Aber die Angabe, der thorakale Druck sei auf Nitro-Spray nicht besser geworden, spricht gegen eine akute Angina.

(C) Ein **akuter Myokardinfarkt** ist bei einer Patientin mit bekannter stabiler Angina pectoris und arterieller Hypertonie nicht abwegig. Aber die Befundkonstellation mit Dyspnoe, gestauten Jugularvenen und Rechtsschenkelblock spricht eher für ein Geschehen im rechten Herzen. Rechtsventrikuläre Infarkte sind jedoch nicht so häufig. Außerdem müsste man bei einem Myokardinfarkt mehr als mäßiggradige Erregungsrückbildungsstörungen im EKG sehen, nämlich ST-Hebungen.

(D) Gegen den **Spontanpneumothorax** sprechen das Alter und Geschlecht der Patientin (häufig junge schlanke Männer!) sowie das beidseits vorhandene Atemgeräusch.

(E) Die Symptome und die Befundkonstellation sprechen für eine **Lungenembolie mit Rechtsherzbelastung.** Die Patientin beklagt Dyspnoe seit dem Aufstehen (Aufstehen = auslösender Faktor). Die Zyanose passt zu der Sauerstoffsättigung von 88 %. Die Tachypnoe und die Tachykardie passen auch, denn sie kommen bei fast jedem Patienten mit Lungenembolie vor. Durch die Obstruktion der Pulmonalarterie kommt es zu einer rechtsventrikulären Druckbelastung, sichtbar an der Jugularvenenstauung. Die Knöchelödeme sind eher ein chronisches Symptom. Sie bilden sich nicht so rasch nach einer Lungenembolie aus. **(E) ist richtig.**

30 Antwort: B

(A) Bei Pumpversagen des Herzens kommt es zum **kardiogenen Schock.** Ursachen sind: Kontraktionsschwäche (Myokardinfarkt, Myokarditis, Kardiomyopathie), Volumenbelastung (Klappeninsuffizienzen, Shuntvitien), Druckbelastung (Klappenstenosen, Lungenembolie), Füllungsbehinderung (Herzbeuteltamponade) und Herzrhythmusstörungen. Therapeutisches Ziel ist die Stabilisierung bzw. Anhebung des RR, Analgesie, Sedierung und die Behandlung akuter Rhythmusstörungen. **Wichtig: Oberkörper hoch!**

(B) **Richtig.** Beim **anaphylaktischen Schock,** d.h. bei allergischer Reaktion vom Soforttyp (Typ 1), kommt es zum Versagen der peripheren Kreislaufreaktion durch auslösende Allergene (z.B. jodhaltige Kontrastmittel, Antibiotika, Lokalanästhetika, Insektengifte, Medikamente).

Stadium 0	lokal begrenzte kutane Reaktion
Stadium 1	leichte Allgemeinreaktion
Stadium 2	Kreislaufdysregulation
Stadium 3	Schock
Stadium 4	**Herz-/Kreislaufversagen, Atemstillstand**

Besondere Gefahr gilt der Atemverlegung bei Ödem der oberen Luftwege. Die Unterbindung der Allergenzufuhr ist Voraussetzung für eine erfolgreiche Therapie. Diese sieht Folgendes vor:

- Schocklagerung (Beine hoch!)
- RR- und EKG-Überwachung
- Sauerstoff
- Adrenalin

- rasche Volumensubstitution
- Glukokortikoide
- H_1- und H_2-Antihistaminika
- ggf. Intubation und Beatmung

(C) **Bauchaortenaneurysmen** sind zu 97 % infrarenal, Aneurysma dissecans in 95 % thorakal bedingt. Es entsteht durch Einriss der Intima und Wühlbildung innerhalb der Gefäßwand. Typisch sind plötzlich auftretende stärkste Schmerzen im Rücken, Dyspnoe und Schock. Es stellt eine lebensbedrohliche Situation dar und bedarf eines sofortigen Transportes in die Gefäßchirurgie mit Volumengabe (großlumiger Zugang), Analgesie und Sedierung.

(D) Das **hypoglykämische Koma** bzw. Schock definiert sich durch **BZ < 40** mg/dl oder die **Whipple-Trias:** BZ < 45 mg/dl, hypoglykämische Symptome (sh. Tab.) und Verschwinden dieser Symptome unter Glukosegabe.

(E)

DD Diabetisches Koma/Hypoglykämischer Schock		
	Diabetisches Koma– Ketoazidose Typ 1 – hyperosmolares Koma Typ 2	Hypoglykämischer Schock
Ätiologie	Insulinmangel, fehlende / zu niedrig dos. Medikation (häufig Erstmanifestation)	Insulinüberangebot bei erniedrigtem Bedarf, verm. Nahrungsaufnahme, Medi-Überdosierung, Alkohol
Vorstadien	Polyurie, Polydipsie, Schwäche, Hypotonie bis Kollaps, Appetitlosigkeit, Kußmaul-atmung mit Azetongeruch	Heißhunger, Übelkeit, Unruhe, Schweiß-ausbruch, Tachykardie, RR-Anstieg, Tremor, Konvulsionen
	Cave: 4–10 % aller Hypoglykämien verlaufen unbemerkt. Bes. gefährdet sind Diab. mit langer Krankheitsdauer, Insulinther., Alkoholkonsum	
Koma Entwicklung Muskulatur Haut Atmung	langsam hypoton trocken normal/Kußmaul mit Azetongeruch	schnell, in Min. hyperton, Tremor feucht normal
Diagnose	BZ meist > 500 mg/dl	BZ < 40 mg/dl, Whipple-Trias
Therapie	0,9 % NaCl-Infusion, KH	40 % Glukose zu Infusion, ggf. durch Angehörige Glukagon i.m.

Merke: Bei geringer Unsicherheit der DD niemals Insulin geben, immer zuerst Glukose, ansonsten droht tödliche Komplikation!

31 Antwort: D

Zu den Erstmaßnahmen bei Notfallpatienten und Erstbeurteilung zählen die **Bestimmung der Vitalparameter und des BZ (D).** Dies sind einfach durchführbare Tests, die zur weiteren Beurteilung der Gesamtsituation und Einleitung weiterer Maßnahmen (EKG, vollständige neurologische Untersuchung, Troponin-Test, Zufuhr kolloidaler Ersatzmittel, ggf. Intubation und Beatmung) dienen. Die Beurteilung des Schweregrades einer Bewusstseinstrübung ist mithilfe des **Glasgow-Coma-Scales** möglich und damit die Intubations- und Beatmungsindikation:

		Punkte
Öffnen der Augen	Spontan Auf Ansprache Auf Schmeerzriez Fehlt	4 3 2 1
Verbale Reaktion	Orientiert Verwirrt Einzelne Worte Laute Fehlt	5 4 3 2 1
Motorische Antwort	– Folgt Aufforderungen – Gezielte Schmerzreaktion – Ungezielte Schmerzreaktion – Beugesynergismen – Strecksynrergismen – Fehlt	6 5 4 3 2 1

(A) Bei V.a. apoplektischen Insult oder andere neurologische Notfälle ist eine vollständige neurologische Untersuchung dringlich.
(B) Ein EKG sollte (zumindest 3-Kanal) im Notfall wenn möglich immer durchgeführt werden, v.a. zur Differenzierung eines prim. kardialen oder pulmonalen Ereignisses (Myokardinfarkt, Lungenembolie).
(C) Troponin-Test dient der Diagnostik des akuten Koronarsyndroms.
(E) Kolloidale Volumenersatzmittel gehören zur Notfalltherapie bei allen Schockformen.

32 — Antwort: C

(A) Bei der **Intoxikation mit Psychostimulanzien** stehen zu Beginn Erregungserscheinungen (Rastlosigkeit, Desorientierung, Schlaflosigkeit, Halluzinationen) und später Depressionen, Erschöpfung, Apathie, Psychosen, Benommenheit, reduzierte Reflexe, reduziertes Denkvermögen, Amnesien und Persönlichkeitsveränderungen im Vordergrund. Die **Pupillen sind weit.**
(B) Die **hypertensive Krise** ist die Notfallsituation beim Hypertoniker. Starke Kopfschmerzen, verschwommenes Sehen, Schwindel, Übelkeit, Bewusstseinstrübung, Angina pectoris und Linksherzdekompensation können klinisch auftreten. Der RR ist > 230/120 mmHg. **Vorsicht!** RR zunächst nicht unter 170/100 mmHg senken wegen Hirnischämiegefahr, besonders bei generalisierter Arteriosklerose.
(C) Richtig. Die Klinik der **Opiat**(z.B. Morphin, Heroin, Methadon)**-Vergiftung** ist gekennzeichnet durch: **Miosis, Bewusstseinsstörung, Atemlähmung,** Bradykardie, Erbrechen, Krämpfe, Harnverhalt und Lungenödem. Als Antidot bei Intoxikationen mit großen Mengen an Opioiden kann Naloxon verabreicht werden. **Vorsicht** jedoch, da sehr kurze HWZ und Gefahr eines akuten Entzugssyndroms.
(D) Ursache eines **epiduralen Hämatoms** ist ein Schädel-Hirn-Trauma mit Ruptur der A. meningea (meist media). Anfangs kommt es zur Bewusstseinstrübung, nach freiem Intervall (Minuten bis Tage) erneute Eintrübung bis zum tiefen Koma. Zusätzlich Zeichen der Hirndrucksteigerung, kontralaterale Halbseitenlähmung, **ipsilaterale Mydriasis** und Stauungspapille.
(E) Die **transitorisch ischämische Attacke** (TIA) zählt zu den Vorstufen des apoplektischen Insultes. Sie bezeichnet kurzzeitig auftretende neurologische Ausfälle mit vollständiger Rückbildung < 24 h.

33 Antwort: D

(A) Das **Fibromyalgie-Syndrom** gehört zu der Gruppe häufiger nichtartikulärer rheumatischer Erkrankungen, charakterisiert durch quälenden Schmerz, Druckempfindlichkeit und Steifheitsgefühl in den Muskeln, den Arealen der Sehnenansätze und den benachbarten Weichteilstrukturen sowie vegetativen Störungen (Müdigkeit, verminderte Belastbarkeit, Schlafstörungen). In der Mehrzahl sind Frauen zwischen dem 30.–60. Lj. betroffen. **Entzündungs- und rheumatologische Laborparameter sind unauffällig.**

(B) Der **zervikale mediale BSV** betrifft die Segmente C4/5 bis C7/Th1. Klinisch auffällig sind Parästhesien und Sensibilitätsstörungen in den betroffenen Dermatomen, meist vom Hals ausstrahlend. Die Parese ist immer inkomplett. Eine Atrophie der Muskulatur ist erst nach mehreren Wochen vorhanden. Die HWS ist in der Bewegung eingeschränkt und klopfschmerzhaft. Häufig fixierte Fehlstellung in Entlastungshaltung.

(C) Die **ALS** ist eine progressiv degenerative Erkrankung des 1. und 2. motorischen Neurons. Sie manifestiert sich meist zwischen dem 40. und 65. Lj. durch asymmetrische Paresen der proximalen und distalen Muskulatur, Muskelatrophie, Spastik, Krämpfe, Faszikulationen. Im weiteren Verlauf treten Lähmungen der Atemmuskulatur und Bulbärparese auf. Die Prognose ist schlecht, die 5-Jahres-ÜLR beträgt ca. 20 %.

(D) Richtig. Bei der **Polymyalgia rheumatica (PMR)** handelt es sich um eine generalisierte Riesenzellarteriitis, bei der etwa 50 % der Patienten an einer gleichzeitig auftretenden Arteriitis temporalis Horton leiden. Meist sind **ältere Frauen** (75 %) betroffen. Sie ist gekennzeichnet durch einen plötzlichen Beginn mit **symmetrischen Nacken-, Schulter- und Beckengürtelschmerzen (besonders nachts und frühmorgens)** sowie Druckschmerzhaftigkeit, **Morgensteifigkeit** und Schwäche der stammnahen Muskulatur. **Die BSG ist auf mehr als 50 mm/h erhöht.**

Diagnostische Trias: Muskelschmerzen – Sturzsenkung – (geringe) Anämie
Schlagartiges Ansprechen auf Glukokortikoide (sofort hochdosiert beginnen wegen Erblindungsgefahr!)
CK normal! Neurologisch o.B.

(E) Die **Osteoporose** ist eine Systemerkrankung (häufigste generalisierte Knochenerkrankung) des Skeletts mit erhöhtem Frakturrisiko durch Verminderung von Knochenmasse und Struktur. 25–30 % aller Frauen > 60 Lj. haben eine messbare Osteoporose:
- **Typ 1:** postmenopausale Osteoporose bei Frauen durch rel. Östrogenmangel **(typisch distale Radiusfraktur)**
- **Typ 2:** Senile Osteoporose bei Frauen und Männern durch allg. Knochenmineralsalz-Verlust **(typisch Oberschenkelhalsfraktur)**

Klinisch typisch für beide Typen sind allgemeine Rücken- und Knochenschmerzen, Myogelosen, Rundrücken, Frakturen.

34 Antwort: D

(A) Die **chronische Polyarthritis (cP)** ist die häufigste rheumatische Erkrankung mit chronischer Entzündung der mit Synovialis ausgekleideten Anteile des Bewegungsapparates (Gelenke, Sehnenscheiden, Schleimbeutel). Es ist eine schubweise progredient verlaufende Gelenkerkrankung. Typischer Befall ist zu Beginn oft schleichend mit Morgensteifigkeit, spindelförmiger Kapselschwellung und schmerzhafter Bewegungseinschränkung eines oder mehrerer Fingergrund- und/oder -mittelgelenke (meist **symmetrisch**). Typisch auch der **„Begrüßungsschmerz“:** bei seitlichem Druck auf die Fingergrundgelenke **(„Gaenslen-Zeichen“).**

(B) Siehe Tag 1, Frage 40.

(C) Die **eitrige (bakterielle, septische) Arthritis** ist meist exogen durch Trauma, postoperativ oder durch intraartikuläre Injektionen bedingt. Sie geht mit starkem Bewegungsschmerz, Entlastungsstellung der betroffenen Gelenke, akuten lokalen Entzündungszeichen, Gelenkerguss sowie hohem Fieber und reduziertem AZ einher.

(D) Richtig. Typischer Verlauf eines erhöhten Harnsäurespiegels (> 9 mg/dl) ist in 90 % eine akute **Arthritas urica** (Manifestations-begünstigend: purinreiche Ernährung (Fleischexzesse!), Alkohol, männliches Geschlecht, Adipositas hohes Alter, Diabetes mellitus). Die Monarthritis zeichnet sich durch einen plötzlichen, stark schmerzhaften Beginn mit Entzündungszeichen des Gelenkes und mäßigem Fieber aus. Bei Erstmanifestation ist zu 80 % das Großzehengrundgelenk **(Podagra)** betroffen, im späteren Verlauf Befall aller Gelenke sowie Schleimbeutel, Sehnenscheiden und Weichteile der Endphalangen möglich. Wichtigste **Differenzialdiagnosen** des akuten Gichtanfalles: akute bakterielle Arthritis, aktivierte Arthrose, Pseudogicht, Gonorrhö, Weichteilprozesse in Gelenknähe (Bursitis), Arthritis psoriatica.

(E) Die durch **Borreliea burgdorferi** (Übertragung durch Zeckenstich) verursachte **Lyme-Arthritis** ist eine in 3 Stadien verlaufende Gelenkerkrankung:
- **Stadium I** (Tage bis Wochen nach Stich): Allgemeinsymptome, Erythema chronicum migrans (in 70 %)
- **Stadium II** (Wochen bis Monate): in 15 % neurologische Manifestationen
- **Stadium III** (Monate bis Jahre): in 60 % **Lyme-Arthritis,** die sich als Mon- oder Oligoarthritis, v.a. der großen Gelenke, manifestiert.

35 Antwort: D

Ein **Desault-Verband** dient der zeitweiligen Ruhigstellung des Schultergürtels. Dabei werden der Brustkorb und der betroffene Arm gemeinsam umwickelt oder es wird eine Schlinge vom Brustkorbverband über die Schulter geführt.

(A) Bei subcapitalen Humerusfrakturen genügt meist eine Ruhigstellung im **Desault-Verband** bis zur Schmerzfreiheit (ca. 10 Tage). 80 % der proximalen Humerusfrakturen sind 1-Segment-Frakturen und können konservativ behandelt werden. Bei mobiler Fraktur erfolgt zunächst Ruhigstellung im Desault-Verband bis zur Schmerzfreiheit, dann Anlegen eines Hanging-Cast, einem schweren zirkulären Gips vom Oberarm bis zum Handgelenk reichend. Hierdurch wird eine Extension auf die Fraktur durch das Eigengewicht des Gipses erreicht. Die Tragedauer beträgt durchschnittlich 6 Wochen.

(B) Die **Abduktionsschienen** werden nach operativer Rekonstruktionen der Rotatorenmanschetten v.a. des M. supraspinatus eingesetzt. Sie haben zum Ziel, die Spannung auf die Sehne durch die Abduktion zu verringern.

(C) Ein **Rucksackverband** wird zur Stabilisierung von Klavikulafrakturen eingesetzt.

(D) Nach Entfernung des Verbandes kann mit einem Bewegungstraining begonnen werden, bei dem zunächst **Pendelbewegungen** der Arme ausgeführt werden.

(E) Ein operatives Vorgehen kann bei stark **dislozierten** Frakturen nötig sein. Bei möglicher geschlossener Reposition und fehlender Stabilität sollte eine perkutane Fixation mit Gewinde-K-Drähten erfolgen.

36 Antwort: D

Die Lockerung einer Prothese wird als Versagen einer Endoprothese bezeichnet. Daneben existieren weitere Gründe wie: Prothesenbruch (z. B. infolge Überlastung), Zerstörung der Gelenkflächen (z.B. „Coldflow" bei Polyethylen, Rauigkeit bei Keramik) oder Infektion. Sind nur isolierte Teile der Prothese im Laufe der Zeit schadhaft geworden, können diese einzeln ausgewechselt werden.

(A) Die Gabe von **NSAR** reduziert vielleicht die Schmerzen beim Patienten, sagt jedoch nichts über eine eventuelle Lockerung aus.

(B) Eine **MRT**-Untersuchung ist heute zum Teil möglich. In der Regel sind jedoch die **Metallartefakte,** die bei dieser Untersuchung auftreten, zu stark, um gesicherte Aussagen über eine Lockerung machen zu können.

(C) Die Bestimmung von BSG und **CRP** ist nur bei Verdacht auf eine infektbedingte Lockerung indiziert. Davon ist jedoch nichts in der Anamnese zu erkennen.

(D) Geringe Lockerungen bleiben lange symptomlos. Massive Lockerungen verursachen zunehmende Schmerzen bei Beanspruchung. Beweisend für eine Lockerung ist das Röntgenbild. Säume, die breiter als 2 mm in den Lasten tragenden Zonen sind, sprechen für eine Lockerung. Ist eine Lockerung mit einem Röntgenbild nicht nachweisbar, kann zusätzliche eine **Szintigraphie** durchgeführt werden. In diesem Fall kommt es durch eine Aktivitätssteigerung im Lockerungsbereich zu einer Anreicherung von TC-99m oder einem anderen verwendeten Radionukleoid.

(E) Das CT ist – wie das MRT – wegen der **Metallartefakte** wenig brauchbar.

37 Antwort: D

Das Abfragen der Tropenkrankheiten ist auch ein sehr beliebtes Thema des IMPP.

(A) **Dengue-Fieber** ist zwar die häufigste Viruserkrankung, die Touristen aus den Tropen mitbringen, dabei handelt es sich aber meistens um Reisende aus Thailand, Südamerika, USA und der Karibik. Auch verlaufen die meisten Infektionen asymptomatisch. Nur 10 % der Infektionen zeigen einen hochfieberhaften Verlauf. Das ist bei 200 gemeldeten Fällen in Deutschland pro Jahr eine echte Rarität und hier deshalb unwahrscheinlich.

(B) Eine **Filariose** zeigt typischerweise eine streifenförmige Rötung von der infizierten Verletzung zum regionären Lymphknoten ziehend. Das wird hier aber gar nicht beschrieben. Erreger können Wuchereria bancrofti oder Brugia malayi sein.

(C) Die Patientin beschreibt, sie sei vor 2 Wochen aus Kenia zurückgekommen. Die Inkubationszeit der **Bilharziose** (Tropenkrankheit durch Saugwürmer, die in Binnengewässern leben) liegt jedoch bei 2–7 Wochen bis zum Allgemeinstadium und 4–12 Wochen bis zum Organstadium. Hier fehlen auch Hinweise auf die Zerkadiendermatitis, die bei der Penetration der Haut verursacht werden.

(D) Die typischen Symptome einer **Malaria**-Infektion sind Fieber, Schüttelfrost, Kopf- und Gliederschmerzen (hier alle vorhanden), des Weiteren Bauchschmerzen, Hepato-Splenomegalie und evtl. Ikterus. Der fehlende erkennbare Fieberrhythmus spricht am ehesten für eine Malaria tropica. Der Hinweis auf den Urlaub in Afrika liefert auch ein Argument für die Malaria. Außerdem ist die Malaria die zweithäufigste Infektionskrankheit der Welt (nach Tuberkulose). **(D) ist richtig.**

(E) Die **Leishmaniose** ist unwahrscheinlich, da die meisten Leishmaniose-Arten Hautsymptome verursachen (kutane L., mukokutane L.). Die viszerale Form (Synonym Kala-Azar) ruft eine subakute bis chronisch verlaufende Allgemeininfektion mit Fieber hervor. Bei dieser Antwort handelt es sich um eine schwierige Differenzialdiagnose zu (D). Letztendlich kann man wieder einmal nur nach der Wahrscheinlichkeit gehen. Und dann gewinnt die Malaria.

38 Antwort: D

Die Beschwerden der Patientin sprechen für eine Cholezystitis. Die postprandialen Schmerzen und Übelkeit, v.a. nach fettigen Mahlzeiten, die Schmerzlokalisation (Murphy-Zeichen), die Adipositas und die gering erhöhten Entzündungswerte sprechen für diese Diagnose. Nun wird nach der weiteren Diagnostik gefragt.

(A) Die **Röntgenuntersuchung von Magen und Dünndarm im Doppelkontrastverfahren** ist nicht zur Gallendiagnostik geeignet. Mit dieser Untersuchung lässt sich z.B. ein Ulcus nachweisen.

(B) Eine **Computertomographie des Oberbauchs** ist zwar geeignet, eine Cholezystitis nachzuweisen, aber aufgrund der hohen Strahlenbelastung ist sie sicherlich nicht die Untersuchung der ersten Wahl.

(C) Mit der **endoskopischen retrograden Cholangiographie** stellt man Gallensteine im Ductus hepaticus dar. Eine Gallenblasenentzündung sieht man allerdings nicht. Ein Gallensteinabgang ist aber bei dieser Patientin aufgrund der fehlenden Koliken nicht wahrscheinlich.

(D) Die **Oberbauchsonographie** ist gut zur Gallenblasendiagnostik geeignet, v.a. Gallensteine lassen sich sehr gut nachweisen. Sie ist einfach durchzuführen und kann ohne Röntgenstrahlung durchgeführt werden. Der Patient sollte lediglich nüchtern und vorbereitet sein (entblähende Medikamente), um eine Überlagerung durch Darmgase zu verringern. **(D) ist richtig.**

(E) Eine **Urographie** ist z.B. bei Verdacht auf Uretersteine sinnvoll. Dafür müsste die Patientin aber kolikartige Schmerzen angeben.

39 Antwort: D

(A) Ein **grippaler Infekt** äußert sich mit Fieber, Kopfschmerzen, Myalgien und häufig mit einem Infekt der oberen Luftwege.

(B) Eine **Glomerulonephritis** äußert sich v.a. durch Hämaturie. Ödeme können auch hinzutreten.

(C) Bei einer **akuten Adnexitis** kommt es zu Unterbauchschmerzen auf der betroffenen Seite, die auf der rechten Seite wie eine Appendizitis imponieren können. Bei Mädchen vor dem ersten Geschlechtsverkehr ist das Auftreten einer Adnexitis unwahrscheinlich.

(D) Richtig. Die beschriebene Symptomatik entspricht einer **allergischen Reaktion Typ I,** welche vermutlich auf das verabreichte Schmerzmittel zurückzuführen ist. Eine allergische/anaphylaktische Reaktion lässt sich in mehrere Stufen unterteilen:
- **Prodramalsymptome:** Brennen, Hitzegefühl an Zunge, Rachen, Handteller, Fußsohle
- **Grad I:** Urtikaria, Juckreiz, Flush, Heiserkeit
- **Grad II:** Tachykardie, Hypotonie, Bronchospasmus, Dyspnoe
- **Grad III:** Schock mit Hypotension, Bronchospasmus mit bedrohlicher Dyspnoe, akutes Abdomen, Erbrechen
- **Grad IV:** Atem- und Kreislaufstillstand

(E) Bei einer **Zystitis** treten Brennen und Schmerzen beim Wasserlassen und eine Pollakisurie auf.

40 Antwort: B

Bei der beschriebenen Symptomatik handelt es sich um einen **akuten arteriellen Verschluss** der rechten unteren Extremität. Ursächlich dafür ist in 60–70 % eine Embolie bei Vorhofflimmern, Mitralvitium, Vorderwandaneurysma nach Myokardinfarkt oder nach Endokarditis. In etwa 20 % kommt als Ursache eine Thrombose bei bestehender Arteriosklerose in Betracht. Seltenere

Ursachen sind Aneurysma dissecans, Trauma, Arteriospasmus, Phlegmasia coerulea dolens, Leriche-Syndrom.
Zum klinischen Erscheinungsbild gehört nach der Faustregel **„6xP"**:
- **P**ain (Schmerz)
- **P**aleness (Blässe)
- **P**araesthesia (Parästhesien)
- **P**ulselessness (Pulslosigkeit)
- **P**aralysis (Parese)
- **P**rostration (Schock)

Zu den Erstmaßnahmen gehören: **Tieflagerung** der betroffenen Extremität **(B),** Polstern mit Watte (Schutz vor Wärmeverlust und Drucknekrose), Gabe von 5 000–10 000 I.E. **Heparin i.v.** als Bolusinjektion (**nie i.m. Injektionen [D], keine ambulanten i.a. Injektionen** [C]) und Volumengabe über einen großlumigen **peripheren Zugang**, **Schmerzbekämpfung** und Sedierung und eine **sofortige Einweisung in eine gefäßchirurgisches Zentrum.**
Zur hausärztlichen Nachsorge gehört die Dauerantikoagulation mit Marcumar.
(A) + (E) Hochlagerung und Unterschenkelverband sind Maßnahmen bei primär venösen Ereignissen.

41 — Antwort: B

(A) Hohe Herzfrequenz und Blutdruckabfall würden für eine Lungenembolie sprechen. Diese geht allerdings eher mit **blass-fahler oder zyanotischer Haut (Schockzustand)** einher. Steigende Atemwegsdrücke können ein Hinweis auf Wachheit oder Bronchoobstruktion sein, treten aber nicht im Zusammenhang mit einem thrombembolischen Verschluss der Lungenstrombahn auf. Art der OP (Tracheostomaverschluss) und Alter des Patienten sprechen ebenfalls gegen eine Embolie.

(B) Die beschriebene Symptomatik passt am ehesten zu einer **anaphylaktischen Reaktion** bzw. einem **anaphylaktischen Schock** mit Tachykardie, Hypotonie und Flush durch Histaminfreisetzung. Der ebenfalls beschriebene Bronchospasmus (steigender inspiratorischer Atemwegsdruck) deutet auf eine mögliche **inhalative Auslösung** der allergischen Reaktion, beispielsweise durch Latexpartikel aus den Beatmungsschläuchen, hin.
Zu den **Risikogruppen** für eine Latexallergie gehören:
- **Kinder mit Voroperationen** oder häufiger Blasenkatheterisierung (Spina bifida, urogenitale Fehlbildungen)
- Berufliche Exposition (gummiverarbeitende Industrie, medizinisches Fachpersonal)
- Kreuzallergie mit Banane, Kiwi, Avocado, Pfirsich, Papaya, Orange, Sellerie, …

(C) Nach Gabe von Propofol ist bisher **keine Freisetzung von Histamin** berichtet worden. Es kann daher insbesondere auch bei Patienten mit Neigung zu anaphylaktischen oder anaphylaktoiden Reaktionen eingesetzt werden.

> **Medikamente mit nachgewiesener Histaminfreisetzung:**
> Thiopental (Trapanal®), Morphin, Mivacurium (Mivacron®), Pancuronium, Atracurium (Tracrium®)

(D) Eine Überdosierung von Medikamenten im Rahmen einer Narkose führt zu **Kreislaufdepression (Blutdruckabfall).** Die übrigen Symptome lassen sich hierüber nicht erklären.

(E) Bei der malignen Hyperthermie handelt es sich um eine **akute hypermetabolische Krise** mit anhaltender Kontraktion der quergestreiften Muskulatur. Ursache ist eine Mutation des Ryanoidin-Rezeptors, die zu verstärktem Kalziumeinstrom vom sarkoplasmatischen Retikulum in das Myoplasma führt. **Frühsymptome** sind Anstieg des endexspiratorischen CO_2 und rascher Verbrauch des Atemkalks (Verfärbung, Wärmeentwicklung), Muskelrigidität (z.B.: Kiefermuskulatur → Intubationsschwierigkeiten), Tachypnoe und Hypertonie durch Sympathikusaktivierung.

Mögliche Auslöser einer malignen Hyperthermie:
Volatile (verdampfbare) Anästhetika:
Halothan, Enfluran, Isofluran, Sevofluran, Desfluran, Succinylcholin (Stress)

42 Antwort: C

(A) In 30–50 % gibt es keine spezifischen Frühsymptome beim **Diabetes mellitus,** sondern Spätsymptome können als Erstsymptome imponieren. Der **Typ-1-Diabetes** kann mit Polyurie, Polydipsie und Leistungsminderung einhergehen. Bei Verlangsamung und akutem Bauchschmerz sollte an diabetische Ketoazidose (Pseudoperitonitis) gedacht werden. Der **Typ-2-Diabetiker** hat eher unspez. Symptome wie verstärkte Müdigkeit, Infektanfälligkeit (v.a. Haut, Pruritus, Nachlassen der Libido, Kopfschmerzen, Schwindel, Kurzsichtigkeit). Spez. Symptome wie beim Typ-1-Diabetiker sind nur gering ausgeprägt.
(B) Siehe Frage 32 (E).
(C) Richtig. Als **Schlafapnoe-Syndrom** werden mehr als 30 Apnoephasen über 10 sek–2 min pro 1–2 h bezeichnet. Es handelt sich meist um adipöse Menschen (M : F = 10 : 1 bis 45. Lj., dann Angleichung). Die Klinik imponiert durch Leistungsknick, Konzentrationsstörungen, morgendliche Kopfschmerzen, Tagesschläfrigkeit, Impotenz, Persönlichkeitsveränderungen und Depression. Tagsüber kann es zu Schlaganfällen kommen **(Cave! Sekundenschlaf beim Autofahren!),** nachts oft Nachtschweiß und lautes unregelmäßiges Schnarchen. Verstärkung tritt durch Alkohol, Zigaretten, Sedativa und Betablocker ein.
(D) Auch die **Hypothyreose** ist klinisch oft schwierig zu erkennen. Schleichender Beginn und geringe Symptomausprägung: Antriebsarmut, Konzentrations- und Gedächtnisschwäche, Kälteempfindlichkeit, Kribbelparästhesien der Hände und Füße, distale Muskelschwäche ohne Muskelatrophien.
(E) Das **chron. Ermüdungssyndrom,** auch chronic fatigue syndrome, ist eine Ausschlussdiagnose. Hauptkriterien sind medizinisch nicht erklärbare Erschöpfungszustände von mehr als 6 Monaten, die neu aufgetreten, durch Pausen nicht verbesserbar sind, zu einer Verringerung der früheren Aktivität führen und nicht Folge einer Anstrengung sind.

43 Antwort: B

Hier gilt es ja neuropathische Schmerzen möglichst positiv und effektiv zu beeinflussen.
(A) **Mianserin** als **tetrazyklisches Antidepressivum** blockiert Serotonin-, HT1-, Alpha-2- und cholinerge Rezeptoren. Die orale Bioverfügbarkeit liegt bei ca. 20–30 %. Das Nebenwirkungsspektrum ist groß. Es führt insbesondere zu erhöhter **Krampfbereitschaft** und **Agranulozytose** bei längerfristiger Einnahme. Außerdem leiden viele Patienten unter Müdigkeit und Arthralgien.
Antidepressiva werden zwar als Koanalgetika in der Schmerzetherapie eingesetzt, in der Regel verwendet man dann aber trizyklische aufgrund des wesentlich geringeren Nebenwirkungsspektrums. Bei Intoxikation mit Mianserin kann es zum bekannten Serotoninergen-Syndrom mit massiven anticholinergen Symptomen und Herzrhythmusstörungen kommen.
(B) Richtige Antwort. Gabapentin ist ein noch relativ junges **Antiepileptikum** und bindet an L-Aminosäuren (Glutamat) und hemmt spannungsabhängige Natrium-Kanäle der Nervenzellen. Relevante Wechselwirkungen gibt es nicht. Aufpassen muss man bei Diabetikern, da sich der Blutzuckerspiegel verändern kann. Selten finden sich Tremor und Ataxie sowie

periphere Ödeme. Es ist das **Mittel der Wahl bei neuropathischen Schmerzen neben Carbamazepin.**

(C) **Morphin** kann in der akuten Schmerzsituation sehr hilfreich sein, aber letztlich kann selbst ein **Opioid** bei neuropathischen Schmerzen keine Beschwerdefreiheit erzielen. Wichtigste Nebenwirkung für den Patienten sind **Obstipation** und **Übelkeit,** die wie bekannt sehr therapierefraktär sein können.

(D) **Haloperidol, ein stark antipsychotisches und schwach sedatives Neuroleptikum,** wirkt an **zentralen D1- und D2-Rezeptoren.** Außerdem besitzt es eine ausgeprägte anticholinerge Wirkung und kann zu Harnverhalt, Augeninnendruckanstieg und Akkomodationsstörungen führen. Früh- und Spätdyskinesien, Parkinsonoid, Akathisie, Provokation epileptiformer Anfälle und das **maligne neuroleptische Syndrom** (Fieber, Rigor, Akinese, vegetative Entgleisung, Bewusstseinstrübung bis zum Koma) können als weitere Nebenwirkungen auftreten. Anwendung findet es bei akuten psychotischen Syndromen mit Wahn, Halluzinationen, Denkstörungen und Ich-Störungen sowie katatonen Syndromen, deliranten und andere exogen-psychotischen Syndromen.

(E) **Paracetamol** ist ein **peripheres Analgetikum mit antipyretischer Wirkung** und wird deshalb bei Schmerzen und Fieber eingesetzt.

44 Antwort: B

(A) Septikopyämische Streuherde bei einer Pneumonie finden sich zwar auch in der Rinde, diese Entzündungsinfiltrate in der rechten Bildhälfte sind jedoch gefäßassoziiert und zeigen eine Periglomerulitis.

(B) **Richtig.** Die Wegener-Granulomatose beginnt meistens als **generalisierte Vaskulitis im oberen Respirationstrakt.**

(C) Der **Diabetes mellitus** verursacht eine Glomerulopathie vom Typ **Kimmelstiel-Wilson.** Hierbei findet man PAS-positive Ablagerungen in der Baumannschen Kapsel.

(D) Eine **interstitielle Nephritis** breitet sich in der Rinde aus und zeigt sich makroskopisch als mutiple weiße Herde. In der Konstellation des Falles sprechen gegen eine isolierte Nephritis das klinische Bild der Augenbeteiligung und der Ulzerationen als Zeichen der Vaskulitis.

(E) Die Bilder zeigen zwar ein lymphozytäres Infiltrat, dieses ist jedoch in Form einer Periglomerulitis gelagert. Außerdem zeigen die die Zellen keine Atypien wie man sie zum Beispiel bei einem high-grade Non-Hodgkin-Lymphom finden würde.

45 Antwort: E

(A) Anti-DNA-Antikörper gehören zu den antinukleären Antikörpern (ANA).
Antinukleäre Antikörper (ANA) umfassen alle Auto-AK gegen nukleäre Antigene im Zellkern. Der Nachweis ist möglich bei Kollagenosen (hier insbesondere beim systemischen Lupus erythematodes [SLE]), rheumatoider Arthritis, autoimmunen chronischen Hepatitiden, Sklerodermie, Vaskulitiden, u.a. Die AK richten sich gegen verschiedene Antigene, welche wiederum mit Krankheiten assoziiert sind. Diese so genannten **extrahierbaren nukleären Antigene (ENA)** sind: DNS, Histone, nRNP, Sm (Smith), SSA (Ro), SSB (La), Scl70, Jo-1, PCNA (Cyclin), Scl70, Pm-Scl, Fibrallin, RNS-Polymerase, NOR-90, Laminin, Zentropolymerpolypeptide. Laut Aufgabenstellung wurden antinukleäre Antikörper (ANA) schon bestimmt und waren negativ.

(B) Bei dem Patienten wurde bereits eine **HCV**-Antikörpertestung mit negativem Ergebnis durchgeführt. Bei frischen Infektionen (Serokonversion frühestens 4–6 Wochen nach Infektion), lange zurückliegender Infektion oder Patienten mit niedriger Virämie kann das Ergebnis allerdings auch falsch-negativ ausfallen. Die Symptomatik spricht nicht unbedingt für eine Hepatitis C. Auch die negative Anamnese im Bezug auf das Risiko einer HCV-Infektion und nur moderat erhöhten AST und ALT bei normalem γ-GT und alkalischer Phosphatase machen eine Hepatitis C eher unwahrscheinlich. Evtl. kann ein erneuter Antikörper-Suchtest durchgeführt werden oder ein Antigen-Nachweis mittels PCR versucht werden.

(C) Es existieren 9 Subtypen (M1 – M9) **antimitochondrialer Antikörper (AMA).** Hierbei ist besonders das M2-Antigen (2-Oxosäure-Dehydrogenase/Pyruvat-Dehydrogenase), welches Zielantigen von Auto-AK bei **primärer billärer Zirrhose** ist, von Bedeutung.
Primär biliäre Zirrhose (PBC): AMA bei 95 % und AK gegen M2 bei 90 – 95 % der Patienten nachweisbar. Subtyp M4 ist gehäuft bei Patienten mit ungünstiger Prognose zu finden. Ansonsten werden AMA gelegentlich bei Autoimmunhepatitis, Polymyositis, systemischer Sklerodermie und CREST-Syndrom nachgewiesen, selten auch bei Antiphospholipidsyndrom und Lupus erythematodes. Die Bestimmung von AMA kommt bei Verdacht auf primär biliäre Zirrhose oder bei einer unklaren Lebererkrankung infrage, bei der eine Autoimmunerkrankung als Ursache in Betracht kommt. Anhand der schon bestimmten Leberwerte können wir jedoch eine Leberzirrhose ausschließen.

(D) **Alpha-1-Antitrypsin** gehört zu den **Akute-Phase-Proteinen.** Erhöhte Werte finden sich bei akut entzündlichen Prozessen, akuten Schüben von chronisch entzündlichen Prozessen, Tumoren (insbesondere Bronchial-Karzinom), Schwangerschaft und Östrogenbehandlung. Erniedrige Werte kommen vor bei hereditärem Alpha-1-Antitrypsinmangel, Ikterus prolongatus bzw. Hepatitis des Neugeborenen, kindlicher chronischer Hepatitis oder Leberzirrhose und Lungenemphysem. Da auch das CRP nicht erhöht war, ist eine Bestimmung von Alpha-1-Antitrypsin in unserem Beispiel nicht hilfreich.

(E) **Richtig.** Die **Arthralgien** in Verbindung mit **Potenzproblemen** und **erhöhten Leberwerten, Alter > 40, männliches Geschlecht** und die negativen Laborbefunde bezüglich rheumatischer und autoimmunologischer Erkrankungen machen eine **Hämochromatose** wahrscheinlich.
Bei der **Hämochromatose** handelt es sich um eine autosomal-rezessiv erbliche **Eisenspeicherkrankheit** (Inzidenz 1:400) mit vermehrter Eisenablagerung in Geweben und Organen und dadurch verursachtem zirrhotischen Umbau von Leber und Pankreas. Auftreten meist im Alter über 40 Jahre, bei Frauen durch den menstruationsbedingten Eisenverlust später und seltener. Häufig sind klinisch milde und unauffällige Verläufe anzufinden. Symptome sind eine braun-graue **Hautpigmentierung, Hepatomegalie** und **Kardiomyopathie, Arthralgien, Hodenatrophie** (infolge Hypophysenschädigung), im Spätstadium **Leberzirrhose** und **Pankreasinsuffizienz.** Diagnostisch fällt ein **stark erhöhtes Serumferritin** auf. Therapie: Aderlässe, evtl. Deferoxamin.

46 Antwort: A

(A) **Richtig.** NSAR sind ideal bei Schmerzen aus dem rheumatischen Formenkreis. Durch **Hemmung der Cyclooxygenase** erreichen sie ein optimale Schmerzreduzierung. Allerdings sollten gerade bei längerfristiger Einnahme und insbesondere auch bei älteren Patienten die Nebenwirkungen nicht außer Acht gelassen werden. Wichtig ist die Nierenfunktion, da es zu **renaler Schädigung** kommen kann, und der **Magenschutz,** da der protektive Magenschleim nicht mehr gebildet wird. Deshalb sollte eine Kombination mit einem Protonenpumpenhemmer in einfacher Standarddosierung erfolgen und regelmäßige Kreatinin-Kontrollen gemacht werden.

(B) Niedrig dosierte Glukokortikoide sind zwar geeignet, um den akuten Entzündungsschub einer rheumatoiden Arthritis zu hemmen, aber die analgetische Wirkung reicht in der Regel nicht aus. Die Gelenke der Patientin sehen weder geschwollen noch überwärmt aus.

(C) **Methotrexat ist ein Folsäureantagonist** und hemmt die Purinsynthese. Dies vermindert die IL-1-Aktivität und hat damit antiinflammatorische Effekte. Eingesetzt wird es bei schweren Formen der chronischen Polyarthritis und Arthritis psoriatica, bei nicht ausreichend wirksamer Behandlung mit Basistherapeutika oder NSAID's.
(D) **Infliximab ist ein monoklonaler Antikörper** mit hoher Affinität zum **Tumornekrosefaktor Alpha,** der seine Wirkung durch Komplexbildung verliert. Eingesetzt wird es bei der Therapie des **M. Crohn,** aber nur bei sehr schweren und therapierefraktären Verläufen und im akuten Schub. In der Behandlung der rheumatoiden Arthritis findet es noch keine Verwendung.
(E) **Etanercept** hemmt kompetitiv den Tumornekrosefaktor und reduziert damit unter anderem die entzündliche Aktivität an den Gelenken. Es gilt aber auf Grund seines Nebenwirkungsspektrums als **Reservebasistherapeutikum** und wirkt zudem kaum schmerzlindernd.

47 Antwort: C

Hier geht es ja offensichtlich um die Wechselwirkungen von Azathioprin, einem **Purinantagonisten.** Es handelt sich um einen Metaboliten der **6-Mercaptopurinsäure.** Durch Einbau in DANN und RNA kommt es zur Hemmung der zelleigenen Nukleosidsynthese und Hemmung der Lymphozytenproliferation. Volle Wirksamkeit zeigt Azathioprin erst nach 3–4-monatiger Anwendung.
(A) **Ibuprofen als peripheres Analgetikum** wird im Abbau von Azathioprin weder gehemmt noch verstärkt. Eine Wechselwirkung ist mir nicht bekannt. Bei Niereninsuffizienz kann es zu verminderter renaler Ausscheidung kommen.
(B) **Colchizin** als **Mitosespindelgift** gilt als wirksamstes Medikament beim akuten Gichtanfall. Allerdings ist es sehr toxisch und wird daher heute eher selten verschrieben. Neben einer Hemmung der Phagozytose von Urat beeinflusst es vermutlich auch die Leukozytenbeweglichkeit. Allerdings hat es weder analgetische noch antipyretische oder Harnsäure-senkende Wirkung. Eine Wechselwirkung mit Aza gibt es nicht.
(C) Richtige Antwort. Allopurinol hemmt den Xanthinoxidase abhängigen Abbau von Hypoxanthin und Xanthin und somit funktionell den Purinnukleotidmechanismus. Bei gleichzeitiger Anwendung von Azathioprin als Purinantagonisten wird der Abbau von Allopurinol stark gehemmt. Es ist eine **Dosisreduzierung** um mindestens 25 % nötig, um eine Intoxikation mit Allopurinol zu verhindern.
(D) Siehe (A).
(E) **Indometacin als stärkstes peripheres Analgetikum** tritt in Wechselwirkung mit NSAR und Methotrexat, erhöht Lithium- und Digitalis-Spiegel und schwächt die Wirkung von Diuretika ab. Eine Wechselwirkung mit Azathioprin ist aber nicht bekannt.

Fallstudie I (Aufgaben 48–62)

48 Antwort: A

(A) Ein **akutes Abdomen** kann durchaus infolge eines **torquierten Myoms** auftreten. Die Diagnose ist sonographisch zu stellen und die Therapie ist operativ, je nach Alter und Stand der Familienplanung der Patientin sollte die Abtragung des Myoms vs. der Hysterektomie besprochen werden.
(B) **Wehenartige** Schmerzen bereitet ein **Myom in Status nascendi.** Das heißt, das Myom wölbt sich durch die Zervix vor und verursacht dabei Schmerzen. Häufig sind solche intracavitären Myome auch Ursache für ein intermenstruelles **Spotting** (Metrorrhagien).

(C) Die häufigsten Beschwerden von Patientinnen, die sich mit Myomen in der gynäkologischen Praxis vorstellen, sind sicherlich die **Blutungsunregelmäßigkeiten,** jedoch kann auch eine **Infertilität** Folge eines Myoms sein. Hierbei spielen intracavitäre Myome ebenso eine Rolle wie intramurale.

(D) Die in dieser Antwort beschriebenen Symptome passen am ehesten auf eine Pilzinfektion (obwohl die natürlich keinen eitrigen Anteil zeigt). Eine **Endometriumnekrose** würde sich durch eine Blutung außerhalb des normalen Zyklus äußern. Es kann auch zur Ausstoßung von (teil-)nekrotischem Material kommen. Ein subseröses Myom würde dies aber nicht verursachen.

(E) Hormone, im speziellen **Östrogen,** sind ein wichtiger Faktor beim **Wachstum** von Myomen, da der Anteil von Östrogenrezeptoren auf den glatten Muskelzellen im Myom sehr hoch ist. Daher ist auch zu erklären, dass ein Leiomyom selten vor der Pubertät und ebenso selten in der Menopause auftritt bzw. symptomatisch wird.

49 — Antwort: B

(A) **Metrorrhagien** sind Blutungen, die in der Zyklusmitte auftreten (zur Ovulation als Ursache sind hier Myome zu sehen). Als **Spotting** beschreibt man eine leichte Blutung vor Beginn der Mens (relativer Progesteronmangel) oder während des Zyklus (durch intracavale Myome).

(B) Eine **Menorrhagie** ist eine verlängerte Blutung. Als **Hypermenorrhö** bezeichnet man eine verstärkte Regelblutung.

(C) Die **Polymenorrhö** beschreibt regelmäßig zu kurze Zykuslänge von unter 25 Tage. **Metrorrhagien** sind Blutungen die z.B. in der Zyklusmitte auftreten zusätzlich zur normalen Regelblutung.

(D) Als **Brachymenorrhö** beschreibt man eine zu kurze Regelblutung. Eine **Menometrorrhagie** ist durch verlängerte Regelblutungen und vereinzelte Zwischenblutungen gekennzeichnet.

(E) Die **Dyspareunie** beschreibt Schmerzen beim Geschlechtsverkehr. Liegt eine ovariale Insuffizienz vor, so kommt es aufgrund einer fehlenden Ovulation und eines daher fehlendem Corpus luteum zur azyklischen, **dysfunktionellen Dauerblutung.**

50 — Antwort: E

Myome können in der Schwangerschaft außer den in Antworten (A) und (C) beschriebenen Symptomen des Weiteren auch noch eine geringgradige Temperaturerhöhung oder eine stressbedingte Leukozytose hervorrufen.

(A) Ebenso kommt es durch Myome in der Schwangerschaft zu **frühzeitigen Wehen.**

(B) Myome können abhängig von Größe und Lage verantwortlich sein für Lageanomalien des Kindes und als Folge davon auch eine **Sectio** nötig machen.

(C) Myome können je nach Lage (v.a. zervixnah oder als indirekte Urasche, wenn durch das Myom eine Lageanomalie erzeugt wird) durchaus ein **Geburtshindernis** sein.

(D) Myome machen in der Schwangerschaft – je nach Lage und Größe – mitunter einen deutlichen **Druckschmerz,** werden **im Verlauf der Schwangerschaft** aber (wenn sie sich überhaupt verändern) **kleiner.** Selten kommt es zur roten Degeneration, wahrscheinlich auf dem Boden einer Durchblutungsstörung im Myom.

(E) Diese Antwort ist falsch, denn Myome verändern sich in den meisten Fällen während einer Schwangerschaft gar nicht. Falls es doch zu einer Veränderung kommt, werden die Myome allenfalls **kleiner.**

51 Antwort: B

(A) **Nativpräparate,** auch ohne die Infrarotbestrahlung, sind in der gynäkologischen Diagnostik wichtig, um eine Keimdifferenzierung vorzunehmen.

(B) Die konventionell von der Zervix gewonnene Probe sollte zum eindeutigsten Ergebnis des **PAP-Abstriches** vor der bimanuellen Untersuchung und vor der Anwendung von Essigsäure erfolgen. Man fertigt den Abstrich am besten mind. 24 h nach dem letzten GV und frühestens 1 Woche nach einer antimikrobiellen Behandlung oder der Mens an. Hierbei erfolgt die Probenentnahme mit einem Bürstchen aus dem Zervixkanal und dem ihm nahe liegenden Portiogewebe. Die Probe wird auf einen Objektträger gestrichen und mit **Fixierspay** konserviert.

(C) Die **Essigsäure** findet in der Kolposkopie zwar auch Verwendung, allerdings nur zum Betupfen der Zervix zur Beurteilung der **Ektopie.**

(D) Die leuchtende Flamme eines Bunsenbrenner ist nicht heiß genug und würde Probenmaterial nur verbrennen.

(E) **Kalilauge** wird in der gynäkologischen Diagnostik, z.B. zum Beträufeln eines Vaginalfluorabstriches, verwendet zur Beurteilung der Döderleinstäbchen. Entwickelt sich direkt nach Betropfen der Probe ein fischiger Geruch, so besteht der Verdacht auf eine **Aminkolpitis.**

52 Antwort: B

Die Kolposkopie ist eine Untersuchung im Rahmen der gynäkologische Vorsorge, die eine differenzierte Beurteilung über die physiologischen Veränderungen am Epithel in Abgrenzung zu bösartigen Veränderungen ermöglichen soll. **Physiologisch** kommt es zum Herauswachsen von **Zylinderepithel aus dem Zervixkanal.**

(A) In der Kolposkopie ist man auf der Suche nach der Beschaffenheit des Epithels, nicht nach einer Ektopie, z.B. im Sinne einer **Endometriose.**

(B) Sichtbares Zylinderepithel auf der Portiooberfläche bezeichnet man als Ektopie (physiologisch).

(C) Für eine in den Zervixkanal prolabierende Tube sind als diagnostische Mittel eher die vaginale Einstellung und der Ultraschall geeignet.

(D) Einen gestielten Zervixpolyp sollt man schon durch die vaginale Einstellung beurteilen können. Falls nötig, kann man das Kolposkop zu Hilfe nehmen, es würden aber die normalen Färbungen nicht nötig sein, um den Befund zu klassifizieren.

(E) Zur Beurteilung des Descensus uteri benutzt man die Kolposkopie nicht.

53 Antwort: D

(A) **Atosiban:** Hierbei handelt es sich um einen **kompetitiven Oxytocin-Antagonisten,** der zur **Uterusrelaxation** führt und somit bei drohender Frühgeburt eingesetzt wird. Zur Blutungsstillung ist es also nicht geeignet.

(B) **Fenoterol:** Ein **Sympathomimetikum,** das Beta-2-Rezeptor-vermittelt **tokolytisch** und vasodilatierend wirkt. Eingesetzt wird es in der Regel als inhalatives Medikament in der Therapie des Asthma bronchiale und zur Tokolyse bei drohender Frühgeburt oder während der Geburt bei fetaler Gefährdung durch Hypoxie (z.B. im Wehensturm).

(C) **Magnesiumsulfat** wird auch in hoher Dosierung bei **drohender Frühgeburt** eingesetzt. Zur Blutstillung dient es mit Sicherheit nicht.

(D) **Richtig. Methylergometrin** ist ein Secale-Alkaloid. Es wirkt auf den Uterus kontraktionsfördernd und führt partiell auch zur Vasokonstriktion, v.a. der Kapazitätsgefäße und dilatierter Arteriolen (α-sympathomimetisch), aber auch vasodilatierend durch α-sympatholytische Wirkung an kontrahierten Gefäßen. Die Indikation beschränkt sich auf postpartale Blutungen und Subinvolutio uteri im Wochenbett bei nicht stillenden Frauen. Häufig führt es zu Kopfschmerzen, Hautreaktionen, verminderter Laktation, Uteruskontraktions-bedingten Unterleibschmerzen und Blutdruckanstieg.

(E) **Hexoprenalin** als Adrenalin Derivat wirkt in der Gynäkologie als **tokolytisches** Medikament, wird aber meines Wissens nach nicht eingesetzt.

54 Antwort: C

Einen Untersuchungsgang zur **Brustkrebsvorsorge,** wie in diesem Fall bei einer Patientin, die sich mit einem Alter von 44 Jahren auch noch genau in die Risikogruppe einordnen lässt, sollte man nicht mit einer Palpation der Brust und der Lymphknoten enden lassen. Hier sollte man mindestens noch eine Mamma- und Axillasonographie durchführen und auch eine Mammographie anstreben.

(A) Das **CA-125** ist ein Marker für **Ovarialkarzinome.** Wie bei den meisten Tumormarkern sollte man auch das CA-125 nicht zu Screening-Diagnostik verwenden, da es keine besonders hohe Spezifität hat.

(B) Warum sollte man ohne Anhalt auf ein Karzinom – geschweige denn eine LK-Metastasierung (ohne Schwellung und pathologische Palpationsbefunde) – eine Biopsie anstreben?

(C) Zu den **Lymphabflusswegen der Mammae** gehören auch die Lymphknoten aus diesen genannten Bereichen, sie sind also bei der Erhebung des LK-Befundes mit zu untersuchen.

(D) Die Schiller-Jod-Probe wird zum Nachweis von Stärke benutzt. Bei der Kolposkopie verwendet man bei der Jod-Probe Lugolsche Lösung.

(E) Der **Triple-Test** dient der Risikoabschätzung bezüglich einer Trisomie 21 beim Ungeborenen. Untersucht werden hierbei die Serumspiegel der Mutter von AFP, Östrogen und HCG.

55 Antwort: D

(A) Nikotinkonsum ist zwar schädlich, kann nun in diesem Fall wirklich nicht die Ursache sein.

(B) Da das **Größenwachstum** von Myomen **östrogenabhängig** ist und eine frühe Menarche auch eine frühe Erhöhung der Östrogenspiegel mit sich bringt, ist diese Antwort **falsch.**

(C) Östrogene beeinflussen das Wachstum von Myomen. Man kann jedoch **nicht** sagen, ob eine **Östrogensubstitution** eine Erhöhung des **Entstehungsrisikos** bewirkt, da man aufgrund des häufig symptomlosen Auftretens von Myomen keine Aussage zur Prävalenz der myomatösen Veränderungen machen kann.

(D) **Richtig.** Östrogene haben nachgewiesenermaßen einen günstigen Einfluss auf die Entstehung und das Wachstum von Myomen, also muss ein Mangelzustand protektiv wirken.

(E) Das Erkrankungsrisiko ist in der reproduktive Phase am höchsten (unter dem Einfluss von Östrogen).

56 Antwort: A

(A) **Richtig. Aufklärung und Einwilligung** des Patienten sind Grundvoraussetzung ärztlicher Maßnahmen. Hierfür ist ein persönliches ärztliches Aufklärungsgespräch notwendig. Meist wird dabei ein Aufklärungsformular verwendet, auf dem der Arzt die wesentlichen Gesprächsinhalte notiert und das der Patient unterschreibt.

Angewendete Blutprodukte und Plasmaproteine sind vom Arzt oder einer unter ärztlicher Verantwortung arbeitenden Person mit folgenden Angaben unverzüglich zu dokumentieren (vgl. §14 TFG):

- **Patientenidentifikation**snummer oder Name, Vorname, Geburtsdatum und Geschlecht.
- Chargenbezeichnung
- **Pharmazentralnummer** oder Bezeichnung des Präparats, Name und Sitz der Pharmafirma, Menge und Stärke.
- Datum und Uhrzeit der Anwendung.
- **nicht angewendete Blutprodukte** sowie ihr Verbleib sind zu dokumentieren (vgl. § 17 TFG).

(B) –(D) **Aufbewahrungspflicht** der Aufzeichnungen über mindestens 15 (z.B. Aufklärung, Einwilligungserklärung) bzw. über mindestens 30 Jahre (Patientenidentifikation, Chargenbez. und Pharmazentralnummer sowie Datum und Uhrzeit der Anwendung), insbesondere um die Rückverfolgung von Blutprodukten (z.B. bei V.a. Übertragung von Krankheitserregern) zu ermöglichen. (vgl. §14 Abs. 3 TFG).

(E) **Unerwünschte Wirkungen** müssen dokumentiert werden, aber **zusätzlich** die unter (A) genannten Punkte!

57 — Antwort: C

(A) Die **Zugabe von Elektrolytlösungen** ist bei den üblichen EK **zu unterlassen.** Diese enthalten bereits eine spezielle Additivlösung.

(B) Bei **bekannter wiederholter allergischer** Transfusionsreaktion sollte eine **Prä**medikation (H1-Rezeptor-Antagonisten, Corticoide) erwogen werden, die üblicherweise vor Beginn der Transfusion verabreicht wird. In (B) geht es ausschließlich um **hämolytische** Transfusionszwischenfälle:
- hämolytische Transfusionsreaktion vom Soforttyp (typisch für AB0-inkompatible Transfusion)
- hämolytische Transfusionsreaktion vom verzögerten Typ (Boosterung einmal gebildeter Alloantikörper gegen Blutgruppenantigene, Hämolyse bis zu 14 Tage nach der Transfusion).

Außerdem: nicht hämolytische febrile Transfusionsreaktion (häufigste Transfusionsreaktion, durch Pat.-Ak im HLA-System).

(C) **Richtig. Unmittelbar vor der Transfusion sind vom transfundierenden Arzt oder unter seiner direkten Aufsicht der AB0-Identitätstest (Bedside-Test)** am Empfänger vorzunehmen und das Ergebnis schriftlich zu dokumentieren.
EK werden **AB0-gleich** transfundiert. In **Ausnahmefällen,** z.B. um eine Rhesus(D)-inkompatible Transfusion zu vermeiden, können auch **AB0-kompatible** Präparate transfundiert werden. Die Ausnahmen sind zu dokumentieren.

(D) Eine **Erwärmung** gekühlter EK **(max. + 42** °C) ist in der Regel **nicht erforderlich.**
Ausnahmen: Massivtransfusionen, unterkühlte Patienten, hochtitrige Kälteantikörper, Patienten, die auf den Kältereiz mit einem Vasospasmus reagieren und Neugeborene.
Zur Bluterwärmung dürfen **nur für diesen Zweck zugelassene Geräte** eingesetzt werden.

(E) Es ist ein Transfusionsgerät mit **Standardfilter** (Porengröße 170–230 µm) zu verwenden. Sog. Mikrofilter (Porengröße 10–40 µm) sollten nicht verwendet werden.

58 — Antwort: E

Das dargestellte transvaginale Ultraschallbild zeigt schallkopfnah (und damit in dem Sektorbild unten) einen hellen Reflex und darüber ein Messkreuz mit einer markierten, teils echoarmen, teils echoreichen, septierten Raumforderung.

(A) Es handelt sich nicht um **funktionelle Ovarialzysten,** da sich diese im Ultraschall glatt begrenzt mit echoreichem Randsaum und echoleer mit dorsaler Schallverstärkung darstellen würden.

(B) Es handelt sich nicht um eine **Harnblasentamponade durch Blutkoagel,** wenngleich die inhomogene, meist jedoch echoreiche, Signalintensität dazu passen würde. Aber von der Lokalisation her liegt die Harnblase weiter ventral.

(C) Eine **Urethrozystozele** oder Cystourethrocele ist das Tiefertreten der vorderen Scheidewand, das durch den Prolaps von Urethra und Blase gegen die Vagina verursacht wird. Hierdurch ist eine Ausbeulung durch die echoleere Blase in der vorderen Scheidewand im suprapubischen Ultraschall nachweisbar. Im transvaginalen Ultraschall ist bei gängiger Technik dieser Prolaps und auch die abgeknickte Urethra nicht nachweisbar, da diese ja den ersten paar Zentimetern der Scheide anliegen.
Achtung: Nicht die Urethrozystozele mit der Ureterozele verwechseln, bei der eine Einmündungsanomalie des Ureters zu einem Vorfall von Teilen des Ureters in das Blasenlumen führt. Bei Kindern führt dies häufig zu einer Harntransportstörung und renalem Aufstau. Ursächlich sind meist eine doppelte Nieren- und Ureteranlage.

(D) Nach Entzündungen kann es durch Verschluss des Tubenlumens zu einer **Hydrosalpinx mit Spiegelbildung** kommen. Diese Flüssigkeitsretention in der Tube würde man von Ovar und Darm abgrenzbaren Hohlraum mit echoleerem Signal sehen.

(E) **Richtig.** Bei dem schmalen echoreichen Randsaum um die ausgemessene Raumforderung handelt es sich um den **Endometriumreflex.**

59 Antwort: C

Das Myomwachstum ist Östrogen-abhängig. Deshalb treten Myome postmenopausal zumindest nicht neu auf, vorhandene Myome zeigen in der Regel eine deutliche Größenabnahme. Also erscheint es angesichts der Hormonabhängigkeit dieser benignen Tumore auch sinnvoll, in den Hormostoffwechsel einzugreifen.

(A) **Paclitaxel,** ein **Taxan,** ist ein Chemotherapeutikum aus der Gruppe der Naturstoffe. Die Wirkung beruht auf einer Hemmung der Mitose. Es handelt sich also um ein Spindelgift. Zugelassen ist Paclitaxel bei der Therapie des therapierefraktären metastasierten Ovarial-Karzinoms und des Mammakarzinoms. Hauptnebenwirkung ist die Knochenmarksupprimierung.

(B) **Trastuzumab (Herceptin)** als Chemotherapeutikum bei Patienten mit metastastasiertem Mammakarzinom, deren Tumoren HER2 überexprimieren. Interessant ist, dass es zu einer reversiblen, aber akut lebensbedrohlichen Herzinsuffizienz unter Herceptin kommen kann.

(C) **GnRH-Agonisten** führen zur Ausschüttung von LH und FSH. Wirken also auf die Hypothalamus/Hypophysen-Achse. FSH bewirkt am Ovar eine Freisetzung von Östrogenen und induzieren die Follikelreifung. Zunächst kommt es also über eine gesteigerte Östrogenwirkung sogar zu einem Myomwachstum. Über kurz oder lang erschöpft sich bei Dauerstimulation diese Wirkung und es folgt eine verminderte Freisetzung von Östrogenen und damit auch eine Hemmung des Tumorwachstums. Also: **richtige Antwort.**

(D) **Ifosfamid** als **alkylierendes Chemotherapeutikum** wirkt zellzyklusspezifisch. Indikationen: Bronchial-, Ovarialkarzinom, Hodentumoren, Weichteilsarkome, Ewing-Sarkom, Zervixkarzinom, Mammakarzinom, Pankreaskarzinom, maligne Lymphome. Wichtig ist die Prophylaxe einer hämorrhagischen Zystitis wie bei allen Alkylantien **(MESNA).**

(E) **Doxorubicin** als Naturstoff ist ein Anthrazyklin. Über DANN Interkalation und Induktion von DANN-Strangbrüchen wirkt es zellzyklusspezifisch. Indikation: Kleinzelliges Bronchialkarzinom (SCLC), Mammakarzinom, fortgeschrittenes Ovarialkarzinom. Wichtig ist, die kardiale Funktion vor Therapiebeginn zu überprüfen, da es ab einer kumulativen Schwellendosis kardiotoxisch wirkt.

60 Antwort: D

(A) **WT1-Genmutationen** findet man molekularpathologisch bei Wilmstumoren. Synonym ist das **Nephroblastom,** das man bei Kindern im Retroperitoneum findet.

(B) **APC-Genmutationen** findet man in der Adenom-Karzinomsequenz des **kolorektalen Karzinoms.**

(C) Mutationen des **E-Cadherin-Gens** mit Verlust der Expression sind häufig bei **invasiv-lobulären Mammakarzinomen** und bei Magenkarzinomen (diffuser Typ nach Lauren).

(D) Richtig. Leiomyome zeigen charakteristische **monoklonale Proliferate glatter Muskelzellen,** die dem Tumor eine weiße faszikuläre Schnittfläche verleihen. Man unterscheidet im Uterus zwischen submukösen, intramuralen und subserösen Leiomyomen.

(E) Zytokeratin 20 ist ein Zytokeratin, was u.a. von kolorektalen Karzinomen exprimiert wird.

61 Antwort: A

(A) Richtig. Myome imponieren im Ultraschall sehr unterschiedlich, da sie sich aus **Bindegewebe und glatten Muskelzellen** in sehr unterschiedlicher Relation zueinander und ohne einheitliches Verteilungsmuster zusammensetzten. Der Farbdoppler zeigt bei einem Myom typischerweise das Bild von vielen Gefäßquerschnitten in der Peripherie ohne Nachweis einer Vaskularisation im Inneren.

(B) **Richtig. Myome** imponieren im Ultraschall sehr unterschiedlich, da sie sich aus **Bindegewebe und glatten Muskelzellen** in sehr unterschiedlicher Relation zueinander und ohne einheitliches Verteilungsmuster zusammensetzten. Der Farbdoppler zeigt bei einem Myom typischerweise das Bild von vielen Gefäßquerschnitten in der Peripherie ohne Nachweis einer Vaskularisation im Inneren.

(C) Ein **Leiomyosarkom** unterscheidet sich im normalen US-Bild leider nur kaum von einem Myom. Im dopplersonographischen Bild zeigt sich meistens nicht die klassische Gefäßverteilung. Hinweisend auf ein Sarkom können **Verkalkungen** im Inneren der Raumforderung, sich als Zysten darstellende **nekrotische Veränderungen** und schnelles **Größenwachstum** sein. Sicherheit bringt nur die histologische Untersuchung.

(D) Ein **Kystom** zeigt sonographisch mehrere zystische Hohlräume, umgeben von einer Bindegewebskapsel. Im Doppler zeigen sich keine Gefäßformationen.

(E) Eine **Hämatometra** ist eine **Blutansammelung im Cavum uteri,** z.B. postpartal. Hier zeigen sich im dopplersonographischen Bild keine Gefäßformationen um das Koagel/die Flüssigkeit.

62 Antwort: B

(A) Die intrauterine Strahlentherapie ist nicht angezeigt bei einer gutartigen Veränderung wie einem Myom. Sie ist indiziert bei **Endometriumkarzinomen.**

(B) Richtig. Bei der **Myomembolisation** wird die A. uterina embolisiert, was zu deutlicher **Größenreduktion des Myoms und des Uterus** in den folgenden 6 Monaten führt. Der Eingriff ist für die Patientin mit geringerer Komplikationsrate verbunden als die organerhaltende Enukleationstechnik, wobei die Zahlen der schweren Komplikationen etwa denen der Hysterektomie entsprechen. Das maximale postoperative Ergebnis ist nach ca. 6 Monaten zu erwarten, in denen die meisten Patientinnen über Fatigue, Blutungen und meistens auch Schmerzen klagen. Nicht selten kommt es zum Abgang von teilnekrotischem Material transvaginal.

(C) Die **Kolposuspensionsplastik** nach Burch wird zur Korrektur einer Zystozele (häufig symptomatisch durch eine **Inkontinenz**) mit „Aufhängung" des Scheidenstumpfes an das Schambein durchgeführt (mit oder ohne Einsetzen von einem künstlichen Netz).
(D) Die **fraktionierte** (zervikaler und Korpusanteil getrennt) **Abrasio** dient der Diagnostik bei postmenopausalen Blutungen zum Ausschluss/Nachweis eines **Endometriumkarzinoms.**
(E) Die therapeutische **Cerclage** wird bei einer Zervixinsuffizienz in der Schwangerschaft vorgenommen. Die Cerclage wird z.B. bei vorzeitiger Zervixverkürzung zur längeren Erhaltung der Schwangerschaft in utero vorgenommen und um den vorzeitigen Geburtsbeginn, z.B. durch einen Blasensprung, zu verhindern. Wichtig ist die postinterventionelle Überwachung der Schwangeren, um eine Infektion rechtzeitig erkennen und therapieren zu können.

Fallstudie II (Aufgaben 63–77)

63 — Antwort: D

(A) Die weißlichen abstreifbaren Beläge am Gaumen auf gerötetem Untergrund sprechen für einen **Soor.**
(B) Die trockene Haut und der reduzierte Hautturgor sprechen für eine **Exsikkose.**
(C) Der Druckschmerz im rechten Oberbauch suggeriert eine **abdominelle Beteiligung.**
(D) Das ist die gesuchte Falschantwort. Achtung: genau lesen! Im Text steht abstreifbare weißliche Beläge. Und genau das ist der springende Punkt: Die **orale Haarleukoplakie** ist zwar eine im Zusammenhang mit HIV beobachtete Effloreszenz im Mund (Rand und Unterseite der Zunge), aber die Beläge sind im Gegensatz zum Soor nicht abstreifbar.
(E) Die nuchale und inguinale Lymphknotenschwellung zeigt die **systemische Erkrankung** an.

64 — Antwort: C

Auf dem Röntgenthorax in der p.a.-Ebene lassen sich in Projektion auf die Unterfelder zwei halbrunde Verdichtungen abgrenzen, die sich rechts auf die vordere 6. Rippe und links auf die vordere 7. Rippe projizieren. Dabei handelt es sich um die anamnestisch beschriebenen atrophierten Mammae.
(A) Es handelt sich nicht um einen **Pleuraerguss links,** da die Randwinkel beidseits scharf und nicht abgerundet abgrenzbar sind. Auch ein nach lateral oder dorsal ansteigender Flüssigkeitsspiegel lässt sich nicht ausmachen.
(B) Eine **Kaverne im rechten Unterlappen** ist ebenfalls ausgeschlossen, da es sich bei der halbrunden Struktur um die rechte atrophierte Mamma handelt.
(C) Richtig. Es handelt sich um ein **unauffällig konfiguriertes Herz** und es zeigen sich keine suspekten infiltrativen Verdichtungen, keine Stauungszeichen und keine Ergüsse.
(D) Eine **Pneumocystis-jiroveci-Pneumonie** (ehemals Pneumocystis-carinii-Pneumonie) ist der Prototyp der interstitiellen Pneumonie und zeigt typische flächenhafte, weniger dichte, schleierartige, eben interstitielle Verschattungen – davon ist aber hier nichts zu sehen.
(E) Die **Miliartuberkulose** zeigt nur feinfleckige (= miliare), retikuläre bis noduläre und gleichmäßig verteilte sowie gering nach apikal abnehmende, weiche Fleckschatten.

Bei den angesprochenen Viren handelt es sich um die **Gruppe der Herpesviren.** Zu dieser gehören folgende Viren und die durch sie verursachten Erkrankungen:

- **Herpes simplex Viren (HSV)** mit zwei Virustypen
  - bläschenförmige Exantheme
  - Enzephalitiden
  - generalisierte Neugeborenenerkrankungen
- **Varizella-Zoster-Virus (VZV) – (C) ist richtig**
  - Primärinfektion: Windpocken
  - Rezidiv: Gürtelrose (= Herpes zoster)
- **Zytomegalie-Virus (CMV)**
  - beim Immungesunden inapparent oder harmlos
  - beim Immunkompromittierten generalisierte, tödliche Infektionen
- **Epstein-Barr-Virus (EBV)**
  - Mononucleosis infectiosa (= Pfeiffersches Drüsenfieber)
  - wird mit Lymphomen wie z.B. dem Burkitt-Lymphom und dem nasopharyngealen Karzinom in Verbindung gebracht.
- **Humanes Herpesvirus 6 und 8 (HHV 6/8)**
  - HHV 6: Dreitagefieber (= Roseola infantum, Exanthema subitum)
  - HHV 8: AIDS-assoziiertes Kaposi-Sarkom

Es handelt sich hierbei um eine Gruppe von **morphologisch fast identischen** DNA-Viren, welche **sehr unterschiedliche Erkrankungen** hervorrufen können. Jedoch ist ihnen gemeinsam, dass sie **aus der Latenz heraus reaktiviert** werden können.

Das **Varizella-Zoster-Virus** ist deshalb bei einer **HIV-Infektion** von Bedeutung, da es durch die verminderte Funktionsfähigkeit des Immunsystems in der Regel zu einer **erweiterten Erstmanifestation** oder **ausgeprägteren Reaktivierung** mit Einbezug weiterer Organe wie Lunge und Gehirn und oft **tödlichen** Verläufen kommt.

Allen unter **(A) bis (E)** genannten Viren ist gemeinsam, dass sie beim **Immunsupprimierten leichter auftreten** und in der Regel **schwerere Krankheitsverläufe** haben als beim Immunkompetenten. Außer **(C)** gehört aber keines der Viren zur Gruppe der Herpesviren.

(A) **Coxsackie-Viren** gehören zur Familie der **Enteroviren.** Sie werden unterteilt in die Gruppen A und B. **Coxsackie-Viren** der **Gruppe A** sind die Erreger der **Herpangina.** Die **Coxsackie-Viren Typ B** können unter anderem eine **Peri-** und **Myokarditis** hervorrufen.

(B) **Rhinoviren** gehören zu den **Picornaviren.** Bisher sind etwa 117 Serotypen bekannt. Sie sind die Erreger des **banalen Schnupfens,** der uns in **allen Altersklassen** regelmäßig befällt. Die Viren bleiben streng auf den Nasen-Rachen-Raum beschränkt. Bei Kindern kann es in Ausnahmefällen zu einer Bronchitis oder Bronchopneumonie kommen. **Bakterielle Superinfektionen** verschlimmern das Krankheitsbild in den meisten Fällen.

(D) Das **Rubellavirus** gehört zu den **Togaviren** und ruft die **Röteln** hervor. Die Infektion kann entweder als eine **akute Infektion** oder aber – vor allem vor der 16. Schwangerschaftswoche – als sehr gefährliche **konnatale Infektion** auftreten.

(E) Das **Respiratory-Syncytical-Virus (RSV)** gehört zu der Gattung **Pneumovirus** der **Paramyxoviren.** Es ist der **hauptsächliche Erreger von Bronchiolitis und Pneumonie im Kleinkindalter** (2 Monate bis etwa 2 Jahre). Der **Immunstatus** des Kindes scheint dabei eine große Rolle zu spielen. Weitere vom RSV betroffene Personen sind Immunsupprimierte.

66 **Antwort: B**

(A) **Pneumocystis jiroveci** war bis vor kurzem noch unter dem Namen **Pneumocystis carinii** bekannt und wurde zu den Protozoen gerechnet. Inzwischen wird er jedoch den **Pilzen** zugeteilt. Bei vielen Säugern liegt der Keim inapparent in der Lunge vor. Klinisch manifest wird die Erkrankung erst bei **Defekten der zellulären Immunabwehr,** wie z.B. AIDS. Dann bildet sich eine **interstitielle Pneumonie** aus. Aber durch ein Eindringen des Erregers durch die Alveolen ins Interstitium können auch andere Organsysteme befallen werden. Die Pneumocystis-jiroveci-Infektion gehört zu den **AIDS-definierenden Erkrankungen,** die im letzten Stadium der AIDS-Infektion (Stadium C) auftreten.

(B) Die Infektion mit der **Zoonose Toxoplasma gondii** geschieht durch perorale Aufnahme von Oozysten oder durch Verzehr von oozystenhaltigem Fleisch. Bei einer Erstinfektion in der Schwangerschaft kann dies schwere Folgen für den Feten haben. Ansonsten verläuft die Erkrankung meist latent. Bei **AIDS-Patienten** können durch die **Immundefizienz** latente Infektionen reaktiviert werden, was zu **zerebraler** oder generalisierter, symptomatischer **Toxoplasmose** führt. **(B) ist richtig.**

(C) Der **Mycobacterium-avium-Komplex** gehört zu den **atypischen Mykobakterien.** Diese sind den eigentlichen Tuberkulose- und Leprabakterien sehr ähnlich, rufen jedoch weder Tuberkulose noch Lepra hervor. Infektionen durch Mycobacterium avium gehören zu den **AIDS-definierenden Erkrankungen.** Sie sind meist apathogen, lösen jedoch manchmal **chronisch verlaufende Mykobakteriosen** aus. Diese werden durch herabgesetzte zelluläre Immunität begünstigt. Zu den **chronischen Mykobakteriosen** gehören chronische Lungenkrankheit, lokale Lymphadenitis, Haut- und Weichteilinfektionen, Knochen-, Gelenk- und Sehnenerkrankungen und disseminierte Erkrankungen.

(D) **Cryptosporidien** sind weltweit verbreitete **Parasiten,** welche die **Cryptosporidiose** hervorrufen. Die für den Menschen und andere Säugetiere wichtigste Gattung ist **Cryptosporidium parvum.** Bei **HIV-Patienten** liegt die Prävalenz bei 14–24 % (teilweise bis 50 %), bei immunkompetenten Personen mit Diarrhö liegt die Prävalenz bei 2–6 %. Durch Zerstörung der Mikrovilli, Verkürzung und Schwellung der Zotten, Zottenfusionen und zellige Infiltrationen der Mukosa verursachen die Cryptosporidien **Diarrhöen,** die beim Immuninkompetenten besonders schwer und chronisch verlaufen. Es kommt zu einer lang anhaltenden Erregerausscheidung. Bei **HIV-Patienten** können Cryptosporidien auch in der Gallenblase, den Gallen- und Pankreasgängen, dem Ösophagus, Magen, Dickdarm und Respirationstrakt gefunden werden.

(E) **Isospora belli** ist ein **Parasit** und verursacht die **Darmkokzidiose.** Die Übertragung erfolgt fäkal-oral. Nach Infektion siedeln sich diese Parasiten in den Zellen der Darmmukosa an und können zu – teilweise recht hartnäckigen – **Durchfällen** führen. Eine adäquate Therapie ist nicht bekannt. Aufgrund der intrazellulären Besiedelung kann die Erkrankung bei einer **Schwäche der zellulären Abwehr** ebenfalls **verstärkt** auftreten.

67 **Antwort: B**

(A) Die Frage bezieht sich auf Entnahmetechniken. Die **Exfoliativzytologie** entnimmt Zellen von Oberflächen, die spontan abschilfern. Es werden keine tieferen Gewebe miterfasst.

(B) **Richtig.** Die **Probebiopsie** oder auch Probenentnahme (PE) nimmt auch **Stromaanteile** auf. Wie man auf dem verwaschenen Bild erkennen kann, findet man bei der Koloskopie polypöse Vorwölbungen mit intaktem Epithel. Die vermutete Mykobakteriose lässt sich erst durch eine PE sichern.

(C) Die **Punktionszytologie** ist geeignet zur Materialgewinnung aus soliden Organen und liquiden Raumforderungen und hat sich insbesondere bei Pankreas, Leber und Schilddrüse bewährt. Das Kolonlumen ist kein bevorzugter Einsatzort.
(D) Auch bei **Lavagezytologie** gewinnt man Zellen, die sich von epithelialen Oberflächen abschilfern. Diese Untersuchungsmethode wird bei der Bronchiallavage eingesetzt.
(E) Der **Abstrich** ist eher zur Kultur von Clostridien geeignet, auch wenn der Nachweis des Toxins in Stuhlproben in der Diagnostik der pseudomembranösen Kolitis die Regel ist.

68 Antwort: D

(A) Die Frage bezieht sich mal wieder auf Färbemethoden der Pathologie. Die **Kongorot**-Färbung wird zum Nachweis von **Amyloid** eingesetzt. Dabei leuchtet Amyloid in der Polarisation grün auf.
(B) Die **Berliner-Blau**-Färbung weist **Hämosiderin**ablagerungen in Geweben nach.
(C) Die **Papanicolaou-Färbung** findet in der **Zytologie** Anwendung, insbesondere in der Diagnostik von Zervixabstrichen in der gynäkologischen Prävention.
(D) Richtig. In der **Ziehl-Neelsen-Färbung** färbt man **säurefeste Stäbchen,** meistens Mykobakterien an. Sie erscheinen als rote, leicht gebogene Stäbchen. Zur weiteren Unterscheidung in typische und atypische Mykobakterien muss man dann allerdings eine PCR anschließen.
(E) Die **Grocott**-Färbung verwendet man zur Färbung von **Pilzen.**

69 Antwort: C

Als **Mycobacterium-tuberculosis-Komplex** werden folgende Keime zusammengefasst:
- M. tuberculosis
- M. africanum
- M. bovis und M. bovis BCG (Impfstamm)
- M. microti

Nach neuerer Forschung müssen die einzelnen Tuberkulosebakterien, welche früher als eigenständige Spezies angesehen wurden, als **Subspezies** bzw. Varianten angesehen werden. Für den **Menschen pathogen** sind **M. tuberculosis, M. bovis** und **M. africanum.**
M. tuberculosis und **M. africanum** manifestieren sich zunächst als **Lungeninfektion.** Erst nach einer Streuung des Erregers kommt es zum Befall anderer Organsysteme. Anders ist dies aber bei **M. bovis (= Rindertuberkulose):** dieser Erreger wird über den Verzehr von roher Milch aufgenommen und ruft die **Darmtuberkulose** hervor. Die Bakterien passieren den Magen und durchbrechen durch noch unbekannte Mechanismen die Mukosaschranke des Darms ohne histologisch nachweisbare Läsionen. Sie erreichen die drainierenden Lymphknoten und können sich von hier aus hämatogen und lymphogen im Körper ausbreiten – dann rufen sie dieselben Beschwerden hervor wie die disseminierte Lungentuberkulose. **(C) ist richtig.**
(A) Der **Tuberkulintest weist die Überempfindlichkeitsreaktion nach und nicht etwa eine aktivierte Infektion!!!** Bei einem positiven Testergebnis ist die Person also irgendwann einmal geimpft oder infiziert worden.
(B) Betrachtet man die beiden Bilder des **Röntgen-Thorax,** so kann man **keine Kavernen** oder **Primärkomplexe** erkennen. Auch hat die Patientin **keine typische Klinik** (Bluthusten oder häufiges Husten mit entsprechendem Auskultationsbefund). Kavernen sind bei einer Rindertuberkulose nicht unbedingt zu erwarten – abhängig davon, wohin die Bakterien streuen, nachdem sie durch den Darm eingetreten sind.

(D) **Gummata** sind **spezifische** Befunde für die **Lues.** Eine **Geschlechtskrankheit,** welche durch **Treponema pallidum** hervorgerufen wird. Charakteristisch für das **Tertiärstadium der Lues (Lues III)** ist die Ausbildung von **gummiartigen Knoten (Gummata)** an der (Schleim-)Haut und an inneren Organen wie Leber, Niere und Lunge.

(E) Wahrscheinlich durch den hohen Lipidanteil in der Zellwand sind die **Mykobakterien gegenüber Antikörpern unempfindlich.** Das Immunsystem bekämpft die Bakterien deshalb mit **durch T-Lymphozyten aktivierten Makrophagen (Überempfindlichkeitsreaktion vom verzögerten Typ).** Beim **AIDS-Patienten** ist dieser Abwehrmechanismus im Vergleich zu einer immunkompetenten Person deutlich **herabgesetzt.** Der Befund beim HIV-Infizierten wird also deutlich ausgeprägter ausfallen.

70 — Antwort: D
71 — gemeinsamer Kommentar — Antwort: B

Aufgrund der drastischen Folgen, die eine **HIV-Infektion** mit sich bringt, darf mit der Diagnose nicht leichtfertig umgegangen werden. Die Zuverlässigkeit der heutigen Testverfahren ist hoch, jedoch nicht 100 %. Daher muss jedes positive Testresultat eines **HIV-Antikörpernachweises (= Screening-Methode)** durch einen alternativen Test bestätigt werden. Wurde zunächst ein **Enzym-Immunassay zur Antikörpersuche** eingesetzt, so müssen zur **Bestätigung** ein **Western-Blot** und ein **p24-Antigen-Nachweis** erfolgen. **(D) ist richtig (Frage 70).**

Die **Diagnostik** der Tuberkulose beruht auf unterschiedlichen Maßnahmen:

- mikroskopische Untersuchung des Testmaterials nach **Ziehl-Neelsen-Färbung** (Sputum, Magensaft, Liquor, Urin, Biopsiematerial)
- **Kultur** (Dauer allerdings 4–6 Wochen)
- **Tierversuch** mit Meerschweinchen
- **Bactec-System:** ^{14}C-markierte Fettsäuren sind der Kultur beigefügt und werden bei Bakterienwachstum in die Zellwand eingebaut. Anhand des freigesetzten ^{14}C kann dann auf ein Wachstum von Mykobakterien geschlossen werden. Diese Methode verkürzt die Dauer der Diagnostik auf ca. 2 Wochen. Allerdings ist hiermit nur eine Verdachtsdiagnose möglich.
- Außerdem kann man aufgrund der weit entwickelten **molekulargenetischen Methoden** wie der PCR direkt M. tuberculosis-Komplexe im Untersuchungsmaterial nachweisen.

An der Dauer einer **Kultur, die auch heute noch erforderlich ist, um die Diagnose definitiv stellen zu können,** hat sich jedoch nichts geändert. **(B) ist richtig (Frage 71).**

(A) **ELISA = Enzyme-linked Immunosorbent Assay.** Es handelt sich hierbei um eine „Sandwich-Methode", welche sowohl qualitative als auch quantitative Messungen zulässt. Ein zu untersuchendes Serum wird über eine mit Antikörpern oder Antigenen beschichtete Kunststoffplatte gegossen. Die darin befindlichen gesuchten Antigene oder Antikörper bleiben an den fixierten spezifischen Antikörpern oder Antigenen haften. Anschließend werden, mit Enzymen markierte, spezifische (Anti-) Antikörper über die Platte gegossen. Diese bleiben wiederum an den Antigen-Antikörper-Komplexen haften. Misst man anschließend die enzymatische Aktivität des Gemischs über eine zeitlich begrenzte Enzym-Substrat-Reaktion, so ist eine quantitative Aussage möglich. Genutzt wird der ELISA zum Nachweis viraler oder mikrobieller Antigene in Körperflüssigkeiten, Nachweis von Toxinen und Parasitenantigenen, zur Konzentrationsbestimmung von Aminoglykosiden und zum Nachweis von Antikörpern gegen viele verschiedene Krankheitserreger.

(B) Bei der **Kultur** werden Proben des zu untersuchenden Materials auf bestimmte Nährböden aufgetragen und ausgebrütet. Je nach Anzahl, Aussehen und Reaktion der gebildeten Kolonien ist eine Aussage möglich, ob und in etwa in welcher Anzahl Erreger gewachsen sind. Nach Anfärben und Betrachtung unter dem Mikroskop oder aber Durchführung bestimmter chemischer Tests ist eine Aussage über die Art der Erreger möglich. Die Kultur ist eine weit verbreitete Methode zum Nachweis von Bakterien oder Pilzen. Viren und obligat intrazelluläre Bakterien sind, um sie kultivieren zu können, auf lebende Zellkulturen angewiesen. Je nach Erreger sind bestimmte Zellkulturen notwendig.

(C) Die Grundlage bei der **Komplementbindungsreaktion (= KBR)** ist, dass Antigen-Antikörper-Komplexe das im Blutplasma von Mensch und Tier vorhandene Komplement binden – und damit verbrauchen. Die KBR eignet sich sowohl zum Nachweis gesuchter Antigene oder Antikörper. Wichtige Voraussetzung ist die exakte mengenmäßige Abstimmung aller Reaktionspartner aufeinander. Die Antigen-Antikörper-Komplexe binden Komplement und entziehen es der Testflüssigkeit, in welcher es in einer bestimmten Menge vorhanden war. Dann wird dem Testgemisch ein Indikatorsystem aus mit Antikörpern besetzten Schaferythrozyten zugegeben. Auch an diese Komplexe bindet sich – falls noch vorhanden – Komplement. Dies führt dann zu einer Hämolyse der Erythrozyten. Die Intensität der Hämolyse hängt also von der Menge des verbrauchten Komplements ab und ermöglicht damit eine quantitative Aussage über die gesuchten Antigene oder Antikörper. Die KBR war früher eine viel genutzte Methode, wurde aber inzwischen von moderneren serologischen Untersuchungsverfahren abgelöst.

(D) Der **Western Blot** eignet sich zum sehr spezifischen Nachweis bestimmter Antikörper gegen Bestandteile von z.B. AIDS-Erregern, Borrelia burgdorferi oder Yersinia enterocolitica. Beim Western Blot werden die Proteinantigene mittels Elektrophorese aufgetrennt. Über Elektrotransfer werden dann die getrennten Proteine auf eine Membran (z.B. Nitrozellulosefiltermembran) übertragen. Nach Zugeben des zu untersuchenden Patientenserums kommt es bei Vorhandensein spezifischer Antikörper zur Reaktion. Die Antikörper binden spezifisch an die entsprechenden Proteinbanden, welche auf der Membran fixiert sind. Über einen Enzymimmunassay können die Antigen-Antikörper-Komplexe dann sichtbar gemacht werden. Um sicher sagen zu können, ob ein Körper Kontakt mit einem Erreger hatte, müssen verschiedene Antikörper aus dem Patientenserum mit Banden verschiedener Antigenproteine ein und desselben Erregers reagieren. Reagiert das Patientenserum lediglich mit einer Bande, so könnte es sich um einen zufällig gebildeten Antikörper handeln, ohne dass der Patient Kontakt mit dem Erreger hatte. Durch diese sehr spezifische Aussagemöglichkeit kann der **Western Blot als Bestätigungsverfahren** bei positivem Ausfall von ELISA und Immunfluoreszenztechnik benutzt werden.

(E) Bei der **Hämagglutination** kann eine **aktive/direkte Variante** von einer **passiven/indirekten Variante** unterschieden werden. Bei der **direkten Hämagglutination** ist die Erythrozytenmembran direkter Träger eines Antigens. Bei der **indirekten Hämagglutination** wurde die Erythrozytenmembran künstlich mit bestimmten Antigenen beladen. In beiden Fällen führen dann jedoch gesuchte, spezifische Antikörper zu einer Agglutination und damit zum Ausfällen der Erythrozyten. Klassisches Beispiel für die direkte Hämagglutination ist die Blutgruppenserologie. Klassisches Beispiel für die indirekte Hämagglutination ist der TPHA-Test (= Treponema pallidum Hämagglutinationstest), welcher die Lues-Serologie deutlich vereinfacht hat.

72 Antwort: D

Achtung: Hier werden AIDS-definierende Malignome abgefragt und nicht Malignome, die bei AIDS vorkommen können. Zu den AIDS-definierenden Malignomen gehören das Karposi-Sarkom, das invasive Zervix-Karzinom, ZNS-Lymphome und das **Non-Hodgkin-Lymphom. (D) ist richtig.**

(A) Das **Ewing-Sarkom** ist ein vom Knochenmark ausgehendes hochmalignes Sarkom und kommt v.a. im Kinder- und Jugendalter vor. Es gehört nicht zu den Erkrankungen, für die Frau B. besonders gefährdet ist.

(B) Der **Krukenberg-Tumor** besteht aus Abtropfmetastasen eines Magenkarzinoms in den Ovarien oder im Douglas-Raum. Prädisponierende Faktoren für ein Magenkarzinom sind: Helicobacter pylori-Gastritis, chronische atrophische Autoimmungastritis, adenomatöse Magenpolypen, M. Ménétrier, Nitrosamine usw.
(C) Für den **Klatskin-Tumor** (cholangiozelluläres Karzinom) bestehen folgende Risikoerkrankungen: Choledochuszysten, und -steine, primär sklerosierende Cholangitis, parasitäre Erkrankungen der Gallenwege.
(E) **Maligne Melanome** sind auch nicht AIDS-definierend, sie können aber bei AIDS-Patienten aggressiver verlaufen.

73 Antwort: B

(A) Bei dem Auftreten einer meldepflichtigen Erkrankungen (Liste s. § 6 IfSG) ist der feststellende Arzt bzw. der leitende Arzt der Abteilung zur Meldung verpflichtet.
(B) Richtig. Erkrankung (und Tod) an einer behandlungsbedürftigen Tuberkulose sind **namentlich** zu melden, auch wenn ein bakteriologischer Nachweis **nicht** vorliegt.
(C) Eine Erkrankung an Tuberkulose muss **namentlich** gemeldet werden.
(D) Bei Nachweis von HIV hat eine **nicht-namentliche** Meldung **durch den Leiter der Untersuchungseinrichtung** (z.B. Krankenhauslabor) zu erfolgen.
(E) Ein **bakteriologischer (kultureller)** Nachweis von Mykobakterien ist für die Meldepflicht **nicht notwendig,** jeder Fall von behandlungsbedürftiger Tuberkulose ist **namentlich** zu melden.

74 Antwort: D

Die Antiretrovirale Therapie wird in den Prüfungsfragen immer beliebter. Es ist also rentabel, sich zumindest kurz mit diesem Thema auseinanderzusetzen.
Prinzipiell erfolgt die antiretrovirale Therapie mit mindestens drei Substanzen, also als Kombinationstherapie. Grund ist die extrem hohe Resistenzrate der HIV-Viren. Man unterscheidet **Nukleosidanaloga** als Hemmer der reversen Transkriptase wie Zidovudin oder Lamivudin und **nicht-nukleosidische** Reverse-Transkriptase-Hemmer wie Nevirapin. Weiter bekannt sind die **Hemmer der HIV-Protease** wie Ritonavir und Indinavir.
Die Nebenwirkungen erstrecken sich von der Pankreatitis über Leukopenie bis zur Nephrotoxizität. Protease-Hemmer führen insbesondere zu Kopfschmerzen und gastrointestinaler Symptomatik. Die Indikation zur antiretroviralen Therapie ist immer abhängig vom Krankheitsstadium, der Viruslast und der CD4-Zellzahl. Die Viruslast an sich stellt den wichtigsten Parameter zur Therapieüberwachung dar. Als Therapieversagen gilt, wenn die Viruslast nach einer Therapie von drei Monaten immer noch oberhalb der Nachweisgrenze liegt oder gar ansteigt.
(A) Wie oben bereits beschrieben, ist die CD4-Zellzahl ein wichtiges Kriterium für die Aufnahme einer antiretroviralen Therapie.
(B) **HAART = highly active antiretroviral therapy,** was so viel heißt wie **Kombinationstherapie** mit mindestens drei Substanzen. Bevorzugt werden zwei Nukleosidanaloga mit einem Proteaseinhibitor kombiniert. Unter dieser Therapie zeigte sich erstmals ein deutlich verlängertes Überleben der Patienten mit wesentlich späterem Ausbruch von AIDS-definierenden Erkrankungen. Allerdings können durch die gesteigerte Immunabwehr gegen persistierende Infektionen auch inflammatorische Erkrankungen im Sinne eines sog. Immunkonstitutionssyndroms entstehen. Dies betrifft v.a. okkuläre CMV-Infektionen, Tuberkulose, atypische Mykobakteriosen und Virushepatitiden. Muss man nicht wissen, ist aber interessant.

(C) Lamivudin und Zidovudin sind **Nukleosidanaloga,** Efavirenz ist ein **nicht-nukleosidischer Hemmer** der reversen Transkriptase. Protease-Inhibitoren sind: Saquinavir, Ritonavir, Indinavir, Nelfinavir, Amprenavir und Lopinavir.

(D) Richtig. Gerade die Nukleosidanaloga können zu massiver Leukopenie führen. Die Folge ist natürlich die gesteigerte Infektanfälligkeit der Patienten. Deshalb sind regelmäßige Blutbildkontrollen obligat.

(E) Es kommt zur **Fettumverteilung.** Fettverlust an Wangen, Armen, Gesäß und Beinen, dafür Fettüberschuss am Bauch und Stoffwechselstörungen mit Erhöhung von Triglyzeriden und LDL sowie Hyperinsulinämie, **Diabetes mellitus, Hyperurikämie und kardiovaskulären Komplikationen.** Die genaue Ursache ist noch unklar.

75 Antwort: B

Primär muss man wissen, dass die antituberkulöse Therapie immer eine Langzeittherapie ist. Zum einen gibt es schon bei Beginn der Therapie zahlreiche Resistenzen, zum anderen entwickeln sich diese auch während der Therapie.
Mykobakterien kommen in **drei Zustandsformen** vor:

- metabolisch aktiv mit extrazellulärer Lage
- metabolisch gering aktiv mit intrazellulärer Lage in Makrophagen
- als persistierende Bakterien in verkäsenden Nekrosen mit Gefahr der Reaktivierung der Tbc.

Also muss die Therapie resistente Keime erreichen, inaktive Formen mit geringer Empfindlichkeit gegen Antibiotika bekämpfen und ein Persistieren der Keime verhindern.
D.h. Tuberkulostatika werden immer sofort mindestens als **Dreierkombination,** meist sogar als **Viererkombination (A)** in ausreichender Wirkstärke (d.h. gewichtsadaptiert) eingesetzt.
Die übliche Initialtherapie stellen drei Substanzen dar: **Isoniazid (B), Rifampicin und Pyrazinamid.**
Die **Initialtherapie** dauert – abhängig vom Befall – mindestens **3–6 Monate (D)** und wird anschließend als **Stabilisierungstherapie** mit Isoniazid und Rifampicin für mehrere Monate fortgeführt. Handelt es sich um einen **komplizierten Verlauf** mit Kavernenbildung, Reaktivierung oder Resistenzbildung, wird die Initialtherapie mit drei oder vier Wirkstoffen auf **12–18 Monate** ausgeweitet.
Beginn der Therapie ist sofort nach Abnahme von drei Sputumkulturen, einer Magensaftprobe und ggf. einer BAL (bedeutet broncho-alveoläre Lavage) mittels Bronchoskopie **(C).** Schon der Verdacht auf eine Tuberkulose begründet den Beginn einer tuberkulostatischen Therapie. Man darf also keine Zeit verlieren.

(E) Gerade **Isoniazid** kann durch Hepatotoxizität zu einem massiven **Transaminasenanstieg** und in 1 % der Fälle sogar zu einer **Hepatitis** führen. Auch **Pyrazinamid** zeigt deutlich hepatotoxische Wirkung.

76 Antwort: A

Wer bereits die vorhergehende Antwort beantwortet und sich mit dem Kommentar beschäftigt hat, kennt die richtige Antwort.

(A) Gesuchte Falschantwort. Therapiebeginn ist **sofort** nach Abnahme der Kulturen. Um **auch resistente Keime** zu erreichen, beginnt man immer mit einer **Dreier- oder Vierer- Kombination.** Auch der Verdacht auf eine Tuberkulose, sei sie nun offen oder geschlossen, sollte einen sofortigen Einsatz der Antibiotika zur Folge haben. Die offene Tuberkulose muss isoliert und stationär behandelt werden. Auch Patienten mit zahlreichen Resistenzen oder mangelnder Compliance sollten stationär aufgenommen werden.

(B) Sofort nach Diagnosestellung oder bei Verdacht Beginn einer spezifischen Therapie. Die **DOT** beschreibt die **kontrollierte Einnahme der Medikamente über sechs Monate** insbesondere in Entwicklungsländern. Zudem finden regelmäßige Kontrollen der vorhandenen **Serumspiegelkonzentrationen** statt. Die Compliance wird durch Kombinationspräparate erheblich gesteigert. Die **Heilungsrate liegt dann teilweise bei > 85 %.**
(C) Wie bereits in der vorhergehenden Frage beschrieben, werden immer mehrere Antibiotika zur effektiven Behandlung eingesetzt. **IRSEP** (Isoniazid, Rifampicin, Streptomycin, Ethambutol, Pyrazinamid) ist das Stichwort.
(D) Der Initialtherapie folgt **immer einer Stabilisierungtherapie** von mehreren Monaten.
(E) Das ist natürlich sinnvoll. Neben **regelmäßigen Resistenzkontrollen** überprüft man auch Magensaft und Sputum auf noch aktive Keime. Radiologische Kontrollen erfolgen mindestens alle sechs Monate.

77 Antwort: C

Hier handelt es sich ganz offensichtlich um eine **Soorösophagitis,** d.h. um einen Befall mit Candida. Gerade bei **immunsupprimierten** Patienten besteht immer die Gefahr eines Candida-Befalls. Meist als Stomatitis, in manchen Fällen auch als Ösophagitis. Probleme gibt es v.a. durch eine Dysphagie beim Patienten, bei massivem Befall kann es aber sogar zu einer Ösophagusruptur oder Fistelbildung in die Aorta kommen. Deshalb muss ein Schleimhautbefall mit Candida auf alle Fälle behandelt werden.
(A) **Flucytosin** ist ein **Schmalspektrumantimykotikum** mit **fungistatischer** Wirkung. Es wirkt unter anderem auch gegen Candida, wird aber in der Regel mit Amphotericin B kombiniert, da es **zahlreiche Resistenzen** gibt. In der Pilzzelle wird Flucytosin in das **Chemotherapeutikum 5-FU** umgewandelt und hemmt damit die Nukleinsäuresynthese. In menschlichen Zellen findet diese Umwandlung nur zu einem sehr geringen Prozentsatz statt. Es ist aber mit Sicherheit wegen seiner Resistenzen **nicht Mittel der ersten Wahl** zur Behandlung einer Candidaösophagitis.
(B) **Fosfomycin** ist ein **Breitspektrumantibiotikum der Reserve.** Auf proliferierende Keime wirkt es **bakterizid** durch Hemmung der Zellwandsynthese. Das Wirkspektrum umfasst Neisserien, Enterobakterien, Hämophilus, Anaerobier und Staphylokokken.
(C) Richtige Antwort. Fluconazol ist ein **Imidazolpräparat.** Fluconazol im Speziellen ist ein **Triazol** und eignet sich hervorragend als parenterales Antimykotikum **bei systemischen Mykosen.** In geringen Dosen wirken Azole **fungistatisch,** in hohen Dosen **fungizid.** Die Wirkung beruht auf einer Hemmung der Ergosterolsynthese in der Pilzmembran durch Blockade **Cytochrom P_{450}**-abhängiger Enzyme. Fluconazol wird nahezu unverändert **renal ausgeschieden** und bedarf damit einer ausreichenden renalen Funktion.
(D) **Loracarbef** ist ein **orales Cephalosporin der 2. Generation** mit sehr guter Wirkung gegen **Hämophilus** auch bei Stämmen mit Ampicillin-Resistenz. Wie alle Cephalosporine wirkt auch Loracarbef **bakterizid** auf proliferierende Keime und ist unempfindlich gegen die Laktamasen der Bakterien.
(E) **Foscarnet** hemmt als **Pyrophosphatanalogon** die virale DNA-Polymerase direkt und zum Teil auch die reverse Transkriptase. Eingesetzt wird es bei **CMV-Infektionen und anderen Herpesviren.**

Fallstudie III (Aufgaben 78–92)

78 — Antwort: B

(A) Der **Schirmertest** dient in der Ophthalmologie zur Testung der Tränensekretion.

(B) Richtig. Der **Schweißtest** ist die gängigste Methode zur Diagnose einer Mukoviszidose. Mittels Pilocarpin (daher: Pilocarpin-Iontophorese) wird die Schweißproduktion angeregt und dann der Natriumgehalt im Schweiß gemessen. Bei Vorliegen einer CF ist dieser erhöht.

(C) Trypsin ist ein Verdauungsenzym, dessen Vorstufe (Trypsinogen) im Pankreas produziert wird. Die Bestimmung von **immunreaktivem Trypsin** im Filterpapierblut ermöglicht die Frühdiagnose der CF im Rahmen eines Neugeborenenscreenings, dies hat sich jedoch nicht durchgesetzt.

(D) Die Messung der **Sputumviskosität** gehört nicht zu den Methoden der CF-Diagnostik. Eine Spezialmethode ist die Messung nasaler Potenziale.

(E) Die Bestimmung von **Chymotrypsin** im **Stuhl** dient der Abklärung einer exokrinen Pankreasinsuffizienz. Bei V.a. CF ist die Bestimmung der Pankreas-Elastase im Stuhl ebenfalls gängig.

79 — Antwort: C

(A) Die **Rasselgeräusche** beruhen auf der Schleimretention. **Tachydyspnoe** und **Giemen** sind Zeichen der Infektexazerbation.

(B) Bei CF findet sich durch die Maldigestion häufig ein **vorgewölbtes Abdomen** und eine **vergrößerte Leber.** Im Laufe der Zeit muss mit Cholestase, biliärer Zirrhose und portaler Hypertension gerechnet werden.

(C) Richtig. Diese Abbildung zeigt einen **Naevus spilus,** einen Café-au-lait-Fleck mit Nävuszellnestern, der mit der CF nichts zu tun hat.

(D) Diese Abbildung zeigt typische **Trommelschlägelfinger** und **Uhrglasnägel,** Zeichen der chronischen Hypoxie.

(E) **Dystrophie** ist ein typisches Symptom der CF, bedingt durch die Maldigestion und den erhöhten Energiebedarf.

80 — Antwort: D

(A) Bei V.a. Pneumonie ist die Durchführung einer **Röntgenaufnahme des Thorax** a.p. und ggf. seitlich indiziert, um das Ausmaß der Infiltrationen, das Vorliegen von Atelektasen oder ggf. eines Pleuraergusses oder Pneumothorax zu sichern.

(B) Die **Blutgasanalyse** zeigt sowohl den Sauerstoff- als auch den CO_2-Partialdruck und kann damit zwischen einer respiratorischen Partialinsuffizienz (nur O_2-Verminderung) oder Globalinsuffizienz (auch CO_2-Erhöhung) unterscheiden.

(C) Bei Fieber ist der **Flüssigkeitsbedarf** erhöht. Auch die **Mukolyse** wird durch ausreichend Flüssigkeit unterstützt. Medikamentöse Mukolyse ohne ausreichender Hydratation ist sinnlos.

(D) Richtig. Diazepam wirkt **atemdepressiv** und ist daher in dieser Situation kontraindiziert.

(E) **Ibuprofen** und **Paracetamol,** auch in Kombination, sind die im Kindesalter indizierten nichtsteroidalen Antiphlogistika. ASS ist wegen des Risikos eines Reye-Syndroms kontraindiziert.

81 Antwort: B

(A) Typisch für eine **Colitis ulcerosa** sind blutige Durchfälle, begleitet von krampfartigen Bauchschmerzen.
(B) Richtig. Typisch für die **Zöliakie** sind voluminöse, fettglänzende Stühle, bedingt durch die Malabsorption. Diese ähneln dem Stuhl bei CF.
(C) Bei 15 % der deutschen Bevölkerung (in anderen Ethnien deutlich mehr!) wird nach dem Kleinkindalter die Laktaseaktivität herunterreguliert, so dass **Laktose** nicht mehr vertragen wird. Es kommt zu wässrigen Diarrhöen.
(D) Bei der **Amöben-Ruhr** zeigen sich schleimig-blutige Diarrhöen.
(E) Bei der **Kuhmilchproteinintoleranz** kommt es zu wässrigen bis blutigen Durchfällen.

82 Antwort: A

(A) Richtig. Im Oberbauch zeigen sich auf der Aufnahme **stark geblähte Dünndarmschlingen.**
(B) **Spiegelbildung** ist der typische Befund eines Ileus.
(C) Es zeigt sich kein Mega-, sondern ein **Mikrokolon.**
(D) **Freie Luft im rechten Oberbauch** würde sich als Luftsichel zwischen Leber und Zwerchfell zeigen.
(E) **Pneumatosis intestini** – Luft in der Darmwand – ist der typische Befund bei nekrotisierender Enterocolitis (NEC).

83 Antwort: B

(A) + (B) Der **Mekoniumileus** ist eine typische Manifestation der CF im Neugeborenenalter. Durch das zähe Mekonium kommt es zu einer intestinalen Obstruktion. Da es bei Daniel offenbar zu einer Darmperforation gekommen war, musste sicher eine operative Therapie durchgeführt werden.
(C) Bei der **rektalen Aganglionose** (M. Hirschsprung) kommt es proximal des aganglionären Segments zu einem Megacolon.
(D) + (E) Die **Invagination** ist typisch für das Alter von 3–24 Monaten. Radiologisch zeigt sich das Bild eines mechanischen Ileus. Meist ist eine konservative hydrostatische Reposition unter radiologischer oder sonographischer Kontrolle erfolgreich. Eine Laparotomie ist nur selten erforderlich.

84 Antwort: B

(A) In dieser Abbildung zeigt sich der typische Befund eines **Rektumprolapses.** Dieser ist im Kindesalter fast pathognomonisch für das Vorliegen einer CF.
(B) Richtig. Dieses Bild zeigt einene linksseitig überblähte Lunge. Es ist nicht beschrieben, ob es eine Inspirations- oder Exspirationsaufnahme ist. Bei Inspiration läge ein Verschluss des rechten Hauptbronchus und konsekutive Minderbelüftung mit kompensatorischer Überblähung links (wahrscheinlichste Variante) vor. Bei einer Exspirationsaufnahme läge ein Ventilmechanismus links mit Verschluss des Hauptbronchus nur bei Exspiration rechts vor. Beides wird durch Verschlucken eines **Fremdkörpers** hervorgerufen, der auf der Aufnahme nicht zu sehen ist (nicht röntgendicht).
(C) Die Bestimmung der **Pankreas-Elastase** (bei CF erniedrigt) im Stuhl ergänzt den Schweißtest und spiegelt die Pankreasinsuffizienz bei CF wider.

(D) Eine **Vergrößerung der Leber** wird durch die biliäre Abflussstörung bedingt. Es kommt zu rezidivierenden Cholangitiden und schließlich zur Verfettung (erhöhte Echogenität), Umbaustörung bis zur biliären Zirrhose mit portaler Hypertension und Ausbildung von Ösophagusvarizen.
(E) Bedingt durch den **zähen Schleim** kann es auch zu einer **chronischen Sinusitis** kommen.

85 — Antwort: *** E

(A) Die **Mutation delta F-508** ist zwar die häufigste Mutation bei deutschen CF-Patienten, es gibt jedoch eine Vielzahl anderer Mutationen. Die verschiedenen Mutationen sind mit für die Heterogenität des Verlaufs einer CF-Erkrankung verantwortlich.
(B) **Heterozygote Merkmalsträger** (ca. 5 % der Bevölkerung) sind phänotypisch gesund und zeigen auch keine auffälligen Laborbefunde.
(C) Geschwister von Daniel haben jeweils 50 % Wahrscheinlichkeit für eine **heterozygote Trägerschaft** und je 25 % für eine Homozygotie mit manifester CF bzw. Anlagefreiheit (autosomal-rezessive Vererbung, Mendel'sche Gesetze).
(D) CF ist in der **weißen Bevölkerung** deutlich häufiger **(1:3 000)** als bei Schwarzen (1:20 000) und Asiaten (1:100 000). Es wird ein noch unbekannter Überlebensvorteil der Heterozygoten angenommen (evtl. bei der Pest???)
(E) **Richtig.** Natürlich tragen **alle Körperzellen** die Mutation, klinisch bedeutsam sind die Auswirkungen der Mutation v.a. in den Schweißdrüsen, den Hoden, den Atemwegen, den Schleimdrüsen des Darmes, den Gallenwegen und dem Pankreas.

86 — Antwort: B

Die Mutation bei CF betrifft ein Protein, das den transmembranösen Fluss von **Chlorid über Chloridkanäle** reguliert (B). Bicarbonat (A), Kalium (C), Magnesium (D) und Calcium (E) sind davon nicht betroffen.

87 — Antwort: A

Bei **Keim 1** handelte es sich um **Staphylococcus aureus.** Neben Pseudomonas aeruginosa ist er ein häufig bei Mukoviszidose-Patienten anzutreffender Keim.
Ein **Antibiogramm** ist bei S. aureus sehr wichtig, da bereits etwa 80 % der nosokomialen Staphylococcus-aureus-Stämme **Penicillinase-positiv** sind. In diesen Fällen muss auf die **Penicillinase-stabilen Isoxazolylpenicilline** oder **Cephalosporine ab der I. Generation** ausgewichen werden.
Bei **nicht-penicillinasebildenden Stämmen** sind **Benzylpenicilline** Mittel der Wahl.
Bei schweren Infektionen kann die Kombination mit einem **Aminoglykosid** sinnvoll sein.
Bei **MRSA** (= Methicillin resistenter S. aureus) ist die Therapie mit **Glykopeptiden, Clindamycin** oder aber **Cotrimoxazol** möglich.
Als **Reserveantibiotika** gelten **Fusidinsäure, Fosfomycin** und **Rifampicin** – jeweils in Kombination mit den oben genannten Antibiotika.
Betrachtet man sich die gestesteten Antibiotika des **Antibiogramms** so ergibt sich:
- **Penicillin G (= Benzylpenicillin)** und **Ampicillin (= Breitbandpenicillin, Aminobenzylpenicillin):** Bei Mukoviszidose ist davon auszugehen, dass es sich um einen Penicillinase-positiven Keim handelt. Dieser wird auf diese Antibiotika **nicht sensibel** sein.

- **Piperacillin** ist ein **Breitbandpenicillin (= Acylaminopenicillin)** mit guter Wirkung gegen Pseudomonas aeruginosa. Gegen Penicillinase-positiven S. aureus ist es jedoch **nicht sensibel.**
- **Piperacillin in Kombination mit Tazobactam** ist hingegen **sensibel** gegen Penicillinase-positiven S. aureus, da Tazobactam als Betalactamaseinhibitor den Resistenzmechanismus von S. aureus ausschaltet.
- Bei **Cefazolin, Cefuroxim, Cefotaxim** und **Ceftazidim** handelt es sich um **parenterale Cephalosporine der I., II., IIIa. und IV. Generation,** welche alle **sensibel** für S. aureus sind.
- **Imipenem** ist ein **Carbapenem** und damit ein Antibiotikum, was eine **gute Wirkung** gegen fast alle grampositiven und gramnegativen Bakterien und damit auch gegen S. aureus, hat.
- **Co-trimoxazol** ist eine **Kombination aus Trimethoprim und Sulfamethoxazol** und ist **sensibel** für fast alle aeroben Bakterien. Insbesondere kann es bei MRSA eingesetzt werden.
- **Vancomycin** ist ein **Glykopeptid** und **sensibel** bei MRSA.

Damit trifft Antibiogramm (A) am besten zu und **ist somit die gesuchte Lösung.**

88 Antwort: C

Bei **Keim 2** handelte es sich um **Pseudomonas aeruginosa.** Neben Staphylococcus aureus ist er ein häufig bei Mukoviszidose-Patienten anzutreffender Keim.
Da bereits **viele Resistenzen** bekannt sind, ist auch bei P. aeruginosa ein **Antibiogramm** unbedingt durchzuführen.
Resistent ist P. aeruginosa in jedem Fall gegen **Penicillin, Ampicillin,** die Kombination aus **Amoxicillin + Clavulansäure, Tetrazykline sowie Cephalosporine der I. und II.** und **orale Cephalosporine der III. Generation.**
Ceftriaxon besitzt, wenn überhaupt, **schwache Aktivität** gegen P. aeruginosa.
Hingegen sind **Ceftazidim, Carbapeneme, Piperacillin, Aminoglykoside** und **Chinolone meist wirksam.**
Auf das in der Aufgabe aufgelistete Antibiogramm übertragen bedeutet dies:

- Gegen **Penicillin G (= Benzylpenicillin)** und **Ampicillin (= Breitbandpenicillin, Aminobenzylpenicillin)** ist P. aeruginosa **resistent.**
- **Piperacillin** ist ein **Breitbandpenicillin (= Acylaminopenicillin)** und hat – egal ob mit oder ohne den Betalactamaseinhibitor **Tazobactam** – eine **(gute) Wirkung** gegen Pseudomonas aeruginosa.
- Bei **Cefazolin, Cefuroxim, Cefotaxim** handelt es sich um **parenterale Cephalosporine der I., II., IIIa. Generation.** Gegen diese ist P. aeruginosa **resistent.**
- **Ceftazidim** ist ein **Cephalosporin der IV. Generation,** welches **sensibel** für P. areuginosa ist.
- **Imipenem** ist ein **Carbapenem** und damit ein Antibiotikum, das eine **gute Wirkung** gegen fast alle grampositiven und gramnegativen Bakterien und damit auch gegen P. aeruginosa hat.
- **Co-trimoxazol** ist eine **Kombination aus Trimethoprim und Sulfamethoxazol** und ist **sensibel** für fast alle aeroben Bakterien. Es hat, wenn überhaupt, eine **schwache Aktivität** gegen P. aeruginosa.
- **Vancomycin** ist ein **Glykopeptid** und hat bei P. aeruginosa **keine Wirkung.**

Damit trifft Antibiogramm (C) am besten zu und **ist somit die gesuchte Lösung.**

89 Antwort: C

Die Ernährung bei CF-Patienten sollte wegen der Malabsorption und des erhöhten **Energiebedarfs** für die vermehrte Atemarbeit **kalorienreich** sein (C). Es sollten auch Zwischenmahlzeiten verabreicht werden. Um eine ausreichende Verdauung von Fett zu ermöglichen, müssen **Pankreasenzyme** in Tablettenform zugesetzt werden (D). Zusätzlich ist die Supplementierung von **Vitaminen** sinnvoll. Eine ausreichende **Flüssigkeitszufuhr** ist wichtig, die **Natriumverluste** müssen ausgeglichen werden (B). Ein Verzicht auf Ballaststoffe ist nicht erforderlich (E). Durch die Schädigung des Pankreas kann es zu einem **pankreatopriven Diabetes mellitus** kommen, der mit Insulin behandelt werden muss (A).
Je besser der Ernährungsstatus von CF-Patienten, desto besser die pulmonale Situation, ggf. ist auch die Anlage einer PEG indiziert.

90 Antwort: B

Bei der **Mukoviszidose** kommt es aufgrund des **zähen Schleims,** welcher schlecht abgehustet werden kann, häufig zu einer Besiedelung der Lungen mit **Problemkeimen.** Am häufigsten sind hierbei **Staphylococcus aureus** und **Pseudomonas aeruginosa** anzutreffen. Aber auch ansonsten im mikrobiologischen Labor selten anzutreffende Keime können aus dem Sputum von Mukoviszidosepatienten isoliert werden. Hierbei handelt es sich zum Beispiel um **Stenotrophomonas maltophilia, Burkholderia cepacia ([B] ist richtig)** oder die **„schwarze Hefe" Exophiala.**
Burkholderia cepacia wurde früher Pseudomonas cepacia genannt. Es gehört zu den seltenen, überwiegend **nosokomial** vorkommenden Keimen, welche vor allem bei **immungeschwächten Patienten** Infektionen hervorrufen können. Häufig ist es gegen Antiinfektiva resistent. Die Therapie sollte strikt nach Antibiogramm erfolgen.

(A) **Bacteroides fragilis** ist ein gramnegatives, strikt anaerobes Stäbchen, welches Teil der Normalflora des Darmes beim Menschen ist. Gelangen die Keime jedoch durch Läsionen der Schleimhaut, so können sie lebensbedrohliche Infektionen hervorrufen. B. fragilis spielt dabei vor allem eine Rolle bei **Peritonitiden** und **intraabdominellen Abszessen.** Bei **Mukoviszidose** spielt B. fragilis **keine spezielle Rolle.**

(C) **Pneumocystis jiroveci** war bis vor kurzem noch unter dem Namen **Pneumocystis carinii** bekannt und wurde zu den Protozoen gerechnet. Inzwischen wird er jedoch den **Pilzen** zugeteilt. Bei vielen Säugern liegt der Keim inapparent in der Lunge vor. Klinisch manifest wird die Erkrankung erst bei **Defekten der zellulären Immunabwehr** – wie z.B. AIDS. Dann bildet sich eine **interstitielle Pneumonie** aus. Aber durch ein Eindringen des Erregers durch die Alveolen ins Interstitium können auch andere Organsysteme befallen werden. Die Pneumocystis-jiroveci-Infektion gehört zu den **AIDS-definierenden Erkrankungen,** die im letzten Stadium der AIDS-Infektion (Stadium C) auftreten.

(D) **Bartonella henselae** gehört zu den gramnegativen Stäbchen. Es wird grundsätzlich entweder direkt, oder aber indirekt über Katzenflöhe von Katzen auf den Menschen übertragen. Folgende Krankheiten werden durch dieses Bakterium hervorgerufen:
- **Katzen-Kratz-Krankheit:** weltweit vorkommende Lymphadenopathie mit Fieber und teilweise auftretenden kutanen Läsionen. Die Katzen sind dabei meist gesund.
- **Sepsis** und **bakterielle Angiomatose:** Vor allem bei immuninkompetenten (HIV) Patienten kommt es zur Ausbildung von Gefäßproliferationen an Haut und Mukosa.
- **bakterielle Peliosis hepatis/splenica:** Ausbildung von zystischen, mit Blut gefüllten Läsionen in Leber und Milz.

(E) Die meisten **Corynebakterien** kommen in der **Normalflora** des Menschen vor. Insbesondere **C. xerosis, C. pseudodiphtheriticum** und **C. jeikeium** können bei **immunsupprimierten** Patienten jedoch zu **Sepsis** oder **Endokarditis** führen. Auch die **Besiedelung von Kathetern** spielt eine Rolle durch Auslösung von Abszessen, Wundinfektionen und Sepsis. **Corynebacterium jeikeium** bereitet hier besondere Probleme, da **ausgedehnte Resistenzen** bestehen und zur Therapie lediglich Glykopeptidantibiotika infrage kommen.

91 Antwort: C

(A) Zu rezidivierendem **Pneumothorax** kann es durch Atelektasen- und Emphysembildung kommen.
(B) **Nasenpolypen** sind ebenfalls eine bekannte Erscheinung bei CF.
(C) Richtig. Der hauptsächliche Risikofaktor für die Entwicklung eines **kleinzelligen Bronchial-Ca** ist der Tabakrauch.
(D) Unter einer **ABPA** versteht man eine allergische Alveolitis durch eine Kombination der allergischen Reaktion vom Typ I und III aufgrund der Besiedelung mit Aspergilllus, die meist Patienten mit vorbestehender Lungenerkrankung betrifft (z.B. auch Asthma bronchiale).
(E) Durch entzündliche Erosion der Bronchialgefäße kann es immer wieder zu **Hämoptysen** und **Hämoptoe** kommen. Zu beachten ist auch das Risiko der Entwicklung von Ösophagusvarizen mit konsekutiver Hämatemesis.

92 Antwort: E

(A) + (C) Während noch vor 2 Jahrzehnten alle Patienten mit CF spätestens im Jugendalter verstarben, besteht heute wegen der früheren Diagnose und besseren Therapie eine gute Chance, das **4. Lebensjahrzehnt** zu erreichen.
(B) **Gentherapeutische Ansätze** haben noch keinen Eingang in die klinische Praxis gefunden.
(D) Eine **Lungentransplantation,** ggf. auch eine **Herz-Lungen-Transplantation** bei Cor pulmonale verbessert die Lebenserwartung zahlreicher CF-Patienten, ist aber auch mit einer hohen postoperativen Mortalität und Morbidität vergesellschaftet. Nicht alle Manifestationen einer CF können dadurch kompensiert werden (biliäre Zirrhose, portale Hypertension). Insofern ist die LTX nicht für alle Patienten indiziert und es stehen ohnehin nicht genügend Spenderorgane zur Verfügung.
(E) Bei stabiler Gesamtsituation ist für weibliche CF-Patienten das Austragen einer **Schwangerschaft** möglich, während männliche CF-Patienten durch die Verlegung der Samenkanäle unfruchtbar sind.

Fallstudie IV (Aufgaben 93–107)

93 Antwort: A

Die typische Symptomatik des akuten Koronarsyndroms mit **retrosternalem Schmerz,** welcher in den linken Arm, den Hals-/Unterkieferbereich, den Oberbauch oder auch den Rücken ausstrahlt, kann auch im Rahmen von anderen akuten oder chronischen Erkrankungen auftreten, die differenzialdiagnostisch in Betracht gezogen werden müssen (☞ Tabelle).

Kardiale Ursachen	– Angina pectoris und Myokardinfarkt (Folge einer koronaren Herzkrankheit) – Postmyokardsyndrom (= Dressler-Syndrom) – Tachykardien – Hypertensive Krise – Aortenvitien, Mitralklappenprolaps – Hypertrophe Kardiomyopathie – Perimyokarditis – Bland-White-Garland-Syndrom (Abgang der A. coronaria sinistra aus der Pulmonalarterie führt bereits bei Jugendlichen zu Angina pectoris)
Pulmonal-pleurale Ursachen	– Lungenembolie und chronisches Cor pulmonale – Pleuritis – (Spontan-)Pneumothorax – Pleurodynie
Krankheiten von Aorta und Mediastinum	– Mediastinitis – Dissezierendes Aortenaneurysma
Erkankungen von Wirbelsäule, Rippen und Nerven	– Vertebragener Thoraxschmerz bei Osteochondrose oder M. Bechterew – Tietze-Syndrom (schmerzhafte Schwellung der Knorpel-Knochen-Grenze der oberen Rippen) – Zosterneuralgie
Erkrankungen des Ösophagus	– Refluxkrankheit – Achalasie – Boerhave-Syndrom **(A)**
Erkrankungen der Bauchorgane (mit Schmerzausstrahlung in den Thorax)	– Akute Pankreatitis – Gallenkolik – Römheld-Syndrom (Auslösung von Angina pectoris oder KHK-unabhängigen Thoraxschmerzen durch vollen oder geblähten Magen)
Funktionelle Thoraxschmerzen (= Da Costa-Syndrom)	

Tabelle: Differenzialdiagnosen des Thoraxschmerzes (nach: Herold, Innere Medizin, 2002)

(A) Das Boerhave-Syndrom ist definiert als komplette Ruptur aller Wandschichten des Ösophagus in der kaudalen Hälfte, welche durch Alkoholismus, Refluxkrankheit oder durch erhöhten gastro-ösophagealen Druck bei Würgen oder Erbrechen ausgelöst werden kann. Klinisch fällt die Ösophagusruptur durch einen **retrosternalen Vernichtungsschmerz mit Ausstrahlung in den Rücken** – gepaart mit Dyspnoe und ggf. auch Schock – auf. Entscheidend ist, dass der **Schmerz meist,** entgegen dem akuten Koronarsyndrom (ACS), **postemetisch** auftritt.

94 Antwort: D

W! Zu den von Notarzt und Rettungsdienst durchzuführenden **Erstmaßnahmen** bei **akutem Koronarsyndrom** und **Myokardinfarkt (MCI)** gehören:
- körperliche Schonung bzw. Immobilisation und psychische Abschirmung
- EKG- und Blutdruckmonitoring
- Sauerstoffgabe über Nasensonde, -brille oder Maske ≥ 4l/min **(A)**
- Anlage eines periphervenösen Zugangs **(E)**
- Nitrate als Spray s.l. oder über Perfusor, CAVE: RR_{sys} nicht unter 100 mmHg **(B)**
- Acetylsalicylsäure (250–500 mg) + Heparin (5 000 I.E.) i.v. **(C), (D)**
- Morphin (2–5 mg) i.v. zur Analgesie (und Senkung der Vorlast)
- Diazepam (5–10 mg) i.v. zur Sedierung

(D) Heparin wird beim akuten Koronarsyndrom nicht zur Thromboseprophylaxe sondern als **Antikoagulanz** verabreicht, um eine Vergrößerung des Thrombus zu verhindern und die Entstehung von neuen Gerinnseln zu vermeiden. Die Gabe erfolgt hierbei direkt intravenös. Da eine flächendeckende Versorgung mit Herzkathederlaboren mit 24 h-Bereitschaft und einer Möglichkeit zur Notfall-PTCA (**P**erkutane **T**ransluminale **C**oronar **A**ngioplastie = Aufdehnen der verengten oder verschlossenen Arterie mit einem Ballonkatheter) nicht sichergestellt ist und in ländlicheren Gegenden auch eine **präklinische Lysetherapie** in Erwägung gezogen werden kann, ist die intramuskuläre Gabe von Medikamenten unbedingt zu vermeiden. Bei der Lysebehandlung stellt **eine i.m.-Injektion eine absolute Kontraindikation** dar, da es durch die Fibrinolytika u.U. zu nicht beherrschbaren Einblutungen in den Muskel kommen würde.

95 Antwort: E

(A) Deutliche **ST-Hebungen** sind infarkttypische Zeichen und im EKG Abbildung Nr. 14 in den Ableitungen V2–V5 zu sehen. In der Abbildung Nr. 15 sind sie flacher in V2–V4 zu sehen.

(B) Q-Zacken sind dann **pathologische Q-Zacken**, wenn sie ein Drittel der Höhe einer R-Zacke haben. In Abbildung Nr. 14 sind Q-Zacken zu sehen, aber noch sehr klein. In Abbildung Nr. 15 dagegen sieht man pathologische Q in V1–V4.

(C) In Abbildung Nr. 14 sieht man noch keinen **Verlust von R.** Die ST-Strecken-Hebung kommt aus dem R heraus. In Abbildung Nr. 15 dagegen ist in V4 kein R mehr.

(D) In Abbildung Nr. 14 ist in allen Ableitungen außer V1 und III kein **terminal negatives T** zu sehen, da ja noch ST-Hebungen vorhanden sind. In Abbildung Nr. 15 sieht man allerdings in III, V2–V4 ein präterminal negatives T.

(E) Die **M-förmige Verbreiterung des QRS-Komplexes** spricht für einen Rechts- oder Linksschenkelblock. Sie ist in diesen beiden EKGs nicht zu finden. **(E) ist die gesuchte Falschantwort.**

96 Antwort: A

Die Patientin hat deutliche ST-Hebungen in V2–V5 und nicht ganz so ausgeprägte in I, aVL und V6. Man kann nun die Frage auf zwei verschiedene Arten beantworten. Entweder weiß man, in welchen Ableitungen die ST-Hebungen der verschiedenen Infarkte vorkommen, oder man schaut nach den Wandbewegungsstörungen in der Echokardiographie, da diese korrelieren. Diese finden sich im Vorderwand-, Septum- und Apexbereich. Der Befund der Koronarangiographie hilft uns in diesem Fall nicht weiter, da nicht beschrieben ist, um welche Gefäße es sich handelt.

(A) Zu den deutlichen ST-Strecken-Hebungen im EKG (V2–V5) und flachen aszendierenden ST-Strecken in I, aVL und V5 passt der **(ausgedehnte) Vorderwandinfarkt** am besten. Passend dazu wurden im Echo Wandbewegungsstörungen im Vorderwand-, Septum- und Apexbereich gesehen. **(A) ist richtig.**
(B) Beim **inferioren Hinterwandinfarkt** erwarten wir ST-Strecken-Hebungen in II, III, aVF.
(C) Der **rechtsventrikuläre Infarkt** zeigt sich in den EKG-Ableitungen V3–V6 (rechtskardial abgeleitet) und V1.
(D) Ein akuter **Lateralwandinfarkt** ist an ST-Strecken-Hebungen in den EKG-Ableitungen I, aVL, V5–V7 erkennbar.
(E) Der **posteriore Hinterwandinfarkt** wird in den Ableitungen V7–V9 repräsentiert. Diese sind hier nicht abgebildet.

97 Antwort: A

(A) Es handelt sich um einen **inkompletten Rechtsschenkelblock,** weil der QRS-Komplex in V1 breiter als 0,12 s ist. Da man nicht die M-Konfiguration sieht, ist es kein kompletter, sondern ein inkompletter Rechtsschenkelblock. **(A) ist richtig.**
(B) Hier handelt es sich nicht um einen **kompletten Rechtsschenkelblock,** sondern um einen inkompletten, da der QRS-Komplex zwar verbreitert ist, aber keine typische M-Konfiguration darstellt, also R und Ŕ vorhanden sind.
(C) Ein **AV-Block I. Grades** findet sich hier nicht. Die PQ-Strecke ist normal lang. Wäre sie verlängert (länger als 0,12 s), würde es sich um einen erstgradigen AV-Block handeln.
(D) Der **sinuatriale Block** ist Zeichen einer Überleitungsstörung vom Sinusknoten zu den Vorhöfen. Man unterscheidet drei Grade:
- **I. Grad:** kann man im EKG nicht sehen, da der Sinusknotenimpuls im EKG nicht zu sehen ist.
- **II. Grad:** Die Überleitung fällt im Sinne einer Wenckebach-Periodik auf, erkennbar an einer leichten Unregelmäßigkeit des Sinusrhythmus. Ist hier nicht vorhanden.
- **III. Grad:** Die Überleitung ist intermittierend total blockiert. Ist hier auch nicht vorhanden.

Wer sich an der unregelmäßigen Schlagfolge im EKG auf der Abbildung Nr. 14 der Bildbeilage stört, dem sei gesagt, dass es sich um (polymorphe) ventrikuläre und supraventrikuläre Extrasystolen mit kompensatorischen Pausen handelt. Das ist übrigens auch im Text zum EKG-Befund erklärt.
(E) Bei einem **AV-Block III. Grades** schlagen die Vorhöfe unabhängig von den Kammern. Im EKG haben die P-Wellen keine Beziehung zu den QRS-Komplexen.

98 Antwort: C

Die Patientin leidet unter einem Diabetes mellitus. Prinzipiell sind alle der genannten Antihypertensiva geeignet, um eine Normotension zu erreichen. Doch aus zahlreichen Studien hat sich der positive Effekt einiger Medikamente auf die Begleiterkrankungen gezeigt.
(A) **Verapamil** ist ein **kardioselektiver Kalziumkanalblocker,** der **L-Typ Kalziumkanäle** effektiv blockiert. Zudem handelt es sich um ein **Antiarrhythmikum der Klasse IV** mit bradykardisierender Wirkung und Senkung des Sauerstoffbedarfs am Herzen. Es führt zu peripherer Vasodilatation und erhöht die Reizschwelle der Muskelzelle. Damit führt es zu einer geringeren Erregbarkeit, verlängerter AV-Überleitung und zeigt negativ chronotrope und inotrope Wirkung. Einen nachgewiesenen Vorteil bei Patienten mit Diabetes gibt es bisher nicht, wenn auch Kalziumkanalblocker immer stärkeren Einsatz in der Therapie des Hypertonus finden.

(B) **Spironolacton** ist ein Diuretikum, das als **Aldosteronantagonist** nur eine diuretische Wirkung von ca. **2–3 % des Primärfiltrates** hat. dennoch wird es sehr effektiv bei Patienten mit portaler Hypertension, zum Beispiel im Rahmen der Leberzirrhose, bei äthyltoxischer Genese oder bei Budd-Chiari-Syndrom eingesetzt, um die Aszitesmenge deutlich zu reduzieren (siehe Lehrbücher Innere Medizin). Dennoch ist in Kombination mit anderen Wirkstoffen eine mortalitätssenkende Wirkung belegt.

(C) **Richtige Antwort.** Enalapril ist ein **ACE-Hemmer** mit einer Wirkdauer von ca. 18 Stunden. Er wird überwiegend **renal eliminiert** und findet häufigen Einsatz in der Therapie der Hypertonie. ACE-Hemmer zeigen eine **nephroprotektive Wirkung.** Der Grund ist noch nicht ganz geklärt. Bei gleichzeitigem Diabetes senken ACE-Hemmer die renale Proteinurie und vermindern den Progress der Nierenerkrankung auf ungeklärte Weise. Man vermutet, dass durch effektive Abnahme des Widerstandes in den renalen Kapazitätsgefäßen auch die schädigende Wirkung durch den Diabetes abnimmt. Mittlerweile werden ACE-Hemmer auch bei essenziellem Hypertonus ohne Diabetes oft schon als Medikamente der ersten Wahl eingesetzt.

(D) **Propranolol** ist ein **nicht-selektiver β-Blocker,** der hepatisch eliminiert wird. Die orale Bioverfügbarkeit liegt bei 30 %. Propranolol ist **stark lipophil** und führt damit auch zu den typischen zentralen Nebenwirkungen wie Kopfschmerzen und Schlaflosigkeit. Wie lange sich β-Blocker noch als Mittel der ersten Wahl in der Behandlung der Hypertonie gegenüber ACE-Hemmern oder Kalziumantagonisten durchsetzen können wird eine Frage der Zeit sein, obwohl sich gute **negativ chronotrope, inotrope und dromotrope** Wirkung zeigt.

(E) **Doxazosin** ist ein selektiver α-Blocker gegen α_1-Rezeptoren. **CAVE: Adrenalinumkehr!** Beim gleichzeitigen Einsatz von Doxazosin und Adrenalin treffen sich quasi ein α-Mimetikum und ein α-Blocker. Sind die α-Rezeptoren blockiert, zeigt Adrenalin seine β-mimetische Wirkung und kann damit zu massiver Vasodilatation und Blutdruckabfall führen. Ansonsten findet Doxazosin Verwendung in der Therapie der **hypertensiven Krise** und als Kombinationspräparat bei schwer einstellbarer Hypertonie.

99 Antwort: A

(A) Bei der **Aortenklappeninsuffizienz** kommt es aufgrund des großen Schlagvolumens zu einer isolierten systolischen Hypertonie. Der diastolische Blutdruck ist wegen des Windkesseleffektes durch den Blutreflux eher niedrig. **(A) ist richtig.**

(B) Die **renovaskuläre Hypertonie** (Nierenarterienstenose) zeigt sich eher in erhöhten diastolischen Blutdruckwerten und bei jüngeren Patienten.

(C) Beim **Conn-Syndrom** (primärer Hyperaldosteronismus) ist die Hypertonie das Leitsymptom. Eine isolierte arterielle Hypertonie kommt nicht vor.

(D) Beim **Cushing-Syndrom** ist eine Hypertonie sehr häufig. Eine isolierte arterielle Hypertonie kommt jedoch auch hier nicht vor.

(E) Die **kongenitale Hypoplasie einer Niere** ist meistens nicht symptomatisch.

100 Antwort: E

Unter den „Herzenzymen“ versteht man die Troponine I oder T, GPBB (Glykogenphosphorylase BB), Gesamt-CK und CK-MB, Myoglobin, GOT und LDH. Die Labordiagnostik spielt bei Schädigungen der Herzmuskulatur zur Diagnostik und Verlaufsbeobachtung eine wichtige Rolle. Bei klassischen Symptomen und typischem EKG kann die Diagnose **„Myokardinfarkt“** jedoch bereits vor der Labordiagnostik gestellt werden.

(A) Eine erhöhte **Gesamt-Kreatinkinase (CK)** ist ein unspezifischer Marker für die Schädigung von Skelett-, Herzmuskulatur und Hirngewebe. Sie kommt in 3 Isoformen vor: CK-MM (Skelettmuskel), **CK-MB** (Herzmuskel) und CK-BB (Gehirn). Eine Erhöhung der Serumwerte findet sich also z.B. auch bei Traumen, Operationen, i.m.-Injektionen, körperlicher Anstrengung, epileptischen Anfällen, arteriellen Embolien, Schlaganfällen, Schädel-Hirn-Traumen und Myositis. Die CK-MB ist bei Herzmuskelschädigungen wie z.B. Myokardinfarkten, Myokarditis oder nach Contusio cordis erhöht. Nachweis üblicherweise 4–8 Stunden nach Infarktbeginn und Normalisierung der CK-MB nach 48–72 Stunden. Bei der Herzinfarktdiagnostik Bestimmung von CK und CK-MB, um die relative Erhöhung des Isoenzyms zu bestimmen (Anstieg der CK-MB an der Gesamt CK von 6% auf 20 bis 30%). Die CK dient zur Reperfusionskontrolle.

(B) Häufige Ursachen einer **Leukozytose:** bakterielle Infektionen (Ausnahme Tuberkulose), Pilzinfektionen, Parasitosen, chronische Entzündungen, rheumatische Erkrankungen, diabetisches, urämisches und hepatisches Koma, myeloproliferative Erkrankungen (CML, Osteomyelofibrose, Osteomyelosklerose, Polycythaemia vera), Malignome und Metastasen, Glukokortikoidtherapie, M. Cushing, Hyperthyreose, Stress, Trauma, Verbrennung, Schock, **Infarkte,** akute Blutungen, Hämolyse, CO-Intoxikation, Gicht. Zur Infarktdiagnostik ist sie aber nicht geeignet, da sie zu unspezifisch ist.

(C) Die **GPT** (Glutamat-Pyruvat-Transaminase) bzw. **ALT** oder ALAT (Alaninaminotransferase bzw. Alanintransaminase) ist beim Myokardinfarkt im Gegensatz zu Lebererkrankungen nicht wesentlich erhöht. Die **GOT** (Glutamat-Oxalazetat-Transaminase) (**AST bzw. ASAT** [Aspartataminotransferase]) ist nicht-herzmuskelspezifisch und erhöht bei Schäden von Herz- und Skelettmuskel oder der Leber. Beim Myokardinfarkt beträgt der Quotient aus Gesamt-CK und GOT > 10. Nachweis der GOT ab ca. 8 Stunden nach Infarktbeginn.

(D) Das **C-reaktive Protein (CRP)** ist ein **unspezifischer Entzündungsparameter** und gehört zu den **Akute-Phase-Proteinen.** Erhöhung der Serumkonzentration v.a bei **bakteriellen** sowie nichtinfektiösen entzündlichen und nekrotischen Prozessen. Auch bei Malignomen und beim **akuten Herzinfarkt** kann es zu einer Stimulation der CRP-Synthese kommen. Bei viralen Entzündungen ist das CRP kaum bzw. weniger erhöht. Die CRP-Konzentration im Plasma hinkt der Krankheitsaktivität etwas hinterher (ca. 6–10 Stunden) und korreliert meist gut mit dem Ausmaß der Entzündung. Zur Infarktdiagnostik ist CRP nicht geeignet, da es sehr unspezifisch ist. Eine Erhöhung spricht jedoch für eine gesteigerte kardiale Mortalität.

(E) Richtig. Troponin T und I sind herzmuskelspezifische Marker. Sensitivität und Spezifität > 95%. Ein qualitativer Nachweis kann auch mithilfe eines Schnelltestes getätigt werden. Die Troponine sind **die serologisch als erstes nachzuweisenden Herzenzyme.** Nachweisbarkeit **ab 2 Stunden bis 2–3 Wochen** nach Infarktbeginn. Auch bei **instabiler Angina pectoris** kann der Nachweis der Troponine myokardiale Schädigungen nachweisen, die der übrigen serologischen Diagnostik eventuell entgehen könnten.

Marker	Anstieg (h)	Maximum (h)	Normalisierung (d)
Troponin T und I	2–8	12–96	7–21
Gesamt CK	4–8	16–36	3–6
CK-MB	4–8	12–24	2–3
GOT, AST, ASAT	4–8	16–48	3–6
LDH_1, HBDH	6–12	48–144	10–20
Myoglobin	2–6	6–12	2–4

101 Antwort: B

Steht aufgrund von ländlicher Struktur (lange Transportwege zwischen Einsatzort und Klinik) oder fehlendem Herzkathederlabor in der Zielklinik die Option einer Notfall-PTCA (**P**erkutane **T**ransluminale **C**oronar **A**ngioplastie, das Aufdehnen der verengten oder verschlossenen Arterie mit einem Ballonkatheter) nicht zu Verfügung, kann alternativ auch eine **Lysetherapie** durchgeführt werden, um das **Gerinnsel** in den Koronarien **aufzulösen.**
Zum Einsatz kommen **Fibrinolytika** wie Streptokinase, Urokinase, APSAC (anisoylierter Plasminogen-Streptokinase-Aktivator-Complex) oder tPA (tissue-type Plasminogen Aktivator) bzw. gentechnologische rekombinante tPA-Präparate. **(B) ist richtig.**

(A) Die Indikation für Marcumar ist immer dann gegeben, wenn die Gefahr einer Gerinnselbildung sehr groß ist und die Gefahr länger als wenige Tage besteht. Demnach werden Vitamin-K-Antagonisten verordnet nach Herzklappenersatz mit Kunstklappen oder zur Antikoagulation bei absoluter Arrhythmie bei Vorhofflimmern.
(C) Für eine kurzfristige Antikoagulation, z.B. bei perioperativ erhöhtem Thromboserisiko und im Rahmen der Erstversorgung des akuten Koronarsyndroms, werden verschiedene Heparine eingesetzt.
(D) Zur genauen Diagnostik von intermittierend oder paroxsysmal auftretenden Herzrhythmusstörungen kann ein Langzeit-EKG über 24 h aufgezeichnet werden, um Art der Rhythmusstörung und zeitliche Zusammenhänge des Auftretens herauszufinden.
(E) Nach thrombembolischen Ereignissen wird eine Langzeittherapie mit Thrombozytenaggregationshemmern (Acetylsalicylsäure, Clopidogrel, Tirofiban etc.) als Dauerprophylaxe notwendig.

102 Antwort: A

Willkommen in der Facharztprüfung Kardiologie! Oder wer hat das noch aus dem Präpkurs im Kopf?

(A) Der **Ramus interventricularis anterior** geht von der A. coronaria sinistra ab und ist in der Abbildung Nr. 17 der Bildbeilage verschlossen. **(A) ist richtig.**
(B) Der **Ramus posterolateralis dexter** gehört zur A. coronaria dextra und kann deshalb ausgeschlossen werden.
(C) Der **Ramus interventricularis posterior** geht von der A. coronaria dextra und kann ausgeschlossen werden.
(D) Den **Ramus bronchialis** hat hoffentlich niemand angekreuzt. Es steckt ja schon im Namen, dass dieser Ast nicht von den Herzkranzgefäßen abgeht. Es handelt sich um einen Ast der Aorta. Übrigens gibt es auch Rr. bronchiales des N. vagus.
(E) Der **Ramus marginalis dexter** ist auch ein Ast der A. coronaria dextra.

103 Antwort: C

(A) **Clopidogrel** hemmt die **ADP-abhängige Thrombozytenaktivierung.** Besonders wichtig ist dies nach Interventionen wie in diesem Fall Ballondilatation oder Stent-Einsatz. In zahlreichen Studien ist mittlerweile erwiesen, dass neben ASS 100 mg auch für vier Wochen eine Kombination mit Clopidogrel erfolgen sollte. Die Instent-Stenosen werden damit verringert, das Überleben steigt.
(B) Ein bekannter **Glykoprotein-IIb/IIIa-Rezeptor-Antagonist ist Abciximab.** Wie Clopidogrel wird die Thrombozytenaggregation gehemmt. Nachteil ist der Preis dieses Medikamentes. Deshalb wird Clopidogrel noch immer bevorzugt.

(C) Nifedipin als Kalziumantagonist zeigt keine Überlebensvorteile nach Koronarangiographie.
(D) **Ramipril** als lang wirksamer **ACE-Hemmer** senkt nach Myokardinfarkt deutlich die Mortalität. Dies belegen zahlreiche Studien. Insbesondere Pumpversagen und Reinfarktrate sinken laut SAVE-Studie erheblich. Je höhergradiger die linksventrikuläre Funktionseinschränkung, desto effektiver ist die mortalitätssenkende Wirkung. Wichtig ist ein möglichst früher Therapiebeginn bei stabiler Hämodynamik. Die Therapie sollte für mindestens sechs Wochen erfolgen. Meist wird bereits am 2. Tag nach Myokardinfarkt begonnen, sofern es die hämodynamischen Verhältnisse erlauben.
(E) Werden **β-Blocker** nach einem Myokardinfarkt eingesetzt, **sinkt die Mortalität nach 2 Jahren um mindestens 40 %** bei fehlender Begleiterkrankung. Verwendung finden **β-Blocker ohne ISA** (intrinsische Aktivität), wobei ein früher Behandlungsbeginn und eine hämodynamische Stabilität Voraussetzung sind. Innerhalb der ersten 2 Tage sinkt die Mortalität um 25 %. Auch bei vermeintlicher Kontraindikation wie Diabetes mellitus, COPD oder chronischer Herzinsuffizienz besteht eine deutliche Sterblichkeitssenkung.

104 Antwort: A

Alle in dieser Frage aufgeführten Antworten zeigen Wirkungen von ASS als COX-Hemmer. Stellt sich nun also die Frage, welche Wirkung beim akuten Myokardinfarkt tatsächlich eine Rolle spielt. Wichtig ist mit Sicherheit eine ausreichende Analgesie im Rahmen des akuten Infarkt-Geschehens. Doch in einer Wirkstärke von 100 mg erreicht ASS **keine analgetische Wirkung (D).** Diese zeigt sich erst ab einer Dosierung von 500 mg. Die akute einzig effektive Analgesie erfolgt in der Regel mit Morphium.
Die Hemmung **plasmatischer Gerinnungsfaktoren** bleibt **Heparin** und seinen Derivaten vorbehalten **(C).** Natürlich findet Heparin in der Akutphase des Myokardinfarktes Verwendung und ein obligater Bolus wird sofort verabreicht. Eine antiphlogistische Wirkung erreicht ASS in einer Stärke von 100 mg nicht **(B).**
(A) ist die gesuchte Antwort und beschreibt genau den Wirkmechanismus von Acetylsalicylsäure.

105 Antwort: A

(A) **Re-Stenosierungen** sind relativ häufige Komplikationen, v.a. nach Ballondilatation (bis zu 40 %), seltener auch nach Stentimplantation (bis zu 25 %). Die meisten Re-Stenosen bilden sich innerhalb von einem halben Jahr. **(A) ist richtig.**
(B) **Subakute Stentthrombosen** sind gefürchtete Komplikationen nach Stent-Implantation. Die Einnahme von Clopidogrel kann die Stentthrombose verhindern. Die Häufigkeit wird mit bis zu 5 % angegeben, je nachdem wie lange und wie zuverlässig Clopidogrel eingenommen wird.
(C) Eine **Dissektion der Koronararterie mit akutem Koronarverschluss** ist eine Komplikation der Ballondilatation, über die der Patient aufgeklärt werden muss. Sie ist aber nicht so häufig (ca. 2 %).
(D) **Intravasale Embolisierungen** sind nicht häufig.
(E) **Gefäßperforationen** sind wahrscheinlich die seltensten der hier aufgeführten Komplikationen.

106 **Antwort: C**

(A) Die Definition der Extrasystole, egal ob ventrikulär oder supraventrikulär, sind Extraschläge, die vorzeitig in den Grundrhythmus einfallen. Bei supraventrikulären Extrasystolen sieht man deshalb den **vorzeitigen Einfall der P-Welle.**

(B) Wenn die **P-Wellen deformiert** sind, also wenn sie anders aussehen als die P-Wellen bei einem normalen Sinusrhythmus, dann handelt es sich meistens um eine supraventrikuläre Extrasystole, die aus dem Vorhof kommt.

(C) Die **QT-Zeit** beinhaltet die gesamte elektrische Kammeraktion und ist bei einer supraventrikulären Extrasystole nicht verlängert, sondern z.B. bei einem Long-QT-Syndrom oder Elektrolytstörungen. **(C) ist die gesuchte Falschantwort.**

(D) Die Antwort stimmt meiner Meinung nach nicht. Extrasystolen sind durch zwei Kriterien charakterisiert: zum einen durch den vorzeitigen Einfall und zum anderen durch die kompensatorische Pause. Wenn das Wort „keine“ fehlen würde, wäre die Antwort korrekt.

(E) Gerade das ist ja der Unterschied zur ventrikulären Extrasystole. Bei der supraventrikulären Extrasystole, die ja aus der Vorhofebene, also nicht aus den Ventrikeln kommt, ist der **QRS-Komplex in Form und Breite unauffällig.**

107 **Antwort: B**

(A) + **(E)** Am Tag der Verlegung wird eine Echokardiographie durchgeführt, in der steht, dass der Befund bzgl. der Aorten- und Mitralklappe unverändert gegenüber den Vorbefunden ist. Dort zeigt sich eine Aortenklappeninsuffizienz I° und eine Mitralklappensklerose mit einer minimalen Regurgitation ohne hämodynamische Auswirkungen. Folglich kann es sich weder um eine **akute Aorteninsuffizienz (A),** noch um einen **Papillarmuskelabriss mit akuter Mitralinsuffizienz (E)** handeln.

(B) Richtig. Die **ischämische Ventrikelseptumruptur** ist schon wegen der Infarktlokalisation die wahrscheinlichste Lösung. Des Weiteren sprechen das neu aufgetretene Systolikum und der Farbdopplerbefund dafür.

(C) Eine **Aneurysmabildung der Vorderwand** ist nach einem Vorderwandinfarkt schon möglich, aber die hätte man in der Echokardiographie gesehen. Außerdem ist das normalerweise kein Grund für eine Akutverlegung in den OP.

(D) Diese Antwort kann man ganz leicht ausschließen. Im Echokardiographie-Befund vor Verlegung in die Uni-Klinik wird ein Perikarderguss ausgeschlossen. Es kann sich also um keine **Herzwandruptur mit Herzbeuteltamponade** handeln.

Tag 2

Einzelaufgaben (Aufgaben 1–46)

1 — Antwort: C

Die geschilderten Symptome des Kindes sprechen für das Vorliegen einer beidseitigen **Tränenwegsstenose.** Die Stenose ist bei Kindern in diesem Alter meistens durch das Persistieren der so genannten **Hasner'schen Membran/Klappe** bedingt.

Diese liegt am Übergang vom Tränennasengang zum unteren Nasengang und öffnet sich normalerweise spontan am Ende der Schwangerschaft oder in den ersten 6 bis 12 Lebensmonaten. Bei 5–7 % der Neugeborenen kommt es durch die ausbleibende Öffnung zu einer angeborenen Tränenwegsstenose, die sich durch Epiphora (Tränenträufeln) und evtl. auftretende Entzündungen der ableitenden Tränenwege manifestiert.

Man kann die Öffnung der Hasner'schen Klappe durch eine Massage im Bereich des Tränensacks unterstützen. Wenn keine rezidivierenden Entzündungen der Tränenwege vorliegen, besteht bis zum Abschluss des ersten Lebensjahres keine Indikation zu einer operativen Sanierung.

In dem geschilderten Fall mit dem Vorliegen einer **chronischen Entzündung** der Tränenwege inkl. einer Dakryozystitis erscheint jedoch eine **Überdruckspülung und Sondierung der Tränenwege (C)** sinnvoll. Hierzu ist bei Kleinkindern eine kurze Narkose notwendig.

(A) Bis zum Ende des 2. Lebensjahres abzuwarten, um die **spontane Rückbildung der Störung** zu erreichen, ist eine Option, die bei Fehlen von rezivierenden/persistierenden Entzündungen der Tränenwege sinnvoll wäre. In dem geschilderten Fall wird jedoch das Vorliegen einer persistierenden Entzündung beschrieben.

(B) Die Gabe von **Gentamicin-Augentropfen** ist bei Tränenwegsentzündungen als antibiotische Therapie kurzfristig sinnvoll, aber nicht für ca. 3 Monate, v.a. nicht bei einem Kleinkind.

(D) Eine operative Sanierung der ableitenden Tränenwege, z.B. mittels **endoskopischer Dakryozystorhinostomie,** ist bei Kleinkindern in der Regel nicht erforderlich. Zur Anwendung kommt eine operative Therapie bei Erwachsenen mit erworbener Tränenwegsstenose.

(E) **Eine Kürettage der Tränenkanälchen zur Entfernung von Actinomyces-Drusen** ist bei erwachsenen Patienten indiziert, die eine chronische Entzündung im Bereich der ableitenden Tränenwege (in Form einer Kanalikulitis und/oder Dakryozystitis) aufweisen, welche durch eine Infektion mit Actinomyzeten (= pilzähnliche Bakterien) bedingt ist. Ein charakteristisches Symptom dieser Infektion ist Juckreiz; weitere Zeichen sind: Rötung, Schwellung, Schmerzen, weißlicher Eiter im Bereich des Tränenpünktchens und eine begleitende Konjunktivitis. Typisch für die Aktinomyzeten ist, dass sie Konkremente in den Tränenwegen bilden können.

2 — Antwort: D

Die auf der Abbildung Nr. 24 der Bildbeilage sichtbare Veränderung am unteren Gefäßbogen entspricht am ehesten einem flachen melanozytären **Aderhautnävus,** also einem **pigmentierten Tumor der Aderhaut (D),** dessen Größenentwicklung kontrolliert werden sollte. Aderhautnävi sind insgesamt sehr häufig (bei ca. 10 % der Bevölkerung) und werden meist als Zufallsbefund festgestellt. Die Abgrenzung zwischen benignen Aderhautnävi und Malignen Melanomen der Aderhaut ist nicht immer einfach. Der Hinweis, dass es sich um eine Verfärbung **ohne Prominenz** und ohne begleitende Netzhautablösung handelt, ist sehr wichtig, da beide Kriterien gegen Malignität sprechen. Da Aderhautnävi im Laufe des Lebens jedoch maligne entarten können, sind **regelmäßige Kontrollen der Größenentwicklung sinnvoll (D),** z.B. mittels fotografischer Verlaufskontrolle.

(A) Eine **Netzhautblutung** ist nicht zu sehen.

(B) **Drusen** sind auf der Abbildung nicht zu sehen. Diese sind Ablagerungen im Bereich der **Bruch'schen Membran** und können eine frühe Form der altersbedingten Makuladegeneration darstellen. In der Regel treten sie bei älteren Menschen auf. Drusen erscheinen **hellgelb** und deutlich kleiner als die gezeigte Läsion.

(C) Eine **Hyperplasie bzw. Hypertrophie des retinalen Pigmentepithels** ist normalerweise deutlich dunkler pigmentiert und sehr scharf begrenzt. (Wurde auch schon einmal als Bild gezeigt: Examen Herbst 2005, Frage/Kommentar 12.10).

(E) Ein Melanom der Aderhaut stellt sich auf der Abbildung nicht dar: Kriterien in der **Differenzialdiagnose zwischen Aderhautnävus und Malignem Melanom der Aderhaut** sind die u.a. Prominenz, die Größe, das Vorhandensein einer tumorfernen oder tumorbenachbarten (kollateralen) Netzhautablösung, Symptome wie Visusminderung, Blitzwahrnehmung, sowie die Größenentwicklung im Verlauf (Größenzunahme innerhalb kurzer Zeit kann z.B. für Malignität sprechen). Der Hinweis, dass es sich um eine Läsion ohne Prominenz handelt, ist hier entscheidend.

3 Antwort: B

Die auf der Abbildung Nr. 25 der Bildbeilage sichtbaren Veränderungen lassen, zusammen mit der Angabe eines reduzierten Einblickes in das Auge („Bild lässt sich nicht schärfer stellen") und dem geschilderten Krankheitsverlauf, den Verdacht einer **endogenen (Candida)-Mykose (B)** im Sinne einer **Endophthalmitis** aufkommen. Die weißlich-gelblichen flauschigen Herde können Candida-Infiltraten am Fundus entsprechen. Der **schlechte Funduseinblick** ist auf eine **Infiltration des Glaskörperraumes** zurückzuführen.

Endogene (d.h. durch hämotogene Streuung bedingte) Endophthalmitiden durch Candida kommen insbesondere bei künstlicher Ernährung und immunsupprimierten oder intensivpflichtigen Patienten vor.

(A) Man sieht weder frische noch ältere **Glaskörperblutungen.** Ältere Glaskörperblutungen können grau (eher nicht gelb) erscheinen, wenn das Hämoglobin bereits teilweise abgebaut ist.

(C) Das Alter des Patienten und auch die Anamnese des Patienten sprechen nicht für das Vorliegen eines **Retinoblastoms.**
Das **Retinoblastom** ist ein maligner embryonaler Tumor, der aus unreifen Netzhautzellen hervorgeht und auf eine Mutation im Retinoblastomgen, einem Tumorsuppressorgen, zurückzuführen ist. Der Tumor tritt bei **(Klein-)Kindern** auf **(90 % vor dem 3. Lebensjahr)** und stellt den häufigsten primären Tumor des Auges im Kindesalter dar.

(D) Eine **Traktionsamotio bei vorbestehender diabetischer Retinopathie** (hierzu fehlt auch eine Erwähnung von Diabetes mellitus in der Anamnese) sieht man nicht.

(E) Eine **Zentralvenenthrombose mit sog. Cotton-wool-Herden** (weißlich-flauschige kleine Herde, die kleinen Infarkten der retinalen Nervenfaserschicht entsprechen) ist hier nicht zu sehen. Bei einer Zentralvenenthrombose der Netzhaut kann man **fleckige, streifige, oft flammförmige retinale Blutungen in allen vier Netzhautquadranten** erkennen.

4 Antwort: C

Die geschilderten Symptome („helle Lichtblitze") sprechen am ehesten für eine **akute inkomplette Glaskörperabhebung (C).** Im Lauf des Lebens sintert der sog. Glaskörper, der das Augeninnere ausfüllt und aus Kollagen und Hyaluronsäure besteht, durch Verdichtungs- und Verflüssigungsprozesse zusammen und hebt sich von der Netzhaut ab. An manchen Stellen haftet der Glaskörper fester an der Netzhaut und „zieht" an der Netzhaut. Durch diesen **mechanischen Reiz** werden die Photorezeptoren der Netzhaut gereizt und geben Signale in Form von Lichtwahrnehmung (Lichtblitze) weiter, die typisch für die sog. **akute symptomatische hintere Glaskörperabhebung** sind. Bei fester Anhaftung des Glaskörpers an der Netzhaut kann es im Rahmen der Glaskörperabhebung zur Entstehung von **Netzhautlöchern oder -rissen** kommen, welche wiederum eine Netzhautablösung zur Folge haben können.

(A) **Unregelmäßige Lichtstreuung** durch eine fortschreitende Linsentrübung führt in der Regel nicht zur Wahrnehmung von Blitzen, sondern zu einer **vermehrten Blendempfindlichkeit.**

(B) **Glaskörpertrübungen** werden häufig als „Schlieren" oder sog. „Mouches volantes" (= frz. tanzende/fliegende Fliegen) wahrgenommen, insbesondere beim Blick auf helle Flächen. Sie sind auf Verdichtungen/Trübungen des Glaskörpers zurückzuführen und sind harmlos.

(D) **Hypertensive Fundusveränderungen im Anfangsstadium** (Kaliberschwankungen und Kreuzungszeichen der retinalen Gefäße) sind normalerweise **symptomlos.**

(E) Eine **Neoplasie im Bereich des Chiasma opticum** (z.B. ein Hypophysenadenom) kann zu Gesichtsfeldausfällen führen, z.B. zu einer bitemporalen Hemianopsie.

5 Antwort: A

Die beschriebenen Symptome passen zu einer linksseitigen **äußeren Okulomotoriusparese (A):** Hierfür spricht sowohl die **Ptosis** des Oberlides als auch die geschilderte Augenbewegungsstörung.

Eine äußere Okulomotoriusparese liegt bei einer isolierten Lähmung der vom Nervus oculomotorius versorgten äußeren Augenmuskeln vor. Die erhaltene Abduktion kommt durch die erhaltene Innervation des Musculus rectus lateralis zustande, der durch den Nervus abducens versorgt wird. Ebenso ist der Musculus obliquus superior nicht von der Lähmung betroffen: Er wird durch den Nervus trochlearis versorgt. Daher steht der Bulbus nach **außen unten.** Alle anderen äußeren Augenmuskeln sowie die Pupillomotorik werden durch den Nervus oculomotorius versorgt. Die **Ptosis** des Oberlides ist durch eine Parese des **Musculus levator palpebrae superioris** bedingt; durch die Ptosis ist die Pupille bedeckt und es werden daher keine Doppelbilder wahrgenommen.

Die erhaltene Pupillomotorik bei dem Patienten spricht für eine sog. äußere Okulomotoriusparese, d.h. die pupillenversorgenden (inneren) Fasern sind nicht betroffen.

(B) Bei einer **Trochlearisparese** (Lähmung des N. trochlearis) fällt der Musculus obliquus superior aus, der normalerweise das Auge einwärts rollt und senkt. Das betroffene Auge steht nach **oben oder temporal oben.** Die Doppelbilder werden am stärksten bei Blick nach nasal unten wahrgenommen (z.B. beim Lesen oder Treppensteigen). Meist liegt eine typische kompensatorische Kopfhaltung vor, mit der die Patienten versuchen die Doppelbildwahrnehmung zu vermeiden.

(C) Als **Horner-Syndrom** bezeichnet man das Vorliegen der sog. **Horner-Trias** aus **Ptosis** (Hängen des Lides durch Ausfall des Müller-Muskels), **Miosis** (Engstellung der Pupille durch Ausfall des M. dilatator pupillae) und Enophthalmus (**Enophthalmus** = Zurückstehen des Auges in der Augenhöhle durch Ausfall rudimentärer Unterlidretraktoren). (Genauer müsste man von einem Pseudo-Enophthalmus sprechen, da eher nur das Unterlid höher steht, als dass das Auge wirklich tiefer in die Augenhöhle sinkt.) Die Augenmotilität ist erhalten. Das Horner-Syndrom ist durch eine **Sympathikus-Störung** bedingt.

(D) Das **Duane-Syndrom (Retraktionssyndrom nach Stilling-Türk-Duane)** bezeichnet ein Fehlinnervationssyndrom: Durch eine gleichzeitige Innervation von M. rectus medialis und M. rectus lateralis kommt es bei Adduktion zu einer **Verengung der Lidspalte und einer Bulbusretraktion.** Die Abduktion ist beim Duane-Syndrom meist eingeschränkt und es liegt oft ein geringes Einwärtsschielen vor.

(E) Eine **dekompensierte Exophorie** (Exophorie = latentes Außenschielen) liegt dann vor, wenn es durch exogene Faktoren wie Alkoholkonsum, Stress, Müdigkeit zu einem manifesten Schielen kommt, welches durch den Fusionszwang beider Augen normalerweise kompensiert würde.

6 Antwort: D

(A) Das **Hämangiom** ist die häufigste benigne Veränderung der Leber. Nach Kontrastmittelgabe kommt es meist zu einer deutlichen Dichtesteigerung in der Peripherie bei fehlender oder verminderter Anreicherung im Zentrum. Dem gegenüber zeigt das Adenom meist eine homogene Anreicherung mit raschem Auswaschen (wegen arteriovenösen Shunts) und eine glatte Begrenzung gegenüber der Umgebung. Nativ erscheinen Adenome aufgrund ihres hohen Fettgehalts hypodens, was auch für die Differenzialdiagnose zum Hämangiom in einer Spätaufnahme genutzt werden kann (Adenom = wieder hypodens, Hämangiom = noch hyperintens).

(B) Ein hypoechogener oder echoarmer Herd schließt bereits eine **Leberzyste** aus, da diese echoleer sein muss. Da sich zudem in der MRT eine Anreicherung zeigt, die ebenfalls nicht im Zysteninhalt vorkommt, kann man diese Lösung sogar doppelt ausschließen.

(C) Eine **Echinokokkuszyste** kann uni- oder häufiger multilokulär und mit Tochterzysten inmitten des Leberparenchyms liegen – andere Lokalisationen können die Lunge (durch Einwanderung der Finnen), die freie Bauchhöhle oder die Gallenwege (durch Perforation) sein. Es zeigen sich oft Verkalkungen oder Doppelkonturen der Zystenwände. Für eine Echinokokkuszyste wäre bei dieser Raumforderung ebenfalls ein echoleeres sonographisches Verhalten und in der MRT ein fehlendes Enhancement (Anreicherung) in der Zyste selbst zu erwarten. In der Zystenwand würde man hingegen eine Anreicherung sehen.

(D) **Richtig.** Die seltene **fokale noduläre Hyperplasie (FNH)** ist eine benigne tumorartige Läsion. In der Nativ-CT und MRT gelangt die FNH als hypodense bzw. hypointense Raumforderung zur Darstellung, oft mit der beschriebenen zentralen Narbenfigur. Nach i.v.-Kontrastmittelbolusapplikation ist das beschriebene biphasische Enhancement (früharteriell schnell anreichernd und portalvenös schnelles Auswaschen) erkennbar. Die zentrale Narbe bleibt anfangs hypodens. Auf späteren Bildern ist die Narbe kurzzeitig hyperdens, während der Parenchymanteil isodens mit dem Lebergewebe wird. Häufig findet sich die FNH bei Frauen und dann in Zusammenhang mit einer oralen Kontrazeption.

(E) Ein primäres **Lymphom der Leber** zählt zu den absoluten Raritäten (0,02 % aller Non-Hodgkin-Lymphome). In der T2-gewichteten MRT stellt sich ein Lymphom der Leber homogen und signalreich dar. Lymphome nehmen meist kein oder nur wenig Kontrastmittel auf. In der Regel liegt ein primäres Lymphom von z.B. mediastinalen Lymphknoten vor, das sich sekundär in der Leber manifestiert hat. Dieser Manifestationsort führt sofort zu einer Einstufung in das Stadium 4 nach dem UICC-Schema und gilt als disseminierter Befall. Es ist bereits von einem Befall der Leber auszugehen, wenn die Leber vergrößert ist, die alkalische Phosphatase erhöht ist oder zwei pathologische Leberfunktionstests vorliegen. Auch ausreichend sind eine bildgebend nachgewiesene Läsion und ein zusätzlich pathologischer Leberfunktionstest.

7 Antwort: D

(A) Tumormarker für des Kolon-Ca ist das CEA (carcino-embryonales Antigen). Es ist jedoch nicht tumorspezifisch und eignet sich **nicht als Früherkennungstest.** Die Bedeutung des Tumormarkers liegt in der **Nachsorge** nach einer Radikaloperation.

(B) + (E) Erst bei Diagnose eines kolorektalen Karzinoms (KRK) wird eine **ergänzende** Diagnostik wie Ganzkörper-CT und evtl. Magen-Darm-Passage durchgeführt. Diese dienen v.a. der Beurteilung der **Tumorausdehnung** und **lokalen Operabilität** und der **Metastasensuche** (wichtig ist in hier auch die Sonographie!).

(D) Der Goldstandard der Diagnostik eines kolorektalen Karzinoms ist die rektale Austastung und die Rekto-Koloskopie.

Merke: 10 % aller kolorektalen Karzinome sind digital tastbar (abh. vom Untersucher), 75 % sind durch Rektosigmoidoskopie erfassbar, der Rest durch komplette Koloskopie. Nur durch regelmäßige prophylaktische Koloskopie ist eine sichere Frühdiagnose mit hoher Heilungschance möglich!

Screening auf kolorektale Karzinome:

- Jährliche Krebsvorsorgeuntersuchung von Nicht-Risikopatienten ab dem 50. Lj. mit fäkalem Okkultbluttest, Inspektion des Anus und rektale Austastung.
- Koloskopie von Nicht-Risikopatienten ab dem 50. Lj., Wiederholung bei unauffälligem Befund alle 10 Jahre.
- Koloskopie von Risikogruppen:
  Verwandte 1. Grades von KRK-Patienten: 1. Kolo mit 40. Lj., dann alle 5–10 Jahre
  FAP und HNPCC-Patienten: ab 10. bzw 25. Lj. jährliche Kontrollen

8 Antwort: C

(A) Zu Östrogen- und Progesteronrezeptor siehe Antwortmöglichkeit C. **Zytokeratin 5** in Kombination mit Zytokeratin 6 wird in der histopathologischen Diagnostik zum immunhistochemischen Nachweis von Myoepithelien eingesetzt, ist aber kein Ziel einer Targettherapie.

(B) **Her2/Neu** wird **immunhistochemisch** an Mammakarzinomen nachgewiesen und entsprechend von Färbemuster und Färbeintensität in einen Score zusammengefasst. Score 0 und 1 gelten als negativ, Score 2 kann polysom oder amplifiziert sein, Score 3 gilt als sicher **amplifiziert.** Zur Unterscheidung muss hier das Karzinom mittels der **Fluoreszenz-in-situ-Hybridisierung** auf Amplifikation untersucht werden. Nur in den amplifizierten Fällen ist eine Therapie mit **Trastuzumab** (Herzeptin®) in Fällen mit Metastasierung sinnvoll, hier führt die Therapie zu einer Lebensverlängerung. **C-Kit** ist eine **Rezeptorthyrosinkinase,** die man z.B. bei Gastrointestinalen Stromatumoren (GIST) überexprimiert findet. Auch gegen dieses Antigen gibt es im Rahmen der Target-Therapien entsprechende Medikamente, z.B. **Imatinib** (Gleevec®), die u.a. in der Therapie der chronisch-myeloischen Leukämie wie auch in Studien zur Therapie von GIST eingesetzt werden.

(C) **Dies ist die richtige Antwort.** Pathologen weisen am Präparat die Expression von **Östrogen- und Progesteronrezeptoren** nach. Wenn ein Karzinom positiv reagiert, dann findet man in mehr als 10 % der Zellen eine nukleäre Reaktion in der Immunhistochemie. Die Untersuchung auf Expression der Rezeptoren findet in der Routinediagnostik bei allen Carcinoma in situ und allen invasiven Mammakarzinomen statt. Der Rezeptorstatus hat in der weiteren Therapieplanung eine große Bedeutung. Nur bei Expression des Rezeptors kann eine Therapie mit z.B. Tamoxifen® oder Aromatasehemmern der 3. Generation in der adjuvanten Situation sinnvoll sein. Zu Her2 siehe Antwort (B).

(D) Zytokeratin 5 ist falsch, es fehlt der Progesteronrezeptor.
(E) C-Kit ist falsch, es fehlt der Progesteronrezeptor.

9 Antwort: A

(A) Richtig. Mesotheliome müssen immer differenzialdiagnostisch von Metastasen eines Adenokarzinoms unterschieden werden. Dabei hilft **Vimentin.** Dieses **Intermediärfilament** ist in Mesotheliomen positiv.
(B) **Desmin** wird in vielen Tumoren der Weichteile exprimiert.
(C) **Mesothelin** wird in Mesothelien exprimiert und in Mesotheliomen und Ovarialkarzinomen überexprimiert. Als lösliches Glykoprotein ist es in Ergussmaterialien nachweisbar. Neuerdings wird diese Methode zur Differenzialdiagnostik zwischen Pleurametastase und Mesotheliom diskutiert.
(D) **Neurofilament,** ist auch ein Intermediärfilament und bei Tumoren neurogener Differenzierung positiv.
(E) **S100** ist ein Protein, das sowohl in Adenokarzinomen als auch in Mesotheliomen exprimiert werden kann. Man findet es häufig, so auch bei malignen Melanomen etc.

10 Antwort: B

(A) Ein **Urothelkarzinom** der Niere geht vom Urothel aus. Bei diesem sonographischen Befund eines Tumors am Unterpol der Niere (ohne Kontakt zum NBKS = Nierenbeckenkelchsystem) ist ein Urothelkarzinom deswegen sehr unwahrscheinlich. Außerdem wäre bei dem Patienten mit einem Urothelkarzinom dieser Größe wahrscheinlich bereits eine Makrohämaturie aufgefallen.
(B) Es handelt sich hierbei um ein **Nierenzellkarzinom,** das aufgrund von Knochenmetastasen für die pathologische Fraktur des rechten Femurs verantwortlich zu sein scheint. Das sonographische Bild ist typisch für ein teils nekrotisch zerfallendes Nierenzellkarzinom. Klassisch ist auch, dass der Patient bis dato vollständig beschwerdefrei war, da Nierenzellkarzinome erst in sehr späten Stadien symptomatisch werden.
(C) Ein **Phäochromozytom** ist ein Tumor der **Nebenniere** und fällt nicht durch Metastasen, sondern durch schwere Blutdruckschwankungen (Hypertonus) aufgrund der Hormonproduktion des Tumors auf.
(D) Das **Angiomyolipom** ist ein **gutartiger** Tumor der Niere, der also nicht metastasiert. Sonographisch stellt sich dieser Tumor zwar mitunter auch uneinheitlich dar, jedoch ohne liquide Anteile. Obwohl es sich um einen gutartigen Tumor handelt, sollte man bei entsprechender Größe über eine Resektion nachdenken, da es zu Rupturen und massiven Blutungskomplikationen kommen kann.
(E) Mit einem Anteil von bis zu 10% aller Nierentumoren ist das **Onkozytom** die häufigste gutartige Veränderung der Niere. Sowohl sonographisch als auch in anderen bildgebenden Verfahren kann man nicht immer sicher zwischen einem Nierenzellkarzinom und einem Onkozytom unterscheiden, weshalb im Zweifelsfall eine operative Entfernung, auch auf die Gefahr hin, einen gutartigen Tumor zu sanieren, erfolgen sollte.

11 Antwort: B

(A) **Vanillinmandelsäure** ist das Hauptabbauprodukt der Katecholamine Adrenalin und Noradrenalin und wird im Urin ausgeschieden. Eine erhöhte Ausscheidung kommt v.a. bei einem **katecholaminproduzierenden Tumor** (z.B. Phäochromozytom, Neuroblastom), aber auch bei essenzieller Hypertonie, schwerer Herzinsuffizienz bzw. Herzinfarkt, Stress, körperlicher Belastung, Hypoglykämien, Cushing-Syndrom und Medikamenteneinnahme vor.

(B) + (C) Das **Conn-Syndrom** (Synonym: primärer Hyperaldosteronismus) ist gekennzeichnet durch eine pathologisch gesteigerte autonome **Überproduktion von Aldosteron** bei Nebennierenrindenadenom (ca. 80 %) oder beidseitiger idiopathischer Nebennierenrindenhyperplasie (ca. 20 %). Extrem selten tritt es bei Nebennierenrindenkarzinom, Dexamethason-supprimierbarem Hyperaldosteronismus oder einseitiger Nebennierenrindenhyperplasie (< 1 %) auf. Die Symptome sind werden v.a. durch die Aldosteronüberproduktion und der damit verbundenen hypokaliämischen **Hypertonie** verursacht. Reflektorisch kommt es zu **erniedrigtem Reninspiegel** (negative Rückkopplung des Renin-Angiotensin-Aldosteron-Systems).

(D) + (E) Ein **Hyperkortisolismus** führt zum klinischen Bild des **Cushing-Syndroms.** Dieses kann durch eine Vielzahl von Erkrankungen ausgelöst werden. Die häufigste Ursache ist die therapeutische Gabe von **Glukokortikoiden.** An zweiter Stelle folgt der durch eine hypophysäre Übersekretion von ACTH gekennzeichnete **M. Cushing.** Weitere Ursachen sind die **ektope ACTH- oder CRH-Sekretion,** ein **Adenom oder Karzinom der Nebennierenrinde** und die **noduläre adrenale Hyperplasie.**

Die häufigsten Symptome sind Adipositas (stammbetont), Vollmondgesicht und Stiernacken, Bluthochdruck, psychische Störungen, Impotenz, Libidoverlust, Osteoporose, Hirsutismus, Glukoseintoleranz, Hyperlipidämie, Plethora, Menstruationsstörungen, Muskelschwäche, Striae, Akne und Hämatomneigung.

12 Antwort: E

Die Frage beantwortet sich beinahe von selbst. Ich werde hier auch nur auf die **richtige Antwort** (E) eingehen.

Prilocain ist ein Lokalanästhetikum der **Amid-Gruppe.** Durch regionale Blockade der **Natrium-Kanäle** von **intra**zellulär wird der Natriumeinstrom verhindert und die Empfindung reversibel bei vollem Bewusstsein gehemmt. Durch fehlenden Natriumeinstrom kann es nicht zur Depolarisation kommen und infolge dessen **kann kein Aktionspotenzial** ausgelöst werden. Wichtig sind die **lipophilen Eigenschaften** aller Lokalanästhetika. Nur die undissoziierte Form kann zum Nerven vordringen. Nach Dissoziation kann die Nervenblockade erfolgen. Werden Lokalanästhetika versehentlich i.v. verabreicht, kann es zu **massiven Störungen von Herz-Kreislauf-System und Nervensystem** kommen. Durch Dämpfung der zerebralen inhibitorischen Zentren kommt es zu massiver Erregbarkeit. Beginnend mit **Taubheit von Zunge und Lippen, Hör- und Sehstörungen, Schwindel und Muskelzittern** kann es auch zu **generalisierten Krampfanfällen, Koma und Atemlähmung** kommen. Kardial zeigt sich eine depressive Wirkung mit **negativ chronotroper, inotroper, dromotoper und bathmotroper** Wirkung. Durch Vasodilatation kommt es zu **Blutdruckabfall, Bradykardie** und unter Umständen zu einem **Kreislaufstillstand.**
Vermieden wird eine intravenöse Verabreichung durch **Aspiration vor Injektion!!**

13 Antwort: D

Die beschriebene Symptomatik lässt am ehesten auf eine intraoperative Lungenarterienembolie schließen. Auslöser sind vorbestehende Thromben in den tiefen Beinvenen, die sich bei Manipulationen während der Operation lösen und in die Lungenstrombahn gelangen können. Beim Einschlagen der Schaftprothese kann es durch den erhöhten Druck im Markraum und eröffnete Markraumgefäße auch zum Eindringen von Zelltrümmern, Fett, Knochenfragmenten etc. in die Gefäße mit gleicher Folge kommen.

(A) Eine zu **flache Narkoseführung,** ggf. mit Schmerzwahrnehmung, erkennt man an der **typischen Stressreaktion** des Patienten mit **Tachykardie** und **Hypertonie.** Zusätzlich treten vegetative Reaktionen wie **Tränenfluss** oder **Schwitzen** auf.

(B) Die Kreislaufsymptomatik würde durchaus auch auf eine anaphylaktische Reaktion zutreffen, hinzu kämen möglicherweise noch Bronchospasmus oder Flush.
Mit einer **Anaphylaxie** ist beim Einschlagen der Schaftprothese zu rechnen, wenn **Knochenzement (z.B. Palacos®)** eingesetzt wird. Dies ist hier nicht der Fall, da es sich um eine zementfreie Prothese handelt!

(C) Auch ein Myokardinfarkt kann sich durch Tachykardie und Blutdruckabfall äußern. Es fehlen dann aber spezifische Symptome wie **Herzrhythmusstörungen** und **Ischämie-/Infarktzeichen im EKG.**

(E) Ein septischer Schock wird, ausgehend von einem schwelenden Infekt, ausgelöst durch die Einschwemmung von Bakterien in die Blutbahn. Eine **elektive Operation** wie die Implantation einer Hüftendoprothese wird bei **Hinweisen** auf eine **Infektion nicht durchgeführt,** da das Risiko einer Protheseninfektion zu groß wäre.

14 Antwort: C

(A) **Diätetische Maßnahmen** mit Vermeidung der genannten Lebensmittel (Kaffee, Fett, Alkohol) würde man Gallensteinträgern zur Prophylaxe von (weiteren) Koliken empfehlen. Grundsätzlich jedoch gilt: Was der Patient verträgt, ist erlaubt. Unverträglichkeit von gewissen Speisen ist allerdings ein unspezifisches Symptom, das bei vielen Abdominalerkrankungen vorkommt.

(B) Die **medikamentöse Steinauflösung mit einem Desoxycholpräparat** hat in der Praxis kaum noch eine Bedeutung, da die **Therapiedauer sehr lang** (2 Jahre) und die **Erfolgsquote relativ gering** (nur 70 %) ist und in einem hohen Prozentsatz **Rezidivsteine** auftreten (30–50 % in 5 Jahren).

(C) Bei der **therapeutischen ERCP** (Methode der Wahl!) wird über ein Gastroskop die Papilla Vateri im Duodenum aufgesucht, es erfolgt eine Papillotomie und die Steine können entfernt werden. Die Komplikationsrate ist relativ gering: Pankreatitis (1 %), Blutung (2 %), Letalität (0,1 %).

(D) Die **perkutane Lithotripsie** ist hier nicht notwendig, da es sich um lediglich sandkorngroße Konkremente handelt.

(E) Die **perkutane transhepatische Cholangiographie** stellt eine diagnostische Reservemethode (höhere Komplikationsrate) dar, wenn eine ERCP nicht möglich ist.

15 Antwort: B

(A) Die Möglichkeit der **Magenperforation** ist wegen des Fehlens von freier Luft in der Abdomenübersichtsaufnahme unwahrscheinlich. Jedoch kann die freie Luft, zwar sehr selten, bei einer gedeckten Ruptur u.U. fehlen. Symptome einer Magenperforation sind vernichtende Oberbauchschmerzen, Abwehrspannung und Schocksymptomatik. Zusätzlich können Erbrechen, bzw. Bluterbrechen auftreten. Die Diagnose wird neben der Anamnese und der klinischen Untersuchung über eine Röntgen-Abdomenaufnahme in 2 Ebenen zum Nachweis freier Luft oder eine CT gestellt. Ein weiteres Mittel zur Diagnostik ist die Gastroskopie. Eine Magenperforation muss wegen der Gefahr einer ausgeprägten Peritonitis sofort operativ versorgt werden.

(B) **Richtig.** Hier liegt, wie so oft, die Lösung im genauen Lesen der anamnestischen Angaben. Es handelt sich um eine alte Frau (88 Jahre), bei der ein plötzlich (!) einsetzender Bauchschmerz seit einigen Stunden zu bemerken ist. Bei der Patientin liegt eine Exsikkose vor. Zudem leidet sie mit großer Wahrscheinlichkeit an einem **Vorhofflimmern** (Puls zwischen 80–100/min). Allein diese Punkte lassen bereits an einen **Mesenterialinfarkt** denken: Der plötzlich einschießende Schmerz, der sich im Verlauf der Untersuchung immer mehr ver-

stärkt (bei einer Perforation würde die Patientin einen Vernichtungsschmerz angeben), das Vorhofflimmern als mögliche Emboliequelle und eine Exsikkose, welche die Gerinnung verändert und somit die Bildung von Emboli und Thrombosen zusätzlich fördert.
In der Abdomenaufnahme ist lediglich eine stehende Schlinge zu sehen. Dabei handelt sich mit großer Wahrscheinlichkeit um das infarzierte Areal, das in seiner Funktion bereits beeinträchtigt und gebläht ist.
Es handelt sich somit mit größter Wahrscheinlichkeit um einen Mesenterialinfarkt. Dieser muss sofort operativ versorgt werden.

Mesenterialinfarkt

Definition:

Von einem Mesenterialinfarkt spricht man bei einer Embolie in das mesenteriale Gefäßsystem. Dabei ist in ca. 90 % die A. mesenterica superior betroffen.

- **Ätiologie:** Ursache für dieses lebensbedrohliche Krankheitsbild ist in vielen Fällen ein Vorhofflimmern, seltener ein losgelöster Plaque aus der Aorta.
- **Symptome:**
  3-phasiger Verlauf:
  a) **Initialphase** (4–6 Stunden nach Infarkt): Akute, plötzlich einsetzende Bauchschmerzen, Übelkeit, Diarrhö (evtl. blutig).
  b) **Freies Intervall** (6–12 Stunden nach Infarkt): langsames Nachlassen der Schmerzen, sog. „fauler Friede". In diesem Stadium hat die Darmwandnekrose die Nerven erreicht. Die Peristaltik im Darm erlischt.
  c) **Endstadium** (12–48 Stunden nach Infarkt): Wiederauftreten der Schmerzen wegen des Beginns der Peritonitis, diffuse Abwehrspannung des Abdomens. Es kommt zur Toxineinschwemmung in den Körperkreislauf und damit zum Beginn des septischen Schocks, an dessen Ende das Multiorganversagen steht.
- **Diagnostik:** Neben Anamnese und klinischer Untersuchung sollte im Rahmen der laborchemischen Untersuchungen der Lactat-Wert (bei mesenterialer Ischämie erhöht) untersucht werden. Zusätzlich sollte eine Abdomenübersichtsaufnahme in 2 Ebenen und eine Sonographie des Abdomen mit der Frage nach stehenden Darmschlingen und freier Flüssigkeit durchgeführt werden (Ileuszeichen). Im Verdachtsfall sollte – vor weiterer Diagnostik – eine Laparoskopie/Laparotomie durchgeführt werden.
- **Therapie:** Die Therapie besteht im Versuch der Lyse oder der Revaskularisierung im Initialstadium. In den späteren Stadien besteht die Therapie in der Schadensbegrenzung etwa durch eine Darmresektion. Die Prognose ist schlecht, 50–90 % der Patienten versterben innerhalb der ersten 24 Stunden.

(C) Eine **Tumorstenose im Bereich des linken Kolons** ist anhand des klinischen Bildes und des Röntgenbildes unwahrscheinlich, in diesem Fall wäre nicht nur eine einzelne Darmschlinge auffällig, sondern mehrere.

(D) Bei einer **perforierten Appendizitis** würde die Patientin über Schmerzen im Bereich des rechten Unterbauches klagen. Zudem wäre im Röntgenbild u.U. freie Luft zu erkennen.

(E) Ein **akuter Schub einer Sigmadivertikulitis** ist ebenfalls angesichts des noch vorhandenen Stuhlgangs unwahrscheinlich. Zudem verursacht dieses Krankheitsbild Schmerzen, die sich v.a. im Bereich des linken Unterbauches lokalisieren lassen.

16 — Antwort: B

(A) Bei der **konnatalen Hypothyreose** kommt es zu Icterus prolongatus und gravis, psychomotorischer und statomotorischer Retardierung, Makroglossie, trockener, teigiger Haut, spröden Haaren, Obstipation, Hypotonie und Bradykardie, Kleinwuchs, Gewichtszunahme. Entwickelt sich erst später eine Hypothyreose, können ein Leistungsknick, Kleinwuchs, Haarausfall, Obstipation bemerkt werden.

(B) Das **Kraniopharyngeom** ist ein benigner Hirntumor, der sich aus der Rathke'schen Tasche bildet. Meist ist er supraselllär lokalisiert, daher erklären sich auch die Symptome, die im vorliegenden Fall beschrieben werden:
- endokrine Ausfälle
  - **Minderwuchs** durch Wachstumshormonmangel
  - **Müdigkeit** durch sek. NNR-Insuffizienz und sek. Hypothyreose
  - zentraler **Diabetes insipidus** durch ADH-Mangel
  - Pubertas tarda
- **Sehstörungen**
- **bitemporale Hemianopsie**
- Kopfschmerzen

Therapeutisch steht die möglichst radikale operative Entfernung im Vordergrund. Auch Radiotherapie und Zystenpunktion stellen Optionen dar. Postoperativ bestehen häufig weiter endokrine Ausfälle, therapierefraktäre Adipositas, Krampfanfälle.

(C) Das **Neuroblastom** ist ein hoch maligner Tumor, der sich im Nebennierenmark oder dem Grenzstrang des Sympathikus entwickelt. Meist manifestiert sich das Neuroblastom im Kleinkindesalter. Zur Diagnose führen je nach Lokalisation z.B. eine abdominelle Raumforderung, ein Horner-Syndrom, Lidekchymosen, Opsoklonus.

(D) Bei einem **Diabetes mellitus Typ 1** fallen eine Gewichtsabnahme, Polydipsie und Polyurie auf. Häufig wird die Diagnose erst bei Auftreten eines ketoazidotischen Komas mit Pseudoperitonitis gestellt. Kleinwuchs ist kein Manifestationssymptom.

(E) Auch bei einem **renalen Diabetes insipidus** treten Polyurie und Polydipsie auf. Die Symptome bessern sich nicht durch DDAVP (Minirin®). Therapeutisch wirken Thiaziddiuretika, während der zentrale Diabetes insipidus (= ADH-Mangel) durch Ersatz von ADH mittels DDAVP (ADH-Analogon) behandelt wird.

17 Antwort: C

Der Patient leidet 4 Monate nach einer offenen Unterschenkelfraktur an einer exogenen **Osteomyelitis** (Osteitis). Bakterien kommen posttraumatisch nach offener Fraktur oder iatrogen bei osteosynthetischer Versorgung an/in den Knochen. Als Risikofaktoren gelten dabei die offene Fraktur, OP, avitale Fragmente, schlechte Durchblutung, große Weichteildefekte, große Hämatome, Fremdkörper, geschwächtes Immunsystem, Nikotin und Alkohol.

(A) –(C) Bei einer Osteomyelitis mit Osteosynthesematerial muss radikal eine **Entfernung** der Nekrosen angestrebt werden. Anschließend ist eine ausgiebige Spülung mit eventueller Einlage von Antibioseketten kombiniert mit systemischer **Antibiose** indiziert. Häufig ist eine mehrfache Revision – bis ein steriler Befund vorliegt – notwendig. Bei instabiler Ausgangssituation, wie sie wahrscheinlich bei diesem Patienten vorliegt, muss eine Entfernung des Osteosynthesematerials und anschließende Anlage eines **Fixateur externe** erfolgen. Eine **Vakuumversiegelung** kann im weiteren Verlauf den Heilungsprozess des Weichteildefekts beschleunigen. Bei den obigen Antworten sind jeweils Teilaspekte richtig, lediglich **Antwort (C)** stellt jedoch die richtige Gesamtantwort da.

(D) Dieser schlimmste Fall kann am Ende einer **therapieresistenten** Osteomyelitis eintreten. Initial sollten jedoch immer die obigen Therapien versucht werden.

(E) Diese Antwort wäre nur richtig, wenn mit **absoluter** Sicherheit eine stabile Osteosynthese vorliegen würde. In der Regel kann man auch nicht von einer ungestörten Knochenheilung ausgehen. Das ist in sehr seltenen Fällen möglich, ist aber sicher nicht die Regel.

18 Antwort: A

(A) **Hypotonie** und eine **flacher schneller Puls** sind die **Kardinalsymptome des Schocks.** Bei Hypovolämie durch Blutung oder sonstige Flüssigkeitsverluste kann der Volumenmangel klinisch an den kollabierten Jugularvenen erkannt werden.

(B) + (C) Bei **Pneumo- und Hämatothorax** findet sich, je nach Ausprägung, auf der betroffenen Seite ein **abgeschwächtes bis aufgehobenes Atemgeräusch.** Liegt ein Spannungspneumothorax vor, führt der hohe intrathorakale Druck zusätzlich zu einer **Einflussstauung** des rechten Herzens mit hervortretenden Jugularvenen.

(D) Wenn es sich um eine anaphylaktische Reaktion auf **volatile (verdampfbare) Anästhetika** handelt, geht diese Reaktion mit **Bronchospasmus** und **steigenden Beatmungsdrücken** einher. Im Rahmen von allergischen Reaktionen treten zusätzlich zu den klassischen Schocksymptomen noch **Hauterscheinungen** wie **Flush, Urtikaria, Juckreiz** und **Ödeme** auf. Generell kann es aber im Rahmen von allergischen Reaktionen zu allen genannten Symptomen kommen.

(E) Eine traumatische Subarachnoidalblutung geht meist mit einer **Bradykardie** und **Hypertonie,** dem sog. **Cushing-Reflex,** ausgelöst durch ein beginnendes Hirnödem, einher. Des Weiteren ist mit **neurologischen Symptomen** (Krämpfe, Pupillenreaktion und -weite, ...) zu rechnen.

19 Antwort: D

Das Bild zeigt eine konventionelle Röntgenaufnahme des Thorax im a.-p.-Strahlengang.
Das Mediastinum ist normal breit nach rechts verlagert, die Trachea stellt sich nach rechts verlagert dar. Die Lungengefäßzeichnung der rechten Lunge ist regelrecht und bis in die Peripherie verfolgbar. In der linken Thoraxhälfte zeigt sich eine deutliche Aufhellung und es sind keine Lungengefäße erkennbar.

(A) Bei einer **Aortenruptur** im thorakalen Segment oder des Aortenbogens würde man ein deutlich **verbreitertes** und verschattetes **Mediastinum** erwarten.

(B) Bei einem **Hämatothorax** wäre eine **Verschattung (weiße Flächen)** in der linken Thoraxhälfte zu sehen, da Blut röntgendichter ist als Luft.

(C) + (D) Ein **Pneumothorax** stellt sich als **Aufhellung in den Randbezirken (Lungenspitze, Thoraxwand)** dar, siehe linke Thoraxhälfte. Bei ausgeprägten Befunden ist in der gesamten Thoraxhälfte kein Lungengewebe zu erkennen. Der **Spannungpneumothorax** geht zusätzlich mit einer Verlagerung der Thoraxeingeweide und Mediastinalverlagerung zur Gegenseite einher.

(E) Bei einem **Upsidedown-Magen** erkennt man im Röntgenthoraxbild den mit Luft und evtl. Flüssigkeit gefüllten Magen als runde Struktur im Thorax mit Kompression der Lunge.

20 Antwort: A

(A) Bei dem Patienten handelt es sich um eine **zweizeitige Milzruptur.** Auch wenn der Zeitraum von 17 Tagen sehr lange scheint, sind diese langen Zeiträume doch in der Literatur beschrieben. Die Milzruptur ist eine typische Begleitverletzung im Rahmen einer Rippenserienfraktur der linken Seite. Sie sollte deshalb bei V.a. auf eine Rippenserienfraktur immer sonographisch sicher ausgeschlossen werden.

Milzruptur

Definition: Bei einer Milzruptur handelt es sich um eine Verletzung der Milz mit Blutung aus dem Milzparenchym. Verursacht wird eine solche Verletzung meist durch ein stumpfes Bauchtrauma, seltener durch eine penetrierende Verletzung (z.B. Stich).

Einteilung: Die Einteilung erfolgt in 5 Grade:
- **Grad I:** Kapselrisse mit subkapsulärem Hämatom ohne Expansion des Hämatoms
- **Grad II:** Kapsel- und Parenchymeinrisse ohne Verletzung von Segmentarterien
- **Grad III:** Kapsel- und Parenchymeinrisse mit Verletzung von Segmentarterien
- **Grad IV:** Parenchymeinrisse mit Beteiligung von Segment- oder Hilusgefäßen, Gefäßstielabriss
- **Grad V:** Organabriss mit kompletter Devaskularisation

Symptome:
- Schmerzen im linken Oberbauch
- Abwehrspannung
- Kehr-Zeichen: Schmerzausstrahlung in die linke Schulter bei Phrenicusreizung durch das Hämatom
- Schockzeichen

Diagnostik:
- **Anamnese** mit Rekonstruktion des Traumas
- **Klinische Untersuchung**
- **Sonographie** (hierbei zeigt sich freie Flüssigkeit oder ein Kapselhämatom)
- **Röntgen-Abdomen in 2 Ebenen** (indirektes Zeichen ist hierbei der sog. Milzschatten sowie die Verdrängung der Magenblase nach medial und die Verdrängung der linken Kolonflexur nach rechts)
- **Laborchemische Untersuchung** (Hb↓↓)
- **Computertomographie** (nur wenn kein eindeutiger Befund in der Sonographie zu erkennen oder bei V.a. Begleitverletzungen)

Therapie:
Bei einer Verletzung Grad I reicht eine **konservative Therapie** mit engmaschiger Sonographiekontrolle und klinischer Überwachung aus. Ab Grad II sollte eine **operative Therapie** erfolgen, diese reicht von einer lokalen Blutstillung, z.B. mit Fibrinkleber (Grad II) über eine Milzteilresektion (Grad III–IV) bis zur vollständigen Entfernung der Milz (= Splenektomie bei Grad V).

Merke: Eine zweizeitige Milzruptur entsteht 24 Stunden nach dem Trauma. Dabei „platzt" die Kapsel der Milz und ein Kapselhämatom, bzw. eine Blutung ergießt sich in den Bauchraum. Deshalb sollte auch bei fehlenden Symptomen bei entsprechendem Unfallmechanismus die Milz untersucht werden.

Das Chilaiditi-Syndrom beschreibt das Phänomen, wenn in einer Stehend-Aufnahme des Abdomens oder des Thorax, der Kolonrahmen sich über die Leber projeziert.

(B) Ein **perforiertes Magenulkus** ist angesichts der Anamnese unwahrscheinlich. Zudem zeigt sich im Röntgen-Abdomen keine freie Luft.

(C) Eine schwere **posttraumatische Pankreatitis** ist eine Differenzialdiagnose nach einem Bauchtrauma. Dagegen spricht jedoch der lange Zeitraum. Eine Mitbeteiligung des Pankreas sollte trotzdem ausgeschlossen werden. Unüblich bei dieser Verletzung wäre auch die massive freie Flüssigkeit bei der Sonographie. Zwar würde man ausgeprägte Nekrosestraßen oder u.U. auch Pankreaszysten erkennen können, aber nicht im beschriebenen Ausmaß massiv freie Flüssigkeit.

(D) Eine **Perforation des Colon transversum** ist im Gegensatz zu einer zweizeitigen Milzruptur nach 17 Tagen nicht mehr zu erwarten. Bei einer Perforation des Darms würde der Patient an einer massiven Entzündungsreaktion mit Peritonitis leiden. Er wäre klinisch in einem schlechten AZ, hätte Fieber und die Entzündungsparameter wären erhöht.

(E) Eine **Zwerchfellruptur** würde sowohl im Röntgen als auch in der Sonographie durch einen Organvorfall in den Thorax auffallen. Bei einem frischen Trauma des Thorax und Abdomens sollte sie jedoch ausgeschlossen werden.

21 Antwort: C

Bei der Röntgenaufnahme des Unterarms und des Handgelenkes handelt es sich um die linke Seite und nicht – wie in den klinischen Angaben angegeben – die rechte! Daher bin ich mir nicht so ganz sicher, ob die Abbildung nicht verwechselt wurde. Denn die Antworten sind etwas widersprüchlich .... aber mal ganz langsam.
Es lässt sich eine Fraktur des Radius am Übergang zum distalen Drittel mit Kontraktions- und Seitfehlstellung (Dislocatio ad latum cum contractione) abgrenzen – ob es sich dabei noch um eine **Radiusschaftfraktur** oder bereits eine **distale Radiusfraktur** handelt – darüber lässt sich jetzt schon trefflich streiten. Die Ulna ist dabei heil geblieben und somit handelt es sich nicht um eine **komplette Unterarmschaftfraktur, (D) falsch.** In der Seitaufnahme fällt eine deutliche Fehlstellung mit Dislokation nach dorsal zur Handrückseite auf, die mit einer **Sprengung des (distalen) Radioulnargelenkes** (Luxation des Capitulum ulnae) einhergeht, die man auch bei der **Galeazzi-Luxationsfraktur** findet.
Bei der **Monteggia-Luxationsfraktur** handelt es sich dagegen um eine proximale Ulnafraktur mit Luxation des Radiusköpfchens. Da auf dem Bild kein Ellenbogengelenk abgebildet ist und wir das Radiusköpfchen nicht beurteilen können, ist diese Lösung **(A) falsch** und definitiv auszuschließen.
Was wir auch noch sicher feststellen können, ist die schräg verlaufende, nur gering proximal dislozierte **Metakarpale-I-Fraktur.** Somit können wir Antwort (A) doppelt ausschließen. Da die Patientin Kribbelparästhesien am 4. und 5. Finger angibt und diese durch den N. ulnaris versorgt werden **([B] falsch),** müssen wir uns nur noch zwischen Lösung C und E entscheiden. Ich setze mal voraus, dass das IMPP keinen Unterschied zwischen einer Neuropraxie und einer Irritation macht, da beide für meine Begriffe die reversible Beeinträchtigung eines Nervens bezeichnen. Ich würde die Radiusfraktur eher nicht als distal bezeichnen, da diese normalerweise deutlich näher am Gelenk liegt. Die Differenzierung zu **Lösung E, (E) falsch** mit der **distalen Radiusfraktur** ist aber denkbar knapp. In der Zusammenschau aller Befunde handelt es letztlich um eine **Galeazziverletzung** mit Radius**schaft**fraktur und Sprengung des Radioulnargelenkes bzw. distaler Ulnaluxation sowie einer **Metakarpale-I-Fraktur** und einer **Neuropraxie des N. ulnaris. (C) ist richtig.**

22 Antwort: C

Der beschriebene Unfallmechanismus und die beschriebene Symptomatik sind typisch für das sogenannte **Chassaignac-Syndrom** oder **Pronatio dolorosa.** Durch das Ziehen am Arm kommt es zur Subluxation des Radiusköpfchens aus dem Ligamentum anulare mit der charakteristischen Pseudoparese. Der Unterarm wird schmerzbedingt in leichter Beugung und Pronation gehalten. In der Regel ist eine geschlossene Reposition durch **assisitierte Supination** und komplette Beugung, evtl. mit Druck auf das Radiusköpfchen erfolgreich, **(C) ist richtig.**

(A) Der **M. pronator teres** ist für Beugung und Pronation des Unterarms verantwortlich. Bei der Chassaignac-Lähmung liegt keine Zerrung dieses Muskels vor.
(B) Eine **offene Reposition** ist im Kindesalter ist z.B. bei suprakondylärer Humerusfraktur erforderlich.
(D) Die **Krankengymnastik nach Bobath** dient vorwiegend der Entwicklungsförderung z.B. bei Frühgeburtlichkeit, zentraler Koordinationsstörung oder Zerebralparese.
(E) Eine **Luxation des Ellenbogengelenks** wird meist geschlossen reponiert und im Oberarmgips ruhiggestellt.

23 **Antwort: D**

Bei dem jungen Patienten muss sicher ein **malignes** Geschehen ausgeschlossen werden. Eine mögliche Osteomyelitis ist bei dieser Anamnese praktisch auszuschließen.

(A) Eine **Arthroskopie** wäre bei Verdacht eines Defektes im Bereich der Weichteile des Gelenks (Knorpel, Bänder oder Meniskus) indiziert. Zum Ausschluss eines Tumors ist dieses Verfahren eher kontraindiziert, da möglicherweise maligne Zellen über die Athroskopieportale verschleppt werden könnten.

(B) Dieser **Tumormarker** spielt beim medullären **Schilddrüsenkarzinom** eine Rolle. Generell gilt jedoch, dass Tumormarker nur zur Verlaufskontrolle, nicht aber zur Diagnosefindung eingesetzt werden sollen. (Einzige Ausnahme: PSA beim Prostata-Ca).

(C) Dieses Verfahren ist bei **Gefäßerkrankungen** indiziert.

(D) Eine MRT ist das nächste **diagnostische** Verfahren der Wahl. Die Untersuchung ist schnell durchführbar und liefert schnelle Ergebnisse. Mittels einer MRT lässt sich ein eventuell malignes Geschehen relativ sicher diagnostizieren. Außerdem lassen sich eventuelle Einbrüche in die Weichteile gut verifizieren.

(E) Bei sicherem Verdacht einer malignen Erkrankung wäre eine **Nadelbiopsie** sinnvoll. Dabei muss jedoch schon der eventuelle operative **Zugangsweg** bedacht werden, da es durch die Biopsie zu einer Kontamination mit malignen Zellen kommen kann.

24 **Antwort: D**

Die Patientin beschreibt Symptome eines Nervenkompressions-Syndroms mit Parästhesien im **Dermatom C6** (radialer Unterarm bis Daumen einschließlich). Die Angabe, dass das Beklopfen an typischen Engpässen (volares Handgelenk – N. medianus, ulnarer Ellenbogen – N. ulnaris) nicht zu Parästhesien führt, dass also das Tinel-Hoffmann-Zeichen negativ ist, spricht zusätzlich gegen das Karpaltunnel-Syndrom (A) bzw. das Sulcus-ulnaris-Syndrom (B).

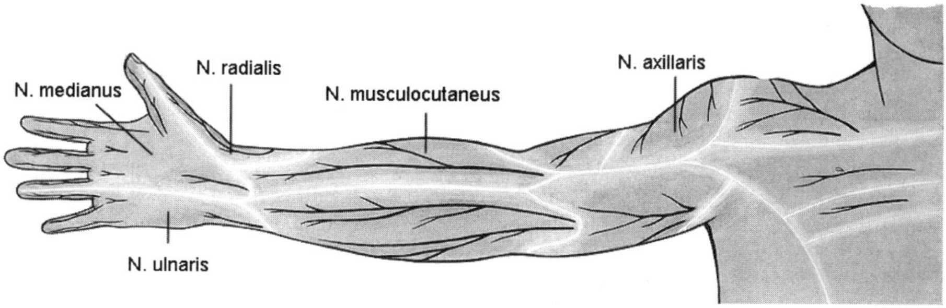

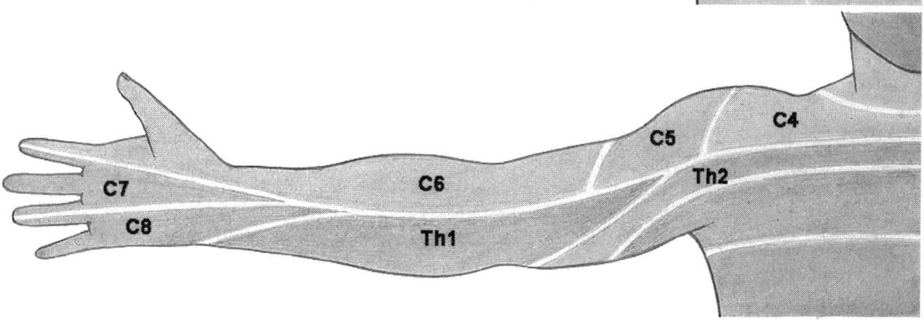

Beim Thoracic-outlet-Syndrom (C) drückt beispielsweise die oberste Rippe bzw. eine Halsrippe o.Ä. auf den unteren Anteil des Plexus brachialis (Th1, C8 und evtl. C7) und verursacht damit eher Beschwerden am medialen Ober- und Unterarm bzw. der ulnaren Handkante, was man auch mit einem C8-Syndrom (E) verwechseln könnte.
Die Angabe, dass man weder Rötung noch Schwellung findet, spricht z.B. gegen eine rheumatische und für eine neurologische Ursache der Beschwerden.

25 Antwort: A

(A) **Richtig.** Die Daumensattelgelenkarthrose (Rhizarthrose) zeigt im Röntgenbild eine ulnar betonte Gelenkspaltverschmälerung, subchondrale Sklerosierung, Osteophyten, (Pseudo-) Zystenbildung und führt bei weiterem Fortschreiten zur Deformierung der artikulierenden Knochen im Karpo-Metakarpal-Gelenk des Daumens. Die Symptomatik ist mit radialseitig, bis in den Unterarm ausstrahlende Schmerzen, insbesondere bei Drehbewegungen, typisch beschrieben. Diese Symptomatik nimmt im Verlauf weiter zu und kann bis zu einem Ruheschmerz führen.

(B) Eine **Polyarthrose** zeigt, ähnlich wie in Lösung (A), die typischen Arthrosezeichen mit Gelenkspaltverschmälerung, subchondraler Sklerosierung etc. Üblicherweise sind dabei Knie-, Hüft-, Fingerend- (Heberden) und Fingermittel- (Bouchard) und Daumensattelgelenke (Rhizarthrose) befallen. **Metakarpophalangealgelenke** sind bei der Arthrose meist ausgespart, jedoch sind sie häufig bei einer **rheumatoiden Arthritis** verändert. Diese zeigt neben den Gelenkspaltverschmälerungen die differenzialdiagnostisch wichtige gelenknahe Osteoporose, Subluxationen und im Spätstadium Mutilationen.

(C) Eine **Lunatummalazie (M. Kienböck)** ist eine aseptische Knochennekrose des Os lunatum. Der Knochen bricht im Verlauf zusammen und führt zu einer Arthrose des Handgelenks. Die Symptomatik ist durch einen lokalen Druckschmerz über dem Os lunatum gekennzeichnet, der im Endstadium häufig abnimmt.

(D) Eine **Pseudarthrose des Os scaphoideum** ist eine falsche Gelenkbildung nach einer nicht ausgeheilten Fraktur, die zu belastungsabhängigen, zunehmenden Schmerzen v.a. in der Tabatière führt. Diese Schmerzen lassen sich durch Druck, Bewegung und Stauchung des Daumes auslösen. Ursächlich sind Interposition von Weichteilen, starke Dislokation oder Distraktion, mangelnde Ruhigstellung oder die verzögerte Kallusbildung.

(E) Ein **schnellender Finger** ist durch ein plötzliches, teils schmerzhaftes Schnappen des Fingers bei Beugung und Streckung gekennzeichnet. Ursächlich ist eine Überbelastung oder degenerative Veränderung mit knotiger Verdickung der Sehne in Höhe des ersten Ringbandes. Dieser Knoten kann nur mit Kraftaufwand durch den Kanal gezogen werden und führt zu einer Stenosierung am Rand des Bandes. Typischerweise finden sich Druckschmerzen und ein Reibegefühl an der knotigen Verdickung am Metakarpaleköpfchen, sowie das namengebende Schnappen des Fingers. Differenzialdiagnostisch müssen eine Tendosynovialitis, z.B. bei chronischer Polyarthritis, ein Schnappen der Profundussehne und eine Strecksehnenluxation unterschieden werden.

26 Antwort: B

(A) Eine **tuberkulöse Spondylitis** ist röntgenologisch durch die Gelenkspaltverschmälerung, Osteoporose, die unscharfe Konturierung der angrenzenden Grund- und Deckplatten sowie durch einen paravertebralen Weichteilprozess gekennzeichnet. Anfangs können diese Zeichen fehlen, während klinisch die typischen Tbc-Symptome (Leistungsabfall, schnelle Ermüdung, Appetitlosigkeit, Nachtschweiß) vorliegen. Laborchemisch findet sich im Frühstadium eine leichte Erhöhung der BSG, allenfalls eine leichte Leukozytose und eine relative Lymphozytose – dies liegt in unserem Fall aber nicht vor.

(B) **Richtig.** Die seitlich Röntgenaufnahme zeigt eine typische **osteoporotische Wirbelkörperfraktur** mit Deckplatteneinbruch und Höhenminderung. Zudem sieht man eine Betonung der Rahmenstruktur der Wirbelkörper durch den Abbau der vertikalen Trabekelstruktur der Spongiosa.

(C) Ein **Chondrosarkom** entsteht in der Regel in den Metaphysen der langen Röhrenknochen, Becken oder Schultergürtel und bevorzugt das 2.–3. Lebensjahrzehnt. Weiterhin kann ein Chondrosarkom aus einem Osteochondrom im Stammskelett entstehen. Es finden sich dabei strähnige, mottenfraßartige Destruktionen mit unregelmäßig verkalkten bzw. verknöcherten Arealen. Die Kompakta kann verdickt und destruiert sein und der Tumor kann sich bis in die angrenzenden Weichteile erstrecken.

(D) Ein **M. Scheuermann** zeigt üblicherweise aseptische Knochennekrosen, die zu punktförmigen Wirbelkörpereinbrüchen bei Jugendlichen führen. In der Folge resultiert eine Adoleszentenkyphose durch die keilförmige Deformierung von mindesten 3 Wirbelkörpern. Bei monosegmentalen Veränderungen liegen v.a. entzündliche Erkrankungen zugrunde. Eine Aktivierung eines M. Scheuermann wäre theoretisch möglich – aber in unserem Fall liegt weder das eine, noch das andere vor.

(E) Ein **intraossäres Hämangiom** ist oft ein Zufallsbefund und bleibt meist zeitlebens klinisch stumm – das passt also nicht zu unserem Fall. Im Röntgen zeigt sich eine charakteristische vergröberte Spongiosastruktur. Die Wirbel können selten auch frakturieren und bedürfen dann der Therapie. Ohne die klinischen Angaben, könnte man das in unserem Fall wahrscheinlich nicht von einer osteoporotischen Sinterung differenzieren.

27 Antwort: C

(A) Eine **transverse Myelitis** oder Myelitis transversa (Querschnittsmyelitis) entsteht meist als virale, seltener bakterielle oder parasitäre, fokale, intraspinale oder intramedulläre Entzündung insbesondere im thorakalen Abschnitt des Rückenmarks und führt zu einer vollständigen Querschnittsymptomatik. Voraus gehen dieser dumpfe Rückenschmerzen, evtl. Parästhesien und Sensibilitätsstörungen, Abschwächung der Reflexe und manchmal positive Pyramidenbahnzeichen. In der MRT sind die Folgen am besten nachweisbar, indem eine T2-gewichtete Sequenz verwendet wird. Hierbei wird die ödematöse Schwellung (in T2 hell!) an den intramedullären Strukturen sichtbar. Nach Kontrastmittelgabe zeigt sich ein pathologisches Enhancement in dem Bereich der gestörten Blut-Rückenmark-Schrankenstörung.

(B) Ein **Spinalis-anterior-Infarkt** führt zu einer Minderversorgung der vorderen 2/3 des Rückenmarks. Dadurch resultiert eine kontralaterale Halbseitenlähmung durch Affektion der Pyramidenbahn und eine ispsilaterale Lähmung der Zungenmuskulatur, wenn der Infarkt in der Medulla oblongata vorliegt. Weiter kaudal tritt in der Regel ein akutes sensomotorisches Querschnittsyndrom mit oft radikulären Schmerzen und einer Blasen-Mastdarm-Störung auf. In der MRT ist in der Frühphase eine mäßige Schwellung mit hyperintensem Signal der vorderen Rückenmarkabschnitte in der T2-Wichtung nachweisbar.

(C) **Richtig.** In der vorliegenden MRT des HWS-BWS-Überganges ist eine rundliche Raumforderung nachweisbar, die ihren Ursprung aus der Dura nimmt und das angrenzende Rückenmark verdrängt. Es handelt sich also um ein **Meningeom,** das typischerweise in der nativen T1-gewichteten MRT isointens zur grauen Substanz erscheint und nach Kontrastmittelgabe homogen anreichert. In der T2-Wichtung erscheint es iso- bis leicht hyperintens (Abbildung Nr. 27 der Bildbeilage).

(D) Eine **Stiftgliom** bezeichnet eine stiftförmige Wucherung von Neuroglia im Bereich des Canalis centralis bei einer Syringomyelie. Hierbei findet sich am oberen und unteren Ende einer länglichen Höhle in der grauen Substanz des Rückenmarks (= Syringomyelie) eine narbige Gliareaktion, die in der T2-Wichtung hell erscheint. Männer sind häufiger betroffen und die ersten Symptome treten im 2.–4. Lebensjahrzehnt auf. Es findet sich ein diffuser Schulter-Arm-Schmerz, dissoziierte Sensibilitätsstörungen infolge der Läsion des Tractus spinothalamicus, trophische Störungen der Haut, Schwellungen der Hand, Entkalkung der Knochen und Arthropathie, Frakturen, Thoraxdeformitäten, eine Kyphoskoliose und durch Läsion des Sympathicus im Seitenhorn des Rückenmarks ein Horner-Symptomenkomplex. Weiter finden sich eine Anhidrose und durch Läsion der Vorderhörner Lähmungen und eine Inaktivitätsatrophie der Muskulatur.

(E) Ein **epiduraler Abszess** findet sich in der Regel isoliert ohne begleitende Spondylitis oder Spondylodiszitis nach iatrogenen Eingriffen (z.B. Injektionen). Klinisch finden sich lokalisierte Schmerzen, die mit einer zunehmenden Querschnittsymptomatik einhergehen. Der Abszess kann mittels MRT am besten dargestellt werden und zeigt sich dann als unspezifische, den Duraschlauch komprimierende, deutlich KM-aufnehmende Raumforderung.

28 Antwort: E

Die Patientin leidet an einer Skoliose. Unter einer **Skoliose** versteht man eine 3-dimensionale Wachstumsdeformität der Wirbelsäule, wobei es zu einer **seitlichen Ausbiegung** mit einer Torsion der Wirbel und **Rotation** des gesamten Achsenorgans kommt; nicht zu verwechseln mit skoliosieformen Veränderungen infolge einer Fehlhaltung. Unterschieden werden 13 verschiedene Formen der Skoliose, wobei die **idiopathische** sicherlich die wichtigste und häufigste Form ist. Interessanterweise werden die meisten Skoliosen erst im Alter von 10–14 Jahren diagnostiziert. Das liegt daran, dass die Skoliose vermutlich infolge von Wachstumsstörungen der Wirbelkörperdeckplatten entsteht. Erst relativ spät kommt es durch die Fehlstatik der Wirbelsäule zu deren Degeneration, so dass erst dann vermehrte **Schmerzen** auftreten. Für die Diagnostik entscheidend ist die Untersuchung am entkleideten Patienten. So kann man am Verlauf der Prozessi spinosi die Seitverbiegung erkennen. 70–80% der idiopathischen Skoliosen verlaufen **thorakal rechtskonvex.** Eine **Röntgenwirbelsäulenganzaufnahme** in zwei Ebenen dient zur Vermessung der Skoliose mit Ermittlung des Skoliosewinkels nach **Cobb** und Bestimmung der Rotation nach Nash und Moe. Das Röntgenverfahren ist jedoch nicht als **Screening** für eine frühere Diagnose geeignet. Ferner dient die wiederholte Röntgenkontrolle der Feststellung einer Verschlimmerung.

Merke: Die meisten Skoliosen werden im Alter von 10–12 Jahren oft zufällig entdeckt, machen nur selten Beschwerden und können am einfachsten bei Vorbeugen durch einen eventuellen Rippenbuckel und Lendenwulst diagnostiziert werden.

(A) Das **Mennell**-Zeichen wird zur klinischen Untersuchung für Strukturen im Ileosakralgelenk verwendet. Der Patient liegt seitwärts mit gleichseits maximal flektiertem Knie- und Hüftgelenk und der Untersucher überstreckt das oben liegende Hüftgelenk.

(B) Eine Rotationsprüfung der Wirbelsäule wird in der Regel nicht standardmäßig durchgeführt, da ein entsprechendes Maß fehlt. Vielmehr wird das allenfalls an der HWS durchgeführt, um dort die Beweglichkeit zu prüfen. Mit der eventuellen Diagnostik für eine Skoliose hat das nichts zu tun.

(C) Die Seitneigung der WS wird entweder in Grad oder durch Angabe, wie tief die Fingerspitzen seitwärts am Bein heruntergeführt werden können, gemessen (Norm 30–40°; Erreichen des Kniegelenksspaltes). Bei diesem Test muss auf eventuelle Knickbildung im Wirbelsäulenbereich geachtet werden. Diese Untersuchung sollte grundsätzlich bei jeder

Wirbelsäulenuntersuchung durchgeführt werden. Zum einfachen Nachweis einer Skoliose eignet sie sich jedoch nicht.

(D) Die Fällung des Lots ist für die Beurteilung des Verlaufs einer Skoliose wichtig. Vor allem postoperativ wird damit beurteilt, wie weit die regelrechte Statik wieder hergestellt ist. Es kommt weniger darauf an, wie stark eine Restdeformation ist, sondern mehr wie weit die Wirbelsäule wieder im Lot ist.

(E) Als Screening-Methode zur Beurteilung einer Skoliose wird der sogenannte Vorbeugetest angewandt. Bei diesem Test kommt es durch eine Vorwärtsbeugung zu einer deutlicheren Darstellung der Torsionskomponenten in Form eines Rippenbuckels bzw. beim Vorliegen einer Lumbalskoliose zur Entstehung eines **Lendenwulstes.**

29 Antwort: A

(A) **Richtig.** Das Röntgenbild der LWS a.p. und seitlich zeigt ausgeprägte **degenerative Veränderungen** der Wirbelsäule mit teils spangenartigen, osteophytären Anbauten der Grund- und Deckplatten (Osteophyten und Syndesmophyten) als Zeichen von Abstützungsreaktionen. Nebenbefundlich erkennt man im linken Oberbauch zwei längliche OP-Clips bei Z.n. Cholezystektomie, sowie einen weiteren OP-Clip in Projektion auf den rechten Psoas, der möglicherweise bei der OP verloren ging. Außerdem ist eine ausgeprägte Aortensklerose ventral der Wirbelsäule sichtbar.

(B) Typische Röntgenzeichen einer Gelenkentzündung, wie z.B. einer **Spondylarthritis im Rahmen einer rheumatoiden Arthritis** sind:
- Erosionen (oberflächliche Konturdefekte der Kortikalis)
- Usuren (tiefer gelegene Kortikalisdefekte)
- periartikuläre Weichteilschwellung
- konzentrische Gelenkspaltverschmälerung
- keine oder nur geringe subchondrale Sklerose (DD zur Arthrose!)
- subchondrale Osteoporose, fehlende subchondrale Grenzlamelle
- (Sub-)Luxationen, Destruktionen, Mutilationen (Verstümmelungen)
- Ankylose oder Gelenkfehlstellungen (Knopflochdeformität, Schwanenhalsdeformität, Ulnardeviation)
- am Handgelenk mit Befall des Processus styloideus ulnae (DD zur Arthrose!)

(C) Die **Osteopetrose** oder Marmorknochenkrankheit, Albers-Schönberg-Krankheit oder Osteosklerosis congenita diffusa ist eine angeborene Störung der Osteoklastenfunktion, wodurch es zu einer abnorm erhöhten Knochendichte kommt. Je nach Schwere kommt es zu einer Einengung des blutbildenden Marks mit der Folge einer Anämie, einer hypokalzämischen Tetanie durch fehlende Kalziummobilisation und Erblindung durch Einengung des Canalis opticus.

(D) Das **Osteosarkom** ist der häufigste Knochentumor. Er geht von den Osteoblasten aus. Es betrifft v.a. junge Männer zwischen dem 10. und 25. Lebensjahr und hat einen zweiten Häufigkeitsgipfel im 7./8. Lebensjahrzehnt. Prädilektionsstellen sind die **Metaphysen der langen Röhrenknochen** (50% rund ums Knie, prox. Humerus). Der sklerosierende Typ zeigt röntgenologisch lamelläre Periostabhebungen, Zwiebelschalen, Spiculae und Codman-Dreiecke. Der osteolytische Typ zeigt Mottenfraß-Osteolysen und der gemischte Typ vereint beide Formen. An Symptomen lassen sich nur unspezifische Schmerzen, eine tastbare Schwellung, eine verstärkte Venenzeichnung und Spontanfrakturen nachweisen. Es kommt früh zur hämatogenen Metastasierung. Der Tumor ist nicht strahlensensibel und wird daher vor und nach operativer Therapie chemotherapiert.

(E) Ein **M. Bechterew** (syn. Spondylitis ankylosans) zeigt Syndesmophyten und eine Bambusstabform der Wirbelsäule mit knöcherner Überbrückung der Zwischenwirbelräume sowie paravertebrale Verknöcherungen, die von sakral beginnend nach kranial fortschreiten. Die chronisch-entzündliche rheumatische Erkrankung führt initial zur Entzündung der ISG-Fugen, die im Verlauf sklerosieren. Schließlich folgen die Ossifikation der Bandscheiben (die hier nicht vorliegt!) und die Verkalkung der Längsbänder mit Kantenausziehungen der Wirbelkörper.

30 Antwort: B

Die Patientin leidet unter einer Überstreckbarkeit ihrer Gelenke, was auf eine Hyperlaxizität oder Bindegewebsschwäche hindeutet.

(A) Eine **Pseudarthrose** kann sich nur nach einer nicht verheilten Fraktur entwickeln.

(B) Richtig. Die Patientin leidet unter einer **Coxa saltans,** bei der es zu einem meist ruckartigen, oft schmerzhaften **Springen** des Tractus iliotibialis über den Trochanter major kommt. Ätiologisch wird eine zu starke Vorwölbung des Trochanter major, allgemeine Bindegewebsschwäche oder eine Beinlängendifferenz angenommen. Es sind vorwiegend junge **Mädchen** betroffen, wobei die Patienten über ein **Schnappphänomen** beim Gehen klagen. Klinisch findet man ein fühlbares, oft hörbares und sichtbares schnellendes Überspringen des Traktus über den Trochanter beim Gehen. Dieses kann man besonders gut durch Handauflegen erkennen. Bei entspannter Muskulatur im Liegen ist das Schnappphänomen nicht auslösbar. Meist besteht gleichzeitig eine chronische **Bursitis** trochanterica. In der Regel wird konservativ mit Krankengymnastik, nur bei erheblichen therapieresistenten Beschwerden operativ therapiert. Es gibt verschiedene Verfahren, wie z.B. die Fixation des Tractus iliotibialis am Trochanter major, die Verlängerung des Traktus oder die zusätzliche Exstirpation einer Bursa.

(C) Der **N. gluteus sup.** tritt durch das Foramen suprapiriforme (oberer Abschnitt des durch den M. piriformis geteilten Foramen ischiadicum majus) in die Regio glutealis ein. Dort verläuft er in einem Spalt zwischen M. gluteus medius und M. gluteus minimus. Neben den kleinen Mm. glutei innerviert er zusätzlich den **M. tensor fasciae latae.** Dieser Muskel unterstützt die Beugung, Abduktion und Innenrotation im Hüftgelenk. Von einem derartigen Ausfall ist in der Anamnese nichts beschrieben.

(D) Bei einer **Hüftluxation** kommt es zu einer Dislokation des Hüftkopfes aus der dysplastischen Pfanne. Letztere ist eine Ossifikationsstörung der Hüftpfanne (Pfanne zu steil, abgeflacht, nach kranial ausgezogen) ohne Dislokation des Hüftkopfes.

(E) Bei einer **Algodystrophie** der Hüfte (analog eines M. Sudeck der Hand) klagen die betroffenen Patienten über **belastungsabhängige** Schmerzen, häufig verbunden mit einer Verstärkung beim Husten, Niesen oder Pressen. Das konventionelle Röntgenbild und die Computertomographie sind in den ersten vier bis sechs Wochen **unauffällig.** Später machen sich eine vermehrte Strahlentransparenz, verwaschene Trabekelstrukturen und eine aufgehobene kortikale Grenzlamelle des betroffenen Hüftkopfs bemerkbar. Das Vollbild zeigt einen völligen **Strukturverlust** des Hüftkopfs und wird auch als **Phantombild** bezeichnet. Arthrosezeichen im Gelenk fehlen. Im Kernspintomogramm lässt sich das Knochenmarködem mit Ausdehnung zum Teil bis in die intertrochantäre Region gut darstellen.

31 Antwort: C

(A) Eine **Ermüdungsfraktur (sog. Marsch- oder Stressfraktur)** ist im Frühstadium oft nicht oder nur schlecht zu beurteilen. Diskrete verwaschene Trabekelstrukturen und zarte sklerotische strahlendichte Bezirke im Röntgenbild können ein Hinweis sein. Am Fuß zeigen sich Marschfrakturen insbesondere an den Os metatarsale II und III. Im Verlauf demarkieren sich Marschfrakturen durch die Kallusbildung an der Frakturlinie. In der Frühphase kann ein MRT die Frakturlinie sehr sicher nachweisen, während das konventionelle Röntgen nicht aussagekräftig ist.

(B) Der **M. Köhler I** ist eine aseptische Knochennekrose des **Os naviculare pedis,** der zu einer schmerzhaften Funktionseinschränkung des Mittelfußes und einer Schwellung über dem Os naviculare führt. Im Röntgen ist eine Verdichtung der Knochenstruktur, im Verlauf ein Zusammensintern und selten ein völliges Zerfallen des Os naviculare nachweisbar. Typischerweise sind Jungen zwischen dem 3. und 8. Lebensjahr betroffen.

(C) Richtig. Der **M. Köhler II** ist eine aseptische Knochennekrose des **Metatarsaleköpfchen II** (seltener III/IV), der mit einer Abflachung und Deformierung einhergeht. Typischerweise sind v.a. Mädchen zwischen dem 10. und 18. Lebensjahr betroffen. Mit 30 Jahren gehört unsere Altenpflegerin hier schon zum „alten Eisen".

(D) Der **M. Kienböck** zählt zu den aseptischen Knochennekrosen und findet sich typischerweise am **Os lunatum des Handgelenks.** Zu Beginn kommt es zu einer Strukturverdichtung, im Verlauf zur Zusammensinterung und zystischen Aufhellungen des Knochens. Ursächlich sind unter anderem auch vibrationstraumatische Veränderungen im Sinne einer Osteomalazie. Weitere Lokalisationen für aseptische Knochennekrosen sind der Femurkopf (M. Perthes) oder die Tibiaapophyse (M. Osgood-Schlatter).

(E) Ein **sog. Morton-Neur(in)om (Morton-Metatarsalgie)** ist eine Neuralgie im Bereich der Nervi digitales plantares communes, die durch ein Neurom (benigner Tumor, syn. Ganglio-zytom) verursacht wird. Symptome sind intermittierende Schmerzen an der Fußsohle und im Vorderfuß, die bis zum Dauerschmerz fortschreiten können. Die Therapie erfolgt mittels Exzision des Neuroms. Bildgebend lässt sich konventionell radiologisch nichts nachweisen.

32 — Antwort: D

Ein einseitiger Hörverlust in Kombination mit einer Lateralisierung des Weber-Versuches in das kontralaterale Ohr spricht für eine Schallempfindungs-Schwerhörigkeit. Bis auf das **Akustikusneurinom (D)** führen alle anderen in der Frage angebotenen Störungen in erster Linie zu einer Schallleitungs-Schwerhörigkeit. Zwar kann grundsätzlich auch ein weit fortgeschrittenes Cholesteatom (C) das Innenohr affektieren, die chronische Schleimhauteiterung ist jedoch vorrangig eine Erkrankung des Mittelohres. Da das Akustikusneurinom (Vestibularisschwannom) meist vom N. vestibularis ausgeht oder im inneren Gehörgang bzw. Hirnstamm zu einer Vestibularispathologie führt, kann es auch mit einer uncharakteristischen Schwindelsymptomatik einhergehen.

33 — Antwort: B

Die **Otosklerose (B)** ist eine regionäre Knochenstoffwechselstörung des Felsenbeins. Typischerweise werden Frauen häufiger symptomatisch, besonders in Phasen von hormonellen Umstellungen (Schwangerschaft). Charakteristisch ist eine Schallleitungsschwerhörigkeit mit einer Innenohrschwerhörigkeit bei 2 kHz (Carhart-Senke). Im späteren Verlauf entwickeln sich kombinierte Schwerhörigkeiten, die meist auch beide Ohren betreffen können. Die Otosklerose ist die Erkrankung, bei der der Arzt nichts sieht und der Patient nichts hört. Eine „leere" Ohranamnese trifft bei fast allen Betroffenen zu. Die weiteren Antwortmöglichkeiten sind weniger wahrscheinlich.

34 Antwort: E

Bevor eine aufwändige apparative Diagnostik betrieben wird, sollte jeder Befund erstmal inspiziert werden. Insofern stellen Otoskopie und Ohrmikroskopie (D) eine Grundvoraussetzung bei der Diagnostik dar. Klar sollte auch sein, dass man zuerst einen Hörtest (Tonschwellenaudiometrie (B)) braucht um einen Überblick über das Hörvermögen zu bekommen. Die Impedanzaudiometrie (C) ist neben dem Tonaudiogramm und noch vor dem Sprachaudiogramm ein grundlegender Bestandteil jeglicher Ohr-Diagnostik. Sie liefert Aussagen über die Beweglichkeit der Gehörknöchelchenkette und die Belüftungssituation des Mittelohrs. Da insbesondere das soziale Gehör beeinträchtigt zu sein scheint, ist auch ein Sprachaudiogramm (A) eine sinnvolle Untersuchung, die für die Indikation einer Hörgeräte-Versorgung wichtig wäre. Die **Hirnstammaudiometrie (E)** ist eine Untersuchung zur Abklärung einer retrokochleären Störung oder einer objektiven Hörschwellenbestimmung, wofür die Anamnese der Patientin jedoch keinerlei Hinweise liefert. Ferner sind retrokochleäre Störungen in den meisten Fällen einseitig und können daher kaum für die beidseitige Hörstörung der Patientin verantwortlich sein. Die Verdachtsdiagnose muss beim beschriebenen Fall „Presbyakusis“ (Altersschwerhörigkeit) lauten. Eine Hirnstammaudiometrie gehört nicht zur initialen Diagnostik einer Presbyakusis und ist insofern gegenüber den anderen vorgeschlagenen Untersuchungen zu diesem Zeitpunkt sicherlich die am wenigsten sinnvollste.

35 Antwort: C

Ein neu aufgetretene Schallleitungsstörung (Weber nach rechts lateralisiert) in Kombination mit einer derben, nuchalen Raumforderung ist ein typisches Frühsymptom eines **Nasopharynxtumors (C).** Wenn die zervikale Raumforderung in Zusammenhang mit der Hörminderung stehen soll, dann scheiden die Otosklerose (A), ein Tubenkatarrh (B) und eine Pansinusitis (D) aus. Sowohl ein Tubenkatarrh als auch eine Pansinusitis können grundsätzlich zu Mittelohrergüssen (Schalleitungsschwerhörigkeit) führen, Anamnese und Klinik würden hier jedoch keine isolierten Befunde am Ohr und einseitig am Hals rechts erbringen. Sehr seltene Paragangliomsyndrome können zwar mit einem Glomus-tympanicum-Tumor (E) sowie einem Glomus-caroticum-Tumor einhergehen, hierbei wäre die Lokalisation der zervikalen Raumforderung aber unter oder vor dem M. sternocleidomastoideus lokalisiert.

36 Antwort: D

Bis auf die Angina Ludovici (E), die für eine Phlegmone des Mundbodens steht, sind alle Antwortmöglichkeiten Erkrankungen, die mit geschwollenen Gaumenmandeln einhergehen. Als Nächstes sollte man die Angina Plaut-Vincenti (B) ausschließen, die zumeist einseitig in Form eines Geschwürs auf der Tonsille auftritt und deren Beläge eher grau-grünlich schmierig sind. Auch die Diphtherie (C) ist hier wenig wahrscheinlich. Bei dieser bilden sich weißliche Beläge auf den Schleimhäuten des Mund-Rachen-Raumes. Betroffene Patienten machen meist einen schwer kranken Eindruck. Neben untypischen Allgemeinsymptomen besteht häufig Fieber. Charakteristisch ist ein süßlich-fauliger Foeter ex ore. Aufgrund der Schutzimpfung kommt Diphtherie nur noch selten im klinischen Alltag vor. Gegen eine Streptokokken-Angina (A) spricht das Bild, da hier nicht die typischen eitrigen Stippchen auf hochroter Schleimhaut zu sehen sind, sondern ein flächendeckender grau-weißlicher Belag. Auch axilläre und inguinale Lymphknotenschwellungen sprechen eher für systemische Infektion, weshalb die Klinik und Anamnese eine **infektiöse Mononukleose (D)** am wahrscheinlichsten erscheinen lässt. Diese oral über Tröpfchen bzw. Speichel übertragene Erkrankung wird im anglo-amerikanischen Sprachraum auch als „kissing disease“ bezeichnet und betrifft vorwiegend Teenager.

37 Antwort: C

(A) Weder **Penicillin** noch **Metronidazol** sind bei der Reinfektionsprophylaxe rezidivierender Harnwegsinfekte indiziert. Penicillin wirkt praktisch nur bei grampositiven Erregern, Metronidazol v.a. bei Anaerobiern.
(B) **Intermittierender Katheterismus** ist bei neurogener Blasenfunktionsstörung, z.B. bei Spina bifida, indiziert.
(C) Heilt ein **vesikourethraler Reflux** unter antibiotischer Reinfektionsprophylaxe nicht durch Nachreifung aus, ist eine Antirefluxoperation indiziert, v.a. wenn es zu wiederholten Pyelonephritiden kommt. Es gibt dabei die Möglichkeit der endoskopischen **Antirefluxplastik** mit Unterspritzung der Ostien und die offene chirurgische Behandlung mit Ureter-Neuimplantation nach den Techniken von Politano-Leadbetter oder Lich-Gregoir.
(D) Eine **ureterokutane Urinableitung** (Ureter-Hautfistel) ist bei schweren obstruktiven Uropathien indiziert.
(E) Eine Harnableitung mittels **Zystostomie** ist z.B. bei Urethralklappen indiziert.

38 Antwort: D

Mumps ist eine häufige Infektionskrankheit, die durch Tröpfcheninfektion übertragen wird. Sie tritt gehäuft in der kalten Jahreszeit auf. In 1/3 der Fälle verläuft die Erkrankung asymptomatisch oder subklinisch. Nach zunächst auftretenden Kopf-, Ohr- und Halsschmerzen mit Fieber und Erschöpfung kommt es zur schmerzenden Schwellung der Parotis **(Schmerzen beim Kauen und abstehende Ohren).** Die Therapie erfolgt symptomatisch. Nur bei zusätzlich aufgetretener Orchitis sollte eine antiphlogistische Therapie sowie eine Kortisontherapie erfolgen.
(A) Bei einer akuten bakteriellen **Epididymitis** kommt es zur Keimdeszension über den Ductus deferens in den Nebenhoden. Die erkrankten Patienten berichten häufig, dass sie zunächst dysurische Beschwerden gehabt hätten und dann ein langsam stärker werdender Schmerz mit zunehmender **Schwellung und Rötung** eines Hodens dazu gekommen sei. In der Diagnostik ist neben der normalen klinischen und laborchemischen Untersuchung die Abnahme eines Urinstatus und einer Urinkultur unerlässlich. Behandelt wird die Epididymitis mit einer antibiotischen Therapie (z.B. mit einem Gyrasehemmer) und einer lokalen Therapie zur Beschwerdebesserung (Kühlen, Hochlagern) sowie DK-Anlage bei Restharnbildung.
(B) Eine **Hydatidentorsion** ist eine Ursache für das klinische Bild eines akuten Skrotums. Die Patienten berichten über plötzlich einsetzende Schmerzen im Skrotum, meist verbunden mit einer leichten Rötung der Skrotalhaut. Therapeutisch legt man zum Ausschluss einer Hodentorsion und Abtragen der Hydatide (Anhangsgebilde des Nebenhodens) den Hoden operativ frei.
(C) Eine **Hodentorsion** tritt häufig aus körperlicher Ruhe oder beim Sport (ohne Trauma) auf. Die meist jungen Patienten berichten über starke Schmerzen im Skrotum. Klinisch zeigen sich eine Rötung, leichte Schwellung und klassischerweise ein hochstehender Hoden der betroffenen Skrotalhälfte. Leider ist auch dopplersonographisch der Befund nicht immer eindeutig zu sichern, da auch bei einer Torsion, die ja die Blutzufuhr des Hodens abschneidet, eine Teildurchblutung vorhanden sein kann. Als Therapie erfolgt eine notfallmäßige operative Freilegung und Orchidopexie auch der Gegenseite.
(D) Klinisch äußert sich sowohl eine bakterielle wie auch eine virale Orchitis (Mumpsvirus) durch eine **schmerzhafte Hodenschwellung.** Die Mumpsorchitis tritt in 1/3 der Fälle beidseits bei Patienten auf, die an Mumps erst nach der Pubertät erkranken. Die Schmerzen im Hoden setzten ca. 4 Tage nach den parotitischen Symptomen der Erkrankung ein. Eine Mumpsorchitis kann zur Infertilität führen.

(E) Klinisch äußert sich sowohl eine bakterielle wie auch eine virale Orchitis durch eine schmerzhafte Hodenschwellung. Eine bakterielle Orchitis tritt z.B. im Rahmen einer bakteriellen Allgemeininfektion oder bei Keimaszension bei einer Epididymorchitis auf.

39 Antwort: A

(A) Eine **schmerzlose, derbe Schwellung** des Hodens lässt sofort an eine **bösartige Veränderung des Hodens** denken. Auch die negativen Hodentumormarker schließen den Verdacht nicht aus, da Seminome nicht notwendigerweise Tumormarker produzieren müssen. Die hier durchgeführte Diagnostik mit CT des Thorax und des Abdomens ist das **adäquate Staging** bei Hodentumoren, muss aber nicht unbedingt vor der operativen Entfernung des Hodens (bzw. des Tumors) erfolgen. Der Hoden wird bei der OP über eine inguinale Freilegung entfernt um, falls nötig, die radikale **Orchiektomie** mit Absetzen am inneren Leistenring durchzuführen.

(B) Das Auftreten von Knochenmetastasen ist bei Hodentumoren unwahrscheinlich. Daher ist ein Knochenszintigramm nicht nur nicht vorrangig, sondern gar nicht nötig.

(C) Bei einem Hodentumor, der zunächst in die **Lymphknoten des Retroperitoneums** und dann in die des Mediastinums metastasiert, bringt eine Lymphbahndarstellung der Beine keinen Erkenntnisgewinn.

(D) Auf eine transskrotale Biopsie ist in jedem Fall zu verzichten, denn dabei kann es zur **Verschleppung von Tumorzellen in den Stichkanal** und damit zur Streuung der Tumorzellen in ein anderes Lymphabflussgebiet (inguinal) kommen.

(E) Das vom Patienten beschriebene Schweregefühl im Hoden kann (ohne Nachweis einer suspekten Raumforderung im Hoden) Hinweis auf eine Varikozele sein. Die Diagnose erfolgt hierbei jedoch klinisch und sonographisch. Das heißt, dass auch bei einer **Varikozele** eine Darstellung des Venensystems nur im Rahmen der Sklerosierungstherapie erfolgt.

40 Antwort: B

(A) Aufgrund unterschiedlicher Erkrankungen, die ihren Ursprung sowohl innerhalb als auch außerhalb der weiblichen Genitalorgane haben können, kann es zu einem tumorbedingten **Hyperandrogenismus** kommen. Liegt die Ursache außerhalb der Ovarien, so handelt es sich z.B. um Erkrankungen mit erhöhtem Cortisolumsatz (in dem vom IMPP gestellten Fall fehlen die klinischen Zeichen für einen Hypercortisolismus) oder auch um ein paraneoplastisches Syndrom. Ursachen innerhalb der Ovarien können z.B. ein Arrhenoblastom sein. Dann würde man jedoch erniedrigte Releasinghormone erwarten.

(B) Patienten mit **testikulärer Feminisierung** leiden an einem auf dem X-Chromosom kodierten Androgenrezeptordefekt und sind vom **Genom her männlich.** Da der Androgenrezeptor jedoch nicht regelrecht aktiviert werden kann, kommt es zur Ausbildung eines **weiblichen Phänotyps.** Klassische Symptome sind die blind endende Vagina und der fehlende Uterus und Ovarien. Die Schnittbilddiagnostik zeigt dann häufig die nicht vollständig deszendierten Hoden retroperitoneal. Kommt es im Lauf des Lebens (meist zu Beginn der Pubertät) auch zu klinischen Symptomen – vorher liegt häufig nur eine laborchemisch festzustellende Abweichung der hormonellen Parameter vor –, sollten die Testes entfernt werden. Aufgrund der erhöhten Entartungswahrscheinlichkeit bei Maldescensus testes sollte die Entfernung bei vorpubertär gestellter Diagnose auch schon früher erfolgen. Danach bekommt der Patient eine Hormonsubstitution und ggf. die plastische OP zum vollständig weiblichen Phänotyp.

(C) Der echte **Hermaphroditismus** zeigt Anlagen beider Geschlechtsorgane und ist somit klinisch ein intersexuelles Genital. Es kommen unterschiedliche Formen vor, wobei ein Hermaphroditismus (Ovotestis) auch nur einseitig festgestellt werden kann: mit Ovar auf der einen und Testis auf der anderen Seite.
(D) Beim **Seyer-Syndrom** handelt es sich um eine Gonadendysgenesie. Die Leitsymptome sind hier die primäre Amenorrhoe und die abnorme Pubertät. Der Chromosomensatz ist hierbei XY, die Gonaden sind jedoch nicht (vollständig) entwickelt.
(E) Das **Klinefelter-Syndrom** ist die häufigste X-chromosomale Störung **(47,XXY)** des Mannes. Sie imponiert durch eine verminderte Hodengröße mit einer deutlichen Störung in der Spermatogenese, weshalb zur Fortpflanzung meist die assistierte Reproduktion hinzugezogen werden muss. Im Phänotyp varriiert die Ausprägung der genetischen Störung von einem normalen männlichen bis zum typischen Erscheinungsbild eines Klinefelter-Syndroms **(großer Körperwuchs mit langen Armen, weibliche Körperbehaarung).**

41 Antwort: D

(A) Das von der Patientin beschriebene Spannungsgefühl lässt beim Alter der Patientin und aufgrund der Tatsache, dass die Beschwerden beidseits beschrieben werden nicht unbedingt auf ein **Mammakarzinom** schließen. Würde dieses vorliegen, wäre die **Mammographie** das diagnostische Mittel der Wahl.
(B) Auch die Sonographie gehört in diesem Fall nicht zu den ersten Untersuchungen, denn eine entzündliche oder bösartige Erkrankung der Mammae erklärt nicht die anderen Symptome.
(C) Eine Galaktographie wird bei Verdacht auf ein intraduktales Mammakarzinom vorgenommen.
(D) Das **kraniale MRT** kann die Verdachtsdiagnose eines Tumors in der **Hypophyse** (Hypophysenhinterlappen), der im Fall der Patientin wahrscheinlich für die beschriebenen Symptome durch eine erhöhte **Oxitocin**ausschüttung verantwortlich ist, bestätigen. Richtungweisend hierfür ist, neben den vermutlich hormonbedingten Symptomen, die beschriebene Sehstörung. Diese kommt durch eine Verdrängung der Sehnerven bei einer Raumforderung in der Hypophyse zustande.
(E) Eine **Karotisangiographie** würde einen Gefäßverschluss oder eine **Stenose** offenbaren. Beide Diagnosen wären bei einer 19-Jährigen zwar unwahrscheinlich, könnten aber auch eine Erklärung für die Schwindelsymptomatik sein.

42 Antwort: D

(A) **Danazol** wird als Therapeutikum bei Endometriose eingesetzt. Es wirkt antigonadotrop. Durch einen noch unklaren Wirkmechanismus kommt es zum Absinken der peripheren Östrogen- und Gestagenkonzentration und damit zur Hemmung der Proliferation der Endometriosezellen. Danazol wird nicht zur Kontrazeption eingesetzt.
(B) **Norgestrel** ist ein Norgestagen mit geringer östrogener Wirkung. Es kommt in der kontrazeptiven Kombinationstherapie zum Einsatz.
(C) **Lynestrorenol** ist ein Norgestagen mit geringer östrogener Wirkung. Es kommt in der kontrazeptiven Kombinationstherapie zum Einsatz.
(D) **Dienogest** ist ein Rezeptorblocker. Es ist das einzige Norgestagen, das weder eine östrogene noch eine antiöstrogene Wirkung, stattdessen aber eine gute antiandrogene Wirkung zeigt. Es ist ein synthetisches Gestagen und kommt in Kombination mit Östrogenen in der kontrazeptiven Therapie zum Einsatz.
(E) **Norethisteronacetat** ist ein Norgestagen mit geringer östrogener Wirkung. Es kommt in der kontrazeptiven Kombinationstherapie zum Einsatz.

43 Antwort: E

(A) Bei einer frühen **intrauterinen Gravidität** sollte im transvaginalen Ultraschall die typische Struktur, je nachdem wie weit die Schwangerschaft schon fortgeschritten ist, mit **fetaler Herzaktion** zu erkennen sein.
(B) Bei Vorliegen einer **Zervixschwangerschaft** kommt es zu teils starken Blutungen ohne für einen Abort typische Schmerzen. Sonographisch lassen sich die hoch aufgebaute **Endometriumschleimhaut** sowie die **aufgetrieben Zervix** darstellen, meist mit inliegender **zystischer Raumforderung.**
(C) Eine **Blasenmole** (auch Windei genannt) ist eine Fruchthöhle in loco typico **ohne Nachweis kindlicher Lebenszeichen.**
(D) Eine gestörte intrauterine Schwangerschaft kann intrauterin durch Sonographie nachgewiesen werden. Bei Verlust kommt es zu Blutungen mit sofort oder später einsetzenden wehenartigen Schmerzen meist **ohne Seitenlokalisation.**
(E) Die Nidation der Frucht in der Tube hat die Ruptur derselben bei zunehmender Größe zur Folge. **Rupturiert die Tube,** führt das zu den oben beschriebenen Symptomen, wobei der **seitenlokalisierte Unterbauchschmerz** das Leitsymptom darstellt. Nicht selten kommt es aufgrund der Schmerzen und des nicht unerheblichen **Blutverlustes** zu massivem Blutdruckabfall.

44 Antwort: A

(A) Die **intrahepatische Schwangerschaftscholestase** ist eine der häufigsten Lebererkrankungen der Schwangerschaft. Sie tritt meistens im **letzten Trimenon** (und bei Mehrlingsschwangerschaften häufiger) auf und ist gekennzeichnet durch einen ausgeprägten **Juckreiz.** Nur selten kommen noch ein Ikterus, Übelkeit und Erbrechen hinzu. Laborchemisch ist charakteristisch, dass die Werte von Gamma-GT, GLDH und LDH normal bleiben und **nur das Billirubin ansteigt.**
Die Beschwerden verschwinden, ohne einen Leberschaden zu hinterlassen, wenige Tage nach der Geburt. Leider kommt es aus ungeklärten Gründen bei einer intrahepatische Schwangerschaftscholestase **häufiger zum intrauterinen Fruchttod,** vor allem im letzten Schwangerschaftsmonat.
(B) Die **Hepatitis C** wird durch mehrere Subtypen des RNA-Virus verursacht. Die Infektion kann parenteral, sexuell oder auch perinatal erfolgen. Man unterscheidet zwischen einem akuten und einem chronischen Verlauf, wobei bis zu 85 % der Infektionen asymptomatisch verlaufen. Auch beim chronischen Verlauf zeigen sich **lange normale Transaminasen.** Ein Fünftel der chronisch infizierten Patienten bekommen nach ca. 20 Jahren eine Leberzirrhose.
(C) Aufgrund der Veränderungen im hepatischen Kreislauf bei Schwangeren kommt es in der **Schwangerschaft** vermehrt zur **Bildung von Gallensteinen,** die jedoch nicht unbedingt symptomatisch werden. Man muss bei schwangeren Patientinnen mit Ikterus, auch ohne sonstige Begleiterscheinungen, an eine **Choledocholithiasis** denken (7 % der Ikterus in der Schwangerschaft).
(D) Die akute **Schwangerschaftsfettleber** tritt meistens im dritten Trimenon auf, wobei bei Mehrlingssschwangerschaften das Risiko deutlich erhöht ist. Die Klinik ist zunächst sehr unspezifisch mit **Übelkeit, Unwohlsein und Schmerzen** im rechten Oberbauch. Im weiteren Verlauf entwickeln sich ein **Ikterus mit Fieber** und eine Eintrübung bis zum **Koma.** Die Diagnose wird durch eine **Biopsie** gesichert. Klinisch ist die Abgrenzung von anderen Schwangerschaftserkrankungen der Leber (Präeklampsie und HELLP) schwierig.

(E) Eine Rh-Inkompatibilität kann entstehen, wenn eine Rh-negative Mutter ein Rh-positives Kind entbunden hat und z.B. durch Blutkontakt beim Geburtsvorgang Rh-Antikörper entwickeln konnte, weil postpartal keine Anti-D-Prophylaxe erfolgte (Sensibilisierungshäufigkeit 4–7 %). Bei einer AK-Bildung tritt bei der nächsten Schwangerschaft mit einem Rh-positiven Kind ggf. schon in der Schwangerschaft oder postpartal bei dem Kind eine Anämie mit Ikterus auf (Hydrops fetalis, Fruchttod).

45 Antwort: B

Die Patientin zeigt klassische Symptome einer **Präeklampsie** (Hypertonie und Proteinurie in der 2. Schwangerschaftshälfte). Die Ätiologie der Präeklampsie ist noch nicht vollständig geklärt. Es handelt sich um eine **Anpassungsstörung des mütterlichen Organismus an die Schwangerschaft.** Die Präeklampsie betrifft mehrere Organsysteme, nämlich das ZNS, Nieren und Flüssigkeitshaushalt, Leber, kardiovaskuläres System und die Blutgerinnung. Sie äußert sich häufig durch **Sehstörungen, Kopfschmerzen und epigastrische Beschwerden.** Je nach Schwere und Zeitpunkt des Auftretens kann man eine konservative Therapie bzw. die stationäre Aufnahme anstreben.

(A) **Dihydroergotamin** gehört zu den Mutterkornalkaloiden, welche zu den klassischen Alphablockern gehören. Dihydroergotamin wirkt stark auf die Gefäße und führt so zu einer wirksamen **Blutdrucksenkung** ohne starke Beeinflussung der Uterusmuskulatur.

(B) Der Einsatz von **Magnesiumsulfat** ist hier vorrangig und erfolgt **intravenös** zur Prävention von eklamptischen Anfällen (zunächst als Bolus und dann als kontinuierliche Therapie). Magnesiumsulfat wird allgemein **oral** als **Laxans** (salinisches Abführmittel) eingesetzt. Es wird mehr Wasser im Faeces gebunden, dieser bleibt weich und kann besser transportiert werden (danach ist hier aber nicht gefragt).

(C) **Clomethiazol** (Distraneurin) wird als sehr wirksames Medikament in der **Alkoholentzugstherapie** eingesetzt. Es handelt sich hierbei um ein stark sedierend und hypnotisch wirkendes Medikament und sollte nur unter stationärer Kontrolle nach strenger Indikationsstellung und nur bei Prädelir oder Delirium tremens eingesetzt werden.

(D) **Erythromycin** ist ein Antibiotikum der Gruppe der Makrolide und wirkt bakteriostatisch. Es findet außerdem seinen Platz in der Therapie der Magenatonie.

(E) **Acetylsalicylsäure** ist als Analgetikum und als Thrombozytenaggregationhemmer gut bekannt und wirkt über die Hemmung der Cyclooxygenase. Sie ist bei Schwangeren – besonders im 3.Trimenon – kontraindiziert.

46 Antwort: B

(A) Die Infektion mit **Chlamydia trachomatis** ist sehr häufig und verläuft meistens asymptomatisch, weshalb im Rahmen der **Schwangerschaftsvorsorge** in der 12. SSW ein Chlamydienabstrich erfolgen sollte. Sensibler ist noch der Nachweis mittels PCR aus dem Urin. Chlamydieninfektionen in der Schwangerschaft führen zu **Früh- und Fehlgeburten.** Sowohl Infektionen mit Chlamydia trachomatis (A) als auch solche mit Mycoplasma hominis (E) sind gut mit Tetrazyklinen oder Erythromycin zu behandeln.

(B) **Listerien** werden sowohl von Tieren (Tierkot) als auch über ungewaschenes Obst oder Gemüse, Speiseeis und rohes Fleisch übertragen. Bei Patienten mit intaktem Immunsystem treten in der Regel nur leichte gastrointestinale Beschwerden auf. Bei immunsupprimierten Patienten können nach einer Fieberphase mit grippalen Symptomen auch andere Organsysteme (Niere, Gehirn, Geschlechtsorgane) befallen werden. Im Rahmen der **Erstinfektion**

der Mutter mit Listeria monocytogenes treten sowohl **Frühgeburten** als auch **febrile Spätaborte** auf. Die akute Listeriose in der Schwangerschaft ist jedoch selten. In diesem Fall stimmen die Symptome der Mutter und die Anamnese mit Verzehr von frischem Gemüse „vom Bauern nebenan" überein und geben so den entscheidenden Hinweis auf Listerien.

(C) Das **Toxoplasma** ist ein **Parasit,** welcher vor allem durch seinen Endwirt **(Katzen)** auf den Menschen übertragen wird. Die Erstinfektion mit Toxoplasma gondii erfolgt meistens asymptomatisch, ansonsten äußert sie sich durch grippeähnliche Symptome. Man kann daher trotz einer hohen Durchseuchungsrate in der Bevölkerung nicht davon ausgehen, dass die Patientin gegen diesen Erreger AK hatte und es meist anamnestisch auch nicht klären. Bei intaktem Immunsystem besteht nach einer Infektion **lebenslange Immunität.** Die **Trias beim Kind** bei Erstinfektion der Mutter während der Schwangerschaft (wobei die Folgen bei Infektion vor der 20.SSW deutlich schwerer wiegen als bei einer Infektion nach der 20. SSW) besteht aus: **Chorioretinitis, intrazerebrale Verkalkungen und Hydrocephalus.** Es kann im Rahmen der Erstinfektion auch zur Totgeburt kommen.

(D) Eine nicht ausreichend behandelte Infektion mit **Treponema pallidum** (Syphilis) kann Spätaborte oder Totgeburten auslösen. In der normalen Schwangerschaftsvorsorge erfolgt ein **Screening** zum Einleiten der zeitgerechten Therapie.

(E) Eine Infektion mit **Mycoplasma hominis** verläuft wie auch die Chlamydieninfektion meist **asymptomatisch** und kann Ursache einer Fehlgeburt ein. Das **Routinescreening** deckt diese Erkrankung ebenfalls ab, um die gut wirksame antibiotsche Therapie rechtzeitig einleiten zu können. Sowohl Infektionen mit Chlamydia trachomatis (A) als auch solche mit Mycoplasma hominis (E) sind gut mit Tetrazyklinen oder Erythromycin zu behandeln.

Fallstudie I (Aufgaben 47–61)

47 Antwort: D

Bei der **Erstuntersuchung** eines Eingeklemmten werden zu allererst die vitalen Funktionen überprüft:

- **Bewusstseinslage** durch Ansprechen, Körperkontakt und ggf. Schmerzreiz **(A)**
- **Atmung** durch Beobachtung von Atemexkursion, Hören bzw. Fühlen des Atemstoßes und Auskultation **(B)**
- **Kreislauffunktion** durch Fühlen von peripheren (A. radialis) und zentralen (A. carotis) Pulsen und ggf Messung des Blutdrucks **(C), (E)**

Danach schließt sich eine grobe Abschätzung des **Verletzungsmusters** an:

- Schädel-, HWS-Verletzungen
- Thoraxinstabilität
- Abdomen prall gespannt
- Beckeninstabilität
- Wirbelsäulentrauma

Extremitätentraumata

Der gesamte Untersuchungsgang sollte innerhalb von 30 Sekunden abgeschlossen sein.

(D) Die Überprüfung von Reflexen gehört nicht zur Erstuntersuchung eines eingeklemmten Verunfallten. Diese kann bei der genauen kranio-kaudalen Untersuchung am geretteten und entkleideten Patienten während der weiteren Versorgung im Rettungswagen erfolgen.

48 Antwort: A

(A) In der ersten Phase des Schocks sind die Kreislaufverhältnisse noch ausreichend kompensiert. Diese Zeit sollte für das **Anlegen von ein bis zwei großlumigen Venenzugängen (16G oder 14G)** genutzt werden, um im Fall eines plötzlichen Blutdruckabfalls und der danach folgenden schlechten Venenfüllung nicht erst nach einer punktierbaren Vene suchen zu müssen.

(B) Ein wacher, ansprechbarer Patient muss nicht zwingend vor der technischen Rettung narkotisiert und intubiert werden. Eine **adäquate Analgosedierung** mit zum Beisiel S-Ketamin (Ketanest-S®) und Midazolam (Dormicum®) **reicht** hier schon aus.
Es ist schließlich zu bedenken, dass ein intubierter Patient keine Auskünfte mehr zu neuen Schmerzen (auch durch Rettungsmaßnahmen!) mehr machen kann und kontinuierlich überwacht werden muss. Letzteres ist unter den beengten Verhältnissen im Autowrack jedoch nicht immer gewährleistet.

(C) Eine vollständige **kranio-kaudale Untersuchung** ist erst am **entkleideten Patienten** nach technischer Rettung durch die Feuerwehr und Verbringung in einen **beheizten** (Wärmeverluste vermindern!) **Rettungswagen** sinnvoll.
Sie dient im Übrigen nicht nur der Beurteilung der Extremitätenperfusion, welche durch Nagelbettprobe und Tasten der peripheren Puls an Hand- und Sprunggelenk ausreichend beurteilt werden kann, sondern der genauen **Feststellung des Verletzungsmusters.**

(D) Eine ausgedehnte Wundversorgung ist aus Zeitmanagementgründen nicht möglich. Auch in Deutschland geht man inzwischen vom früheren Model „Stay and Play“ mehr in Richtung von „Load and Go“ und versorgt nur große Wunden oder starke Blutungen noch vor Ort. Generell wird aber die **Wundversorgung frühestens nach der Verbringung** in den **Rettungswagen** vorgenommen, außer es handelt sich um eine vital-bedrohliche Blutung, die sofort gestillt wird (siehe auch unter [E]).

(E) Das Setzen von **Gefäßklemmen, Tourniques (Abbindungen) oder Blutsperren** gilt bereits seit Jahren als **absolut obsolet** und unnötig, da durch die physiologische Vasokonstriktion und das Einrollen der Gefäßintima auch bei Arterien eine fast vollständige Blutstillung nach Gefäßzerreißung erreicht wird.
- **§ 1:** Blutungsquelle finden
- **§ 2:** Blutung stoppen

Als adäquates Mittel gilt der in jedem Erste-Hilfe-Kurs zu erlernende **Druckverband.** Wenn dieser nicht angelegt werden kann, hilft die direkte **manuelle Kompression der Blutung** mit sterilem Verbandmaterial.

Anmerkung: Um einen Wasserhahn zuzudrücken, muss man in etwa einen Druck von 1 500 mmHg überwinden. Für eine Arterie reichen bereits 120 mmHg, für eine Vene gar 10 mmHg aus.

49 Antwort: A

Gesucht wird hier ein Analgetikum mit hoher schmerzlindernder Wirkung, das möglichst wenig kreislauf- und atemdepressiv ist und am besten noch von der ganzen Situation distanziert.

(A) **Ketamin** weist all diese Eigenschaften auf und ist die **gesuchte Antwort.** Es liegt als **Racemat** vor und zeigt bei **fehlender Organtoxizität** eine **große therapeutische Breite.** Als **nicht kompetitiver Antagonist am NMDA**(Glutamat)-**Rezeptor** hat es Einfluss auf die zentrale und periphere cholinerge und monoaminerge Übertragung. Es hemmt die Wiederaufnahme von Katecholaminen peripher und wirkt zudem agonistisch an Opioidrezeptoren. Die Wirkung besteht in der sog. **dissoziativen Anästhesie** mit **Bewusstseinsverlust, Analgesie und Amnesie.** Durch die **sympathomimetische Wirkun**g kommt es zu Blutdrucksteigerung, Anstieg der Herzfrequenz und Bronchodilatation. Allerdings kann es auch zu Albträumen und Halluzinationen in der Aufwachphase führen.

(B) **Tramadol** ist ein **schwaches Opioid** mit einer analgetischen Potenz von 0,125. Es ist also mit Sicherheit nicht ausreichend für eine Anwendung in der Traumatologie.

(C) **Metamizol** ist zwar das **stärkste periphere Analgetikum** mit guter **antipyretischer** und deutlich **spasmolytischer** Wirkung. In der Traumatologie jedoch arbeitet man akut nicht mit peripheren Analgetika.

(D) **ASS** i.v. kenne ich als Akutmedikament in der **Therapie des akuten Myokardinfarktes.** Zur effektiven Hemmung der Thrombozytenaggregation wird eine Dosis von 500 mg i.v. mit einem Bolus Heparin verabreicht.

(E) **Sufentanil** als **hochpotentes Opioid** mit 1000-facher Potenz gegenüber Morphium würde ich wegen seiner massiven **atemdepressiven Wirkung** nur in Intubationsbereitschaft verabreichen.

50 — Antwort: E

Bei **dislozierten Extremitätenfrakturen** erfolgt durch den Notarzt unter ausreichender Analgesie

- Wenn notwendig eine vorsichtige Reposition der frakturierten Knochen unter dosiertem Längszug **(D).**
- Anschließend die achsengerechte Lagerung und Schienung der Extremität **(A).**
- Vor und nach Repositionsmanövern die Überprüfung der peripheren Pulse distal der Frakturstelle **(C).**
- Eine sterile Bedeckung offener Wunden, insbesondere im Frakturbereich, um die sekundäre Keimbesiedlung zu minimieren **(B).**

(E) Die Entfernung von Fremdkörpern und Verschmutzungen, die Säuberung und Desinfektion von Wunden wird in der präklinischen Medizin nicht angewandt.

51 — Antwort: A

Die Fußsohle wird sensibel von den Nn. plantaris medialis und lateralis innerviert, den sensiblen Endästen des N. tibialis **(A).**

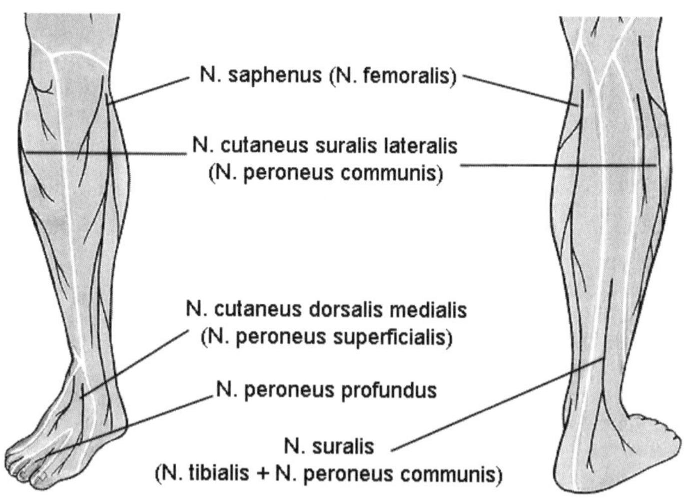

52 Antwort: A

Ein Verband sollte bei **einer offenen Fraktur nur unter sterilen Bedingungen,** also im OP, eröffnet werden. Dies kann auch in der Nothilfe erfolgen, allerdings nur wenn die Wunde nicht ausreichend von dem ersten Arzt beschrieben werden kann. Außerdem sollten dann einige Regeln berücksichtigt werden: Der Untersucher sollte sterile OP-Kleidung und sterile Handschuhe tragen. Die Wundumgebung sollte ebenfalls steril abgedeckt werden. Grundsätzlich halte ich diese Antwortmöglichkeit für falsch. Wenn der Notarzt die Morphologie der Wunde ausreichend beschreibt und die weitere Diagnostik eine offene Fraktur zeigt, sollte diese erst im OP geöffnet werden. **Hier ist laut IMPP (A) richtig,** wenngleich ich es für falsch halte.

(B) Ein Verband bei einer offenen Fraktur muss nicht gewechselt werden, weil er blutig ist.

(C) Falsch, allerdings sollte beim Verbinden darauf geachtet werden, dass keine röntgendichten Materialen verwendet werden.

(D) Wäre meiner Meinung nach richtig. So kann sichergestellt werden, dass keine Hospitalkeime in die Wunde gelangen. Laut IMPP aber falsch.

(E) Gefäß- und Nervenverletzungen können im Rahmen der Operation besser beurteilt werden.

53 Antwort: D

(A) **Solitäre Rippenfrakturen** bedürfen keiner sofortigen Notfalltherapie, wenn weitere Begleitverletzungen, wie ein Pneumothorax, ausgeschlossen werden. Hier reicht eine Analgetikatherapie.

(B) Bei einer **Lungenkontusion** bedarf es, beim nichtintubierten Patienten, keiner speziellen Therapie. Der Patient sollte jedoch engmaschig überwacht werden. Ggf. ist eine Intubation bei akuter Verschlechterung zu erwägen.

(C) Die Sternumfraktur muss, wenn die Fraktur nicht offen oder disloziert ist, ebenfalls nicht durch eine Notfalltherapie behandelt werden. Hier kann ein konservativer Therapieansatz mit NSAR erfolgen.

(D) Spannungspneumothorax: Während der Inspiration kommt es durch eine Öffnung des Pleuraspaltes nach außen hin zum Einstrom von Luft in die Pleurahöhle. Bei der Exspiration kann die Luft jedoch nicht mehr aus dem Pleuraspalt entweichen. Im Brustkorb kommt es zur Erhöhung des Drucks und dann zur Verschiebung des Mediastinums zur gesunden Seite hin. Dadurch werden die Durchblutung der gesunden Lungenseite und der venöse Rückstrom zum Herzen erschwert. Bei ausreichend hohem Druck kann keine Durchblutung mehr stattfinden.
Die Therapie besteht in einer sofortigen Druckentlastung des Pleuraspaltes durch Punktion mit einer Kanüle oder Anlage einer Thoraxdrainage. **(D) ist richtig.**

(E) Eine Zwerchfellruptur, welche die Ventilation nicht beeinträchtigt, muss nicht notfallmäßig therapiert werden.

54 Antwort: D

Das nenne ich eine reife Leistung! Wir sind uns, denke ich, einig, dass es sich weder um eine simple **Tibiakopffraktur,** noch um eine einfache **suprakondyläre Fraktur** handelt. **(A) und (C) sind falsch.** Eine **Fraktur mit** lediglich **dorsaler Kondylenabscherung** wäre auch ein wenig untertrieben, wobei diese „Teilfraktur" durchaus nachzuvollziehen ist. **(B) ist falsch.** Bei der **monokondylären Fraktur mit suprakondylärer Mehrfachfraktur** kommen wir der Sache schon näher, aber die Definition einer Mehrfragmentfraktur umfasst lediglich 3–6 Teile und die haben wir definitiv überschritten. **(E) ist falsch.** Den monokondylären Charakter können wir in der a.p.-Ebene nicht mehr durchgehen lassen, weil sowohl der mediale als auch laterale Kondylus zur

Seite abscheren. Die richtige Lösung kann also nur die **bikondyläre und suprakondyläre Trümmerfraktur** sein, zumal die Definition einer Trümmerfraktur mehr als 6 Fragmente umfasst.

55 Antwort: A

Auf einem konventionellen Röntgenbild kann man in der Regel nur knöcherne Verletzungen oder größere Weichteilverletzungen nachweisen. Damit fällt schon mal der **Meniskusschaden ([B] falsch)** und die **Seitenbandverletzung** raus. **(C) ist falsch.** Das **Fibulaköpfchen** ist auf der Aufnahme nicht abgrenzbar und kann somit auch ausgeschlossen werden. **(D) ist falsch.** Eine **Ruptur der Patellarsehne** kann durch einen Patellahochstand auf einer konventionellen Röntgenaufnahme zwar vermutet werden, aber in der Seitaufnahme fallen mehrere quer durch die Patella verlaufende Aufhellungslinien auf. Diese lassen auf eine mehrfache **Patellafraktur** schließen. **(A) ist richtig, (E) ist falsch.**

56 Antwort: A

(A) Der Patient hat eine offene Mehrfragmentfraktur im Bereich des distalen Femurs und des Kniegelenks erlitten. Wegen der potenziellen Keimbesiedelung sollte bei einer offenen Fraktur immer ein radikales **Weichteildebridement mit ausgiebiger Wundspülung** erfolgen. Es kann auch die Anlage eines Vakuumverbandssystems erwogen werden. **(A) ist richtig.**

(B) Eine Durchtrennung der Muskelkompartimente ist bei einem **Kompartimentsyndrom** dringend erforderlich. Es gibt jedoch in der Anamnese keinen Hinweis auf ein solches Krankheitsbild, weswegen die Durchführung dieser Operation nicht nötig ist.

(C) Eine **Marknagelung des Femurs** ist eine Osteosyntheseart, die bei geschlossenen oder allenfalls erstgradig offenen Frakturen Anwendung findet. Bei einer höhergradig offenen Fraktur sollte eine Nagelung nicht als primäre Option erwogen werden, da die Gefahr einer Keimverschleppung in den Markraum und damit eine anschließende schwere **Osteitis** oder **Markraumphlegmone** zu erwarten ist.

(D) Ein primärer Wundverschluss bei einer offenen höhergradigen Fraktur sollte primär unterbleiben. Das Infektionsrisiko ist erheblich erhöht. Mittel der Wahl zum Wundverschluss bei diesen Verletzungen ist z.B. ein **Vakuumverbandsystem.**

(E) Eine **lokale Antibiotikaapplikation** wird gelegentlich durchgeführt, sollte aber ohne Abstrichergebnisse besser unterbleiben, da sich ansonsten resistente Keime ausbilden können und dies die weitere Therapie erschwert.

57 Antwort: B

(A) Wenn bei einem schweren Trauma mit **erheblichem Weichteilschaden** der Impfschutz nicht eindeutig ist, sollte eine Impfung erfolgen.

(B) Bei dem Patienten ist davon auszugehen, dass die **Impfungen mehr als 10 Jahre** zurückliegen, deshalb sollte nach den Empfehlungen der STIKO eine erneute aktive und passive Immunisierung erfolgen. **(B) ist richtig.**

(C) Es kann, bei dieser Art der Fraktur, nicht gewartet werden bis irgendjemand den Impfausweis bringt. Grundsätzlich gilt bei unklarem Impfschutz oder z.B. beim bewusstlosen Patienten, dass eine aktive und passive Impfung zu erfolgen hat.

(D) Eine erneute lediglich aktive Immunisierung reicht nicht aus, da das Immunsystem erst auf den Impfstoff reagieren muss.

(E) Eine einmalige passive Immunisierung ist ebenfalls nicht ausreichend, da hier kein langfristiger Schutz gewährleistet werden kann.

58 Antwort: E

(A) Eine **Marknagelung** sollte wegen der Gefahr der Markraumphlegmone und der schweren Osteitis bei einer höhergradig offenen Fraktur nicht erfolgen.

(B) Die **dynamische Hüftschraube (DHS)** ist ein Osteosyntheseverfahren, das bei hüftnahen (also proximalen) unkomplizierten Femurfrakturen angewandt wird. Bei einer Fraktur im Bereich des distalen Femurs ist sie deplaziert.

(C) Die **Drahtzuggurtungsosteosynthese** wird z.B. bei Frakturen der Kniescheibe oder des Ellbogens angewandt. Bei einer Fraktur des Femurs ist diese Versorgung ungeeignet.

(D) **Kirschnerdrähte** werden z.B. bei Frakturen der distalen Extremitäten (Radius-, Finger-, Mittelfuß- und Zehenfrakturen) und bei kindlichen Frakturen angewandt. Zudem können sie bei komplexen Frakturen zur Anheftung von Fragmenten in Kombination mit anderen Verfahren angewandt werden. Eine alleinige Versorgung der Verletzung mit Drähten wäre, im Fall des Patienten sicherlich nicht stabil genug, um den Anforderungen einer modernen Osteosynthese zu genügen.

(E) Im Falle von P.L. sollte ein **winkelstabiles Plattensystem** zum Einsatz kommen. Dieses ermöglicht dem Operateur eine Rekonstruktion der Gelenkfläche des Knies und der Kondylen, indem er einzelne Fragmente mit Schrauben an der Platte befestigt. Winkelstabil heißt, dass die Schrauben, wenn Sie in einem bestimmten Winkel an der Platte befestigt werden, diesen Winkel behalten. **(E) ist richtig.**

59 Antwort: A

Hier wird lediglich eine Definition abgefragt.

(A) Richtig. Unter „übungs-/belastungsstabil“ versteht man die Möglichkeit zur aktiven und passiven Bewegung der betroffenen Gelenke ohne zusätzliche Belastung.

Alle anderen Antwortmöglichkeiten sind falsch.

60 Antwort: C

(A) Bei der Fraktur des Patienten P.L. kann es zu einer Pseudarthrose kommen. Von einer **Pseudarthrose** (= Falschgelenk, oder non-union) spricht man, wenn eine Fraktur nach einem Zeitraum von mehr als 6 Monaten noch nicht verheilt ist. Man unterscheidet im Prinzip 3 Formen: die hypertrophe, die atrophe Form und die Defekt-Infekt-Form.
Bei der **hypertrophen Pseudarthrose** sind die Frakturenden gut durchblutet. Es kommt zu einer mangelhaften Ausheilung der Fraktur, oftmals wegen einer mangelnden Stabilität im Frakturbereich. Der Körper versucht durch eine überschießende Kallusbildung mehr Stabilität zu erreichen. Gelingt dies nicht, verursacht die Kallusbildung die hypertrophe Pseudarthrose. Zur Behandlung dieser Pseudarthrose sollte eine stabile Osteosynthese durchgeführt werden. Die Heilungschancen sind gut.
Im Gegensatz dazu bildet sich bei einer **atrophen Pseudarthrose** (auch inaktive oder avitale Pseudarthrose) die Pseudarthrose aufgrund einer Durchblutungsstörung im Bereich der Fragmente aus. Die Enden verfallen im Rahmen eines regressiven Abbaus. Die Therapie besteht in einer Resektion des minderdurchbluteten Knochens, einer Spongiosaplastik (Knochentransplantation mit allogenem Material oder Kunstspongiosa) sowie einer stabilen Osteosynthese.
Die **Defekt-Infekt-Form** entsteht durch eine chronische Infektion im Bereich der Frakturenden.

(B) Da es sich bei der Fraktur um eine offene Fraktur mit erheblichen Weichteilschaden handelt, ist eine **Weichteilinfektion** nicht auszuschließen.

(C) Unter einer **endogenen Osteomyelitis** versteht man eine Entzündung von Knochenmark, Periost und Kompakta des Knochens, die durch eine septische (hämatogene) Streuung bakterieller Herde oder nach einem allgemeinen Infekt entsteht. Bei dem Patienten liegt keine endogene, sondern eine **exogene Osteomyelitis** vor. Diese wird durch ein Trauma verursacht. **(C) ist die gesuchte Falschantwort.**

(D) Unter einer **Myositis ossificans** wird eine umschriebene Umwandlung von Muskelgewebe zu Knochengewebe durch Einlagerung von Kalk verstanden. Verursacht wird der Umbau durch Traumen wie schwere Muskelprellungen, Muskelfaserrisse oder bei chronischer mechanischer Beanspruchung. Da bei dem Patienten ein ausgedehntes Trauma auch der Muskulatur vorliegt, besteht die Möglichkeit, im weiteren Verlauf an einer Myositis ossificans zu erkranken.

(E) Da der Patient eine Femurfraktur mit Beteiligung des Kniegelenks (siehe Abbildungen Nr. 38 und Nr. 39 der Bildbeilage) erlitten hat, ist eine **postoperative Arthrose des Kniegelenks** zu erwarten.

61 Antwort: B

Die **gesetzliche Krankenversicherung** übernimmt im Falle von Krankheit die Kosten der ärztlichen Behandlung, Arzneimittelkosten, Hilfsmittelkosten, Kosten der Krankenhauspflege usw. Beim Unfall des Studenten handelt es sich um einen Wegeunfall zur Universität, so dass hier diese Kosten von der gesetzlichen Unfallversicherung übernommen werden.

(B) Richtig. Träger der **gesetzlichen Unfallversicherung** sind Berufsgenossenschaften, Knappschaften oder sog. Eigenunfallversicherungsträger wie Gemeinden, Bund und Länder. Versichert sind alle Arbeitnehmer, Kinder in Kindertagesstätten und Schulen, Studenten, Auszubildende während ihrer Arbeit und auf direktem Weg von und zur Arbeits- oder Dienststelle bzw. Schule, Universität. Die Leistungen entsprechen im Wesentlichen denen der gesetzlichen Krankenkassen. Da der Student seinen Unfall auf direktem Weg zur Uni erlitt, kommt die gesetzliche Unfallversicherung für die Kosten der Heilbehandlung auf.

(C) Durch die **private Unfallversicherung** wird der dauernde oder zeitweise Ausfall der Erwerbsfähigkeit durch einen Unfall versichert. Sie tritt als Leistungsträger bei Unfällen im privaten Bereich ein. Der Student befand sich bei dem Unfall auf direktem Weg zur Universität, so dass die private Unfallversicherung im geschilderten Fall nicht als Leistungsträger infrage kommt.

(D) Das **Sozialamt** kommt als Träger von Leistungen nur in Betracht, wenn die Kosten nicht durch andere vorrangige Leistungsträger übernommen werden. Im Fall des Studenten übernimmt bei einem Wegeunfall zur Universität jedoch die gesetzliche Unfallversicherung die Kosten der Behandlung.

(E) Die **Haftpflichtversicherung des Fahrzeughalters** übernimmt Kosten für Schäden, die der Fahrzeughalter im Falle eines Unfalls verursacht. So z.B. Kosten der Reparatur der Stoßstange des Unfallgegners nach einem Auffahrunfall, der durch den Versicherungsnehmer verursacht wurde.

Fallstudie II (Aufgaben 62–76)

62 Antwort: D

Der Ehemann der Patientin beschreibt eine typische Manifestationsform einer **symptomatischen A.-carotis-interna-Stenose,** von deren stenotischen Plaques sich wiederholt thrombotisches Material abgelöst hat. Diese Mikrothromben sind daraufhin in die Zentralarterie des gleichseitigen Sehnerven embolisiert und haben damit zu einer kurzzeitigen Blindheit (Amaurose) dieses Auges geführt (= **Amaurosis fugax).**
Die Amaurosis fugax ist eine typische transitorisch ischämische Attacke (TIA). 25 % aller Patienten mit solch einer TIA erleiden innerhalb von 3 Jahren einen Schlaganfall.

(A) Bei der **homonymen Hemianopsie** z.B. nach rechts nimmt der Patient den rechten Teil seines Gesichtsfeldes nicht wahr. Die Läsion liegt in der Sehbahn **postchiasmatisch** auf der Gegenseite, d.h. irgendwo zwischen Tractus opticus links und linker Sehrinde.

(B) Bei der **bitemporalen Hemianopsie** nimmt der Patient jeweils die temporalen Gesichtsfelder nicht mehr wahr. Die Läsion liegt typischerweise im Bereich des **Chiasma opticum** und wird z.B. durch einen Hypophysentumor verursacht.

(C) Das **Horner-Syndrom** (Miosis, Ptosis, Enophthalmus) passt zu einer Läsion der ipsilateralen **Sympathikusbahn,** die im **Hypothalamus** ihren Ausgang nimmt, zunächst im **posterolateralen Hirnstamm** und schließlich im **Seitenhorn des Rückenmarks** nach kaudal zieht. Dort erfolgt die erste Umschaltung auf ein weiteres Neuron, dessen Axon mit der Vorderwurzel Th 1 das Rückenmark verlässt und im **Truncus sympathicus cervicalis** zum **Ganglion cervicale superius** zieht. Dort wird sie auf ein drittes Neuron umgeschaltet, das auf der **A. carotis interna** als Plexus caroticus in den Kopf zieht. Im **Sinus cavernosus** lagern sich diese sympathischen Fasern dem **Ramus nasociliaris** des N. ophthalmicus (V1) an und ziehen zur Orbita, wo sie den M. dilatator pupillae und den M. levator palpeprae superioris innervieren. Weil die sympathischen Fasern auf der A. carotis interna als Plexus caroticus in den Schädel ziehen, kann eine Karotis-Dissektion ein Horner-Syndrom zur Folge haben.

(E) **Drop attacks** sind ein Symptom und keine Diagnose! Es handelt sich dabei um einen spontanen Sturz aus dem Stehen oder Gehen heraus. Bewusstseinstrübungen sind die Ausnahme. In mehr als 60 % findet man keine Ursache, etwa 12 % sind kardialer Genese, 8 % Folge zerebrovaskulärer Insuffizienz (des hinteren Hirnkreislaufs!) und nur 5 % treten infolge eines epileptischen Anfalls auf.

63 Antwort: B

Die transiente retinale Visusstörung bei einer Amaurosis fugax ist Folge einer Perfusionsstörung der A. ophthalmica des betroffenen Auges. Sie kommt häufig durch Mikroembolien zustande, die von einer vorgeschalteten Stenose abgehen.

(A) Beim Subclavian-Steal-Syndrom liegt in der Regel eine **Stenose** oder ein **Verschluss der A. subclavia** proximal des Abgangs der Vertebralarterie zu Grunde. Die distalen Abschnitte der A. subclavia werden demzufolge über eine **Flussumkehr** in der **Vertebralarterie** versorgt. Ein Subclavian-Steal-Phänomen liegt per Definition nur dann vor, **wenn die Patienten auch symptomatisch werden.** Ein sehr großer Teil der Patienten beobachtet Beschwerden nur bei anstrengender Arbeit mit dem Arm der betroffenen Seite, besonders bei Tätigkeiten über Kopf. Neben dem Ischämieschmerz der Muskeln des Armes wird es etwa 50 % aller Patienten aufgrund einer zerebrovaskulären Insuffizienz im hinteren Hirnkreislauf schwindelig. 20 % beschreiben Doppelbilder, 12 % eine Dysarthrie. Bei 18 % können Synkopen auftreten. Monokuläre Visusminderungen sind zwar möglich, aber im Falle der Patientin ist ein Subclavian-Steal-Syndrom nicht wahrscheinlich, da die übrigen Symptome (nämlich

Hirnstammsymptome wie Übelkeit, Schwindel, Doppelbilder usw.) nicht vorgelegen haben.

(C) Die **Thrombangiitis obliterans (M. Winiwarter-Buerger)** ist eine Erkrankung des **mitteren Lebensalters** und betrifft fast ausschließlich **Raucher** (die Patientin war Nicht-Raucherin). Es handelt sich um entzündliche Thromben, die sich meist in kleinen und mittelgroßen Arterien und (!) Venen der **Extremitäten** abscheiden und dort Symptome einer **Claudicatio oder eines Arterienverschlusses** verursachen. Hirngefäße sind fast nie betroffen.

(D) Das **von-Hippel-Lindau-Syndrom** ist eine erbliche Tumorerkrankung aus dem Formenkreis der Phakomatosen, bei der rezivierend Hämangiome und Hämangioblastome im ZNS entstehen. Dies ist sicher nicht die Ursache der Amaurosis fugax.

(E) Eine **Ophthalmoplegia interna** ist eine Lähmung der **inneren Augenmuskeln** (also des M. ciliaris, des M. sphincter pupillae und des M. dilatator pupillae). Eine Akkommodationsstörung und Lichtempfindlichkeit können Folge sein, aber eine Blindheit tritt dabei nicht auf.

64 Antwort: C

(A) Eine **Hypokalzämie** äußert sich im EKG als **Verlängerung der QT-Zeit,** nicht als Vorhofflimmern.

(B) Bei einer **Hypermagnesiämie** können eine **Verlängerung der PQ-Zeit** und eine **Verbreiterung des QRS-Komplexes** auftreten. Meist jedoch ist sie asymptomatisch.

(C) Eine **Hyperthyreose** ist in der Tat eine recht **häufige Ursache** eines (therapieresistenten) Vorhofflimmerns, vor allem wenn Klappenvitien und eine KHK ausgeschlossen wurden. Klinisch erhalten wir hier einige wertvolle Hinweise: Die Patientin ist **schlank, schläft schlecht, schwitzt** viel und ist nicht mehr gut zu Fuß **(Ermüdung bei Myopathie);** d.h. es liegen Zeichen einer oligosymptomatischen Altershyperthyreose vor. Interessant ist auch die Randbemerkung, dass die Kardioversionen kurz nach der Koronarangiographie **(jodhaltiges** Kontrastmittel!!) vorgenommen wurden und eine Tumorsuche unternommen worden ist (oft auch Kontrastmittel erfordernde Untersuchungen). An diesem Fall ist die Unwahrscheinlichkeit zu kritisieren, dass während der ganzen Jahre nie die Schilddrüsenparameter laborchemisch untersucht worden sein sollen. Diese gehören eigentlich zur Routinediagnostik bei den geschilderten Beschwerden.

(D) Eine **chronische Bleiintoxikation** ist keine klassische Ursache für Vorhofflimmern und wo bitteschön soll diese Patientin einer Bleiaufnahme exponiert sein. Normalerweise geschieht das bei Arbeiten in Zink- und Bleihütten, Akkumulatorfabriken etc.

(E) Vorhofflimmern ist **keine** typische **Nebenwirkung von Ibuprofen.** Typisch wären für NSAID z.B. gastrointestinale Beschwerden.

65 Antwort: A

Bekannt ist aus der Anamnese, dass die Patientin oral mit Marcumar antikoaguliert ist. Es handelt sich dabei um einen Vitamin K-Antagonisten, der die Synthese der Vitamin-K-abhängigen Gerinnungsfaktoren X, IX, VII und II verhindert. Dadurch greift Marcumar in das extrinsische System der Gerinnungskaskade ein. Die Resorption von Phenprocoumon ist sehr störanfällig. Daraus resultiert häufig ein zu niedriger INR mit mangelnder Antikoagulation, aber auch ein zu hoher INR mit Blutungskomplikationen.
Zur Selbstmedikation bei Magenbeschwerden verwendet die Patientin Antazida, bei Kopfschmerzen Ibuprofen.

(A) **Richtig.** Antazida, seien es nun Magnesium- oder Aluminiumverbindungen, können die Resorption von Marcumar abschwächen.
(B) Ibuprofen bei Rücken- und Kopfschmerzen tritt nicht in Wechselwirkung mit Marcumar.
(C) Die Patientin nimmt eine ausgewogene Ernährung mit viel Bananen zu sich. Bei ausgewogener Nahrungszufuhr besteht keine Gefahr für eine Interaktion mit Marcumar. Man sollte lediglich grünes Gemüse wie Spinat oder Kohlsorten wegen des hohen Anteils an Kalium meiden.
(D) Auch Früchtetee führt nicht zu einer Wirkungsverstärkung oder -abschwächung von Phenprocoumon.
(E) Keines der bekannten antiarrhythmisch wirkenden Medikamente verändert die Wirksamkeit von Marcumar.

66 Antwort: D

Gemeint ist vermutlich folgende Passage:
„Während der weiteren Untersuchung beugt der Arzt den Kopf der Patientin passiv nach vorne. Hierbei bleibt eine reflektorische Beugung der Beine in den (Hüft- und) Kniegelenken beidseits aus."
Hier wird die Prüfung des Nackenbeugeschmerzes (Meningismus) nach **Brudzinski** beschrieben.
(A) **Mennell-Zeichen:** Schmerzen im Iliosakralgelenk, ausgelöst – in Rückenlage – durch senkrechten Druck auf beide Darmbeine bzw. durch Beinüberstreckung (Hyperextension) im Hüftgelenk bei Lagerung auf der Gegenseite. Bei entzündlichen Veränderungen (Sakroileitis z.B. im Rahmen eines M. Bechterew), aber auch bei degenerativen Prozessen im Iliosakralgelenk bemerkt der Patient einen stechenden Schmerz.
(B) **Kernig-Zeichen:** In Rückenlage kann ein in der Hüfte flektiertes Bein nicht im Knie gestreckt werden. Der Kopf geht dabei in Reklination. Wie das Brudzinski-Zeichen ist das Kernig-Zeichen ein Meningismuszeichen.
(C) **Kopffalltest:** Der Patient liegt in Rückenlage. Sinkt der Kopf bei passivem Anheben des Kopfes und plötzlichem Loslassen nur allmählich auf die Unterlage zurück, gilt der Test als auffällig. Auf diese Weise kann man Nackenrigor im Rahmen von Parkinson-Syndromen untersuchen.
(E) **Lhermitte-Zeichen:** Beim passiven Beugen des Kopfs auf die Brust schießt bei positivem Lhermitte-Zeichen ein elektrisches Kribbeln und Reißen in Arme und Beine. Es weist auf (meist entzündliche) Läsionen im Halsmark hin.

67 Antwort: C

Gemeint ist folgende Passage:
„Er hebt den Unterarm der Patientin leicht an, unterstützt deren Finger im Bereich der Mittelphalanx und hält dabei das Handgelenk der Patientin gering dorsalflektiert. Dann schlägt er seine Finger 2–5 der anderen Hand mit einer schnellenden Bewegung von volar gegen die leicht gebeugten Fingerkuppen 2–5 von Frau H. Hierbei findet sich eine Seitendifferenz. Auf der gesunden Seite führt dies zu einer Beugung in den Fingerendgelenken einschließlich des Daumens."
Hier wird die Prüfung des **Trömner-Reflexes** beschrieben. Der Trömner-Reflex tritt verstärkt bei vegetativer Übererregbarkeit auf und gilt in starker oder einseitiger Ausprägung als unsicheres Pyramidenbahnzeichen.
(A) Die Nervenwurzel C5/6 prüft man beispielsweise mit dem **Bizeps-Sehnen-Reflex** (BSR).

(B) Die Reflexe der Babinski-Gruppe sind Pyramidenbahnenzeichen und umfassen den **Babinski-Reflex** (Kratzen an der lateralen Fußsohle), den **Oppenheim-Reflex** (kraftvolles Entlangstreichen an der Tibiakante), den **Gordon-Reflex** (Drücken der Wadenmuskulatur) den **Chaddock-Reflex** (kräftiges Bestreichen des äußeren Randes des Fußrückens), das **Clauß-Zeichen** (Beugung des Knies gegen Widerstand) und den **Strümpell-Reflex.** Sie werden als positiv bewertet, wenn die Großzehe dorsalextendiert.

(D) Das **Trömner-Zeichen** ist ein Muskeleigenreflex, kein Fremdreflex.

(E) Der **Greifreflex** bezeichnet das unbewusste Umgreifen und Festhalten von Gegenständen, die die Handflächen eines Säuglings berühren. Er kann bis zum Alter von drei Monaten ausgelöst werden. Bei Demenzen kann der Greifreflex wieder auftreten und ist damit ein Zeichen frontalkortikaler Enthemmung.

68 Antwort: E

Die Abbildung Nr. 36 der Bildbeilage zeigt eine T2-gewichtete axiale MRT-Aufnahme auf Höhe der Basalganglien. Auffällig ist eine Signalanhebung im Bereich der **rechten Insel,** des **Putamens,** des **Globus pallidus** und des **Knies der inneren Kapsel.** Die CT-Aufnahme (Abbildung Nr. 37 der Bildbeilage) auf selber Höhe zeigt ein Hypodensität in der gleichen Lokalisation als Ausdruck eines ischämischen Schlaganfalls mit einer zentralen, hyperdensen (= „weißlichen“) Formation. Letztere entspricht der sekundären Einblutung („hämorrhagische Inbibierung“) unter oraler Antikoagulation mit Phenprocoumon (Marcumar®). Der Schlaganfall liegt im Versorgungsgebiet der A. cerebri media.

Da die Läsion supratentoriell liegt, müssen die motorischen und (!) die sensiblen Ausfälle kontralateral zur Läsion vorhanden sein. **(A), (B) und (D) sind falsch.**

Einerseits liegt die Läsion im Media-Stromgebiet (die Motorik des Beins ist mantelkantennahe im Stromgebiet der A. cerebri anterior lokalisiert), zum anderen ist von der inneren Kapsel (Capsula interna) besonders das Knie (Kopf- und Armmotorik!) – und weniger der hintere Schenkel (Beinmotorik!) – betroffen. Deswegen ist die für das Bild typische Klinik eine **brachiofazial betonte Hemiparese mit Hemihypästhesie kontralateral zur betroffenen Hirnhälfte (E).**

69 Antwort: C

Die Patientin ist der Kasuistik zufolge **schwer dysarthrisch,** befolgt aber mit der nicht-betroffenen Seite prompt und korrekt alle Aufforderungen. Demzufolge hat sie **kein Sprachverständnisproblem.** Dennoch könnte die Patientin eine aphasische Störung mit den unter (A), (B), (D) und (E) genannten Symptomen haben, zumal die linke Hirnhälfte vom Schlaganfall getroffen worden ist. Da in der Kasuistik aber keinerlei Aussagen zu den sprachlichen Äußerungen der Patientin gemacht werden, muss man wohl die Dysarthrie (also die verwaschene Artikulation, [C]) als den Grund für die gestörte Kommunikation ansehen.

(A) **semantische Paraphasie:** Fehlerhaftes Auftreten eines Wortes in der Standardsprache, das zum Zielwort entweder eine bedeutungsmäßige Ähnlichkeit hat oder grob abweicht, z.B. Vater statt Mann, Einbringen statt Einbrechen, Birne statt Lampe.

(B) **phonematische Paraphasie:** lautliche Veränderung eines Wortes, z.B. Spille statt Spinne, Tock statt Stock, Bansane statt Banane.

(D) **Neologismen:** Wörter, die in der Standardsprache aus lautlichen/semantischen Gründen nicht vorkommen (phonematische/semantische Neologismen), z.B. „Beißfrucht“ für Apfel.

(E) **Para-/Agrammatismus:** Störung der Grammatik nach abgeschlossener Sprachbildung, z.B. einfache fehlerhafte oder sehr kurze Satzstrukturen (Telegrammstil), fehlerhafte Konjugationen/Deklinationen.

70 Antwort: D

(A) Da die Hypophyse auf diesen beiden CT-Aufnahmen nicht erfasst ist (Aufnahmen zu weit kranial!), kann es sich auch nicht um eine **Verkalkung der Hypophyse** handeln.

(B) Der **Ventrikel der vom Hirninfarkt betroffenen (rechten) Seite** ist im Gegenteil sogar gering schmächtiger, als auf der linken Seite. Das ist in beiden Untersuchungen der Fall, so dass es nicht lagerungs-, sondern anlagebedingt ist. Eine solche Anomalie hat aber in diesem Ausmaß nichts zu bedeuten.

(C) Es ist fast genau umgekehrt. Die **hypodensen Flecken** entsprechen dem umgebenden **Ödem** und das **hyperdense Areal** im CCT entspricht einer **blutigen Imbibierung des ischämischen Infarktes.**

(D) Richtig. Eine **parenchymatöse Blutung wird im CCT früher sichtbar als ein ischämischer Hirninfarkt,** weil die Einblutung sofort als hyperdenses Signal nachweisbar ist. Die ersten Anzeichen eines Infarktes hingegen (Ödem – siehe Tabelle) kann man im CT erst nach 3 bis 6 Stunden erkennen.

Zeitdauer	Pathologie	CT-Befund
< 3 Std.	– Schwellung der Endothelzellen – perizelluläres Ödem	– normal
3–6 Std.	– Ödem der Nervenzellen – Schwellung von Mikroglia und Astrozyten	– beginnendes Infarktödem als unscharf begrenztes, hypodenses Areal
6–24 Std.	– Zerfall der Nervenzellen – Leukozyteninfiltration	– Zunahme der Hypodensität – Verschärfung der Konturen des Infarktareals
24–48 Std.	– Karyorrhexis der Neuronen	– weitere Zunahme der Hypodensität und der raumfordernden Wirkung des Ödems
2–7 d	– Makrophageninfiltration – Einsprossung von Gefäßen	– maximale Ödemausbildung
7 d–Wochen	– Organisation – Narbenbildung	– Organisation als Glianarbe/zystischer Defekt

(E) Die **Kontrastzunahme durch hämorrhagische Infarzierung des Infarkts** wird durch das **frische, hyperdense Blut** verursacht. Ein **„Enhancement"** bezeichnet lediglich eine Anreicherung nach **Kontrastmittelgabe.**

71 Antwort: E

Bei der Pathogenese der **arteriellen Verschlusskrankheit** überwiegt die **Atherosklerose** als Ursache. Sie liegt bei einer pAVK in 90 %, bei einer KHK in 95 % und bei einer Durchblutungsstörung der Hirnarterien in 79 % der Fälle zugrunde. Andere Ursachen sind entzündliche Prozesse (z.B. Thrombendangitis obliterans), rezidivierende Embolien oder fibromuskuläre Dysplasie.

Hauptrisikofaktoren der Atherosklerose sind Hypertonie, Rauchen, Hyper- und Dyslipoproteinämien **(C)** und Diabetes Mellitus **(B).**

(A) **Homocystein** (zwei Moleküle Homocystein → Disulfid Homocystin):
Durch genetischen Methylen-Tetrahydrofolat-Reduktase (MTHFR)-Mangel oder Vitaminmangelzustände (Cofaktoren der MTHFR: Vitamin B6, B12 und Folsäure) kann die Remethylierung von Homocystin zu Methionin gestört sein, wodurch es zur Erhöhung von Homocystin im Serum kommt.

Wert	Interpretation
15–30 μmol/l	meist Vitaminmangel
31–100 μmol/l	V.a. heterozygote Homocystinämie
>100 μmol/l	V.a. homozygote Homocystinämie

In der Klinik führt das zu einem **erhöhten Risiko für atherosklerotische Erkrankungen** (koronare Herzkrankheit, arterielle und venöse Thrombosen, zerebrovaskulärer Insult) und einer Anämie. Bei einem Anstieg von Homocystin über den Normbereich um jeweils 5 mol/l soll sich demnach das KHK-Risiko um 60 % (Männer) bzw. 80 % (Frauen) erhöhen. Die Gabe von Acetylsalicylsäure zur Infarktprophylaxe (Herzinfarkt, Apoplex) sollte erwogen werden.

(B) **Hb-A1c** (glykolisiertes Hämoglobin) korreliert mit Höhe und Dauer hyperglykämischer Stoffwechsellagen und dient zur Kontrolle der Stoffwechseleinstellung der letzten 4 (–12) Wochen bei Diabetikern und zur Primärdiagnose eines **Diabetes mellitus.** Dieser kann jedoch durch einen normalen Hb-A1c-Wert nicht ausgeschlossen werden. Diabetes mellitus ist einer der Hauptrisikofaktoren der Atherosklerose.

(C) **LDL** spielen bei der **Atherogenese** eine zentrale Rolle. LDL entstehen aus VLDL und transportieren 70 % des Plasmacholesterins in das periphere Gewebe. **HDL** kann Cholesterin von peripheren Geweben aufnehmen und wieder der Leber zuführen. Der HDL-Fraktion kommt somit eine gefäßprotektive Bedeutung zu (antiatherogene Wirkung).

(D) **Fibrinogen** ist ein Faktor der Blutgerinnung und zählt zu den Akute-Phase-Proteinen. Bei einer Dysfibrinogenämie wird meist ein verminderter Aktivitätsnachweis bei normaler Konzentration gefunden. Eine Dysfibrinogenämie führt meist zu einer Thrombophilie. Eine hämorrhagische Diathese wird auch beobachtet.

(E) **Procalcitonin (PCT)** ist das Prohormon des Calcitonins und dient als **Entzündungsparameter.** Die Freisetzung bzw. Synthese von PCT wird im Wesentlichen durch **bakterielle Endotoxine,** in geringerem Umfang aber auch von Pilzen und von Parasiten induziert. Die Serumkonzentration korreliert mit dem Schweregrad der Entzündung. Bei viralen, neoplastischen und Autoimmunerkrankungen ist kein oder nur ein geringer Anstieg (< 2,0 ng/ml) von PCT zu beobachten. Anhand des PCT lassen sich infektiöse von nichtinfektiösen systemischen Entzündungsreaktionen wie das „Systemic Inflammatory Response Syndrome" (SIRS) differenzialdiagnostisch abgrenzen. Im Vergleich zu anderen, in der klinischen Routinediagnostik verwendeten Infektionsparametern wie CRP oder Leukozyten, zeigt PCT einen deutlichen Vorteil zur Diagnose, Verlaufsbeurteilung und prognostischen Beurteilung schwerer bakterieller Infektionen und der Sepsis. Ein Nachteil der PCT-Bestimmung sind die hohen Kosten im Vergleich zu den klassischen Entzündungsparametern.

72 — Antwort: A

Sinnvoll zur Beantwortung dieser Frage wäre, sich noch einmal das plasmatische Gerinnungssystem zu veranschaulichen. Siehe Lehrbücher der Physiologie.

(A) **Richtig. Alteplase (rT-PA)** ist ein **rekombinanter tissue type plasmonigen activator.** Beim akuten ischämischen Schlaganfall kann es innerhalb von drei Stunden nach Symptom-Beginn und nach Ausschluss einer akuten Blutung als Thrombolytikum eingesetzt werden. **Fibrinselektiv** wird überwiegend das **Fibrin-gebundene Plasminogen aktiviert.** Systemische Effekte zeigen sich dabei nicht.

(B) **Clopidogrel** wurde bereits in Frage 103 behandelt. Zur Thrombolyse dient Clopidogrel nicht. Im Rahmen der Hemmung der ADP-abhängigen Thrombozytenaktivierung findet es Verwendung in der **Rezidivprophylaxe** ischämischer Ereignisse wie Myokardinfarkt oder Apoplex.

(C) **Dipyridamol** verstärkt die aggregationshemmenden Effekte von Adenosin. Es gilt zudem als **Koronardilatator** allerdings mit der Gefahr eines **steal-Effektes** bei Koronarstenosen. Dabei kann es zu akuten Angina pectoris-Anfällen kommen. Heute wird Dipyridamol als Medikament in der **Rezidivprophylaxe** nach ischämischen Insulten und TIA verwendet.

(D) **Ticlopidin ist, wie Clopidogrel,** ein Hemmer der ADP-abhängigen Thrombozytenaggregation.

(E) **Desirudin** ist ein **AT-III unabhängiger Inhibitor von Thrombin.** Fibrinolytische Aktivität hat es nicht. Eingesetzt wird es zur Prophylaxe der tiefen Beinvenenthrombose und als Heparin-Ersatz bei bekannter HIT (Heparin induzierte Thrombopenie).

73 Antwort: B

(A) Mit 68 Jahren ist die Patientin mit Sicherheit noch nicht zu alt für eine Lysetherapie. Bedenken hat man erst **ab dem 75. Lebensjahr** und selbst da kommt es auf den Allgemeinzustand der Patientin an.

(B) Richtig. Seit ihrer Operation nimmt die Patientin ASS 100 mg, also einen **irreversiblen Hemmer der Thrombozytenaggregation** im arteriellen System. In der wichtigen Fachliteratur ist die Einnahme von ASS nicht direkt als Kontraindikation zur Lyse beschrieben. Da es sich aber um einen irreversiblen Hemmer handelt, ist die **Gefahr einer sekundären Einblutung** nach der Lyse massiv erhöht. Da es kein Antidot gegen ASS gibt, würde eine Lyse unter diesen Umständen keinesfalls durchgeführt werden.

(C) Als Zeitspanne zwischen Symptomatik und Lysetherapie gilt eine dead-line von **3 Stunden.**

(D) Herzrhythmusstörungen stellen keine Kontraindikation dar.

(E) Keine Kontraindikation.

74 Antwort: D

(A) Bei **ischämischen Schlaganfällen** ist in der **Akutphase** ein hoher Blutdruck sinnvoll, um das an die Ischämie angrenzende Gewebe (die „Penumbra“) ausreichend zu perfundieren. Oft kommt es nach einem Schlaganfall schon automatisch zu einem Blutdruckanstieg („Erfordernishochdruck“). Um die Penumbra nicht zu gefährden, toleriert man bei rein ischämischen Infarkten **systolische Drücke zwischen 160–200 mmHg.** Bei der Patientin hingegen ist es unter Marcumar® zu einer **sekundären Einblutung** gekommen. In diesem Fall würde man versuchen, den systolischen Druck zwischen **130 und 160 mmHg** zu halten, damit einerseits der Perfusionsdruck ausreichend hoch ist, andererseits das Nachblutungsrisiko nicht zu groß wird.

(B) Hier wird der Prüfling mehrfach irregeleitet: Zum einen **wirken Steroide,** die man bei Schädelhirntraumata und besonders bei Hirntumoren erfolgreich zur Behandlung eines Hirnödems einsetzt, **nicht** in der Behandlung des **ischämisch bedingten Infarktödems.** Zum anderen würde man zur Hirndrucksenkung Dexamethason verwenden. Fludrocortison (Astonin H®) ist nämlich ein Mineralokortikoid, das über eine natriumretinierende Wirkung den Blutdruck anhebt. Es wird eingesetzt in der Behandlung einer (orthostatischen) Hypotonie.

(C) In der Akutphase des ischämischen Schlaganfalls sollten **hohe Blutzuckerspiegel unbedingt vermieden** und sogar ggf. mit Altinsulin gesenkt werden. Laut Studienlage erwartet Patienten mit normoglykämischer Stoffwechsellage in der Akutphase des Schlaganfalls mittelfristig ein günstigeres Ergebnis. Die zugrunde liegende Pathophysiologie ist unklar.

(D) Bei Fieber (38,1 °C rektal) in der Akutphase des Schlaganfalls sind **antipyretische Maßnahmen** angezeigt, weil sich eine normale Körpertemperatur wie die Normoglykämie als **positiv auf das Ergebnis auswirkender Faktor** herausgestellt hat.
(E) Eine Kopftieflagerung ist nicht indiziert, insbesondere nicht bei blutig-transformierten ischämischen Hirninfarkten.

75 — Antwort: C

Um es gleich vorweg zu sagen: In Kenntnis der in der Kasuistik genannten Umstände, ist aktuell keine der genannten Maßnahmen bei dieser Patientin angezeigt.
(A) Die Patientin hat zwar eine Dysarthrie, aber in der Kasuistik wird ihr Schluckreflex und damit der Schluckakt als intakt beschrieben. Damit scheidet eine PEG bei dieser Patientin als sinnvolle Maßnahme aus. PEGs werden in der Regel nach (großen) **Hirnstamminfarkten** bzw. **Hirnmassenblutungen** oder **maligen Mediainfarkten** in Erwägung gezogen.
(B) **Bettruhe** ist nur bei **kardiovaskulär oder hämodynamisch instabilen** Patienten zu empfehlen. Ansonsten ist eine Frühmobilisation nicht zuletzt zur Vermeidung von Komplikationen der Immobilisation (z.B. Pneumonie) sinnvoll, selbst bei eingebluteten Infarkten.
(C) Wie Normothermie und Normoglykämie ist **Infektfreiheit ein positiver Prädiktor** für ein insgesamt **besseres Behandlungsergebnis**. In der Regel wird die Indikation für eine Antibiose bei Verdacht auf eine bakterielle Infektion recht großzügig gestellt. Im aktuellen Fall der Frau H. ist aber von keiner Infektion die Rede – ein CRP-Anstieg ist recht häufig nach Schlaganfällen, zumal CRP ein Akutphaseprotein ist –, also muss die Antibiose „vom streng Logischen her" nicht sein – aber man kann ja großzügig sein.
(D) Die Anfallsprophylaxe nach Hirninfarkten wird uneinheitlich gehandhabt. Bei asymptomatischen Patienten kann eine antikonvulsive Behandlung durchaus auch schädlich sein. Sicher behandlungsbedürftig wäre die Patientin, wenn wiederholt epileptische Anfälle aufgetreten wären.
(E) Dantrolen ist ein peripheres Muskelrelaxans, das in geringen Fällen lebertoxisch wirkt. Wegen seines Nebenwirkungsprofils (Leberschäden) wird es fast nur noch bei der Behandlung des malignen Neuroleptikasyndroms eingesetzt. **Prophylaktisch wird Dantrolen nicht verordnet** – andere Spasmolytika aber auch nicht.

76 — Antwort: E

„Frau H. lernt wieder zu gehen. Das Gangbild von Frau H. kann jetzt so beschrieben werden: Das betroffene, gestreckte, hypertone Bein wird mühsam mit Zirkumduktion nach vorne geführt bei unauffälliger Schrittlänge. Der Arm ipsilateral wird dabei angewinkelt gehalten, die Gegenseite ist unauffällig."
Hier wird das „**Wernicke-Mann-Gangbild**" einer Patientin mit Hemiparese beschrieben.
(A) Beim **Trendelenburg-Hinken** kippt das Becken der betroffenen Seite beim Durchschwingen des gesunden Beines ab, weil der M. gluteus medius, der bei der Nutzung der Beckengürtelmuskulatur aktiv ist, nicht ausreichend innerviert wird.
(B) Beim **Duchenne-Hinken** sind auch die Hüftabduktoren geschwächt. Beim Gehen wird der Oberkörper deutlich auf die Standbeinseite übergehängt, damit das Spielbein durchschwingen kann. Damit entsteht ein „Watschelgang".
(C) Ein **spastisch-ataktischer Gang** ist breitbasig und unsicher (wegen der Ataxie), gleichzeitig sind die Beine und Füße auf beiden Seiten voll durchgestreckt (wegen der Spastik in den Beinen). Da beide Beine von der Spastik (und damit von einer spastischen Spitzfußstellung) betroffen sind, müssen **beide Beine** zirkumduziert werden.
(D) Ein **paraspastisches Gangbild** hat große Ähnlichkeiten mit dem spastisch-ataktischen Gangbild. Es unterscheidet sich von diesem besonders durch eine schmale Basis.

Fallstudie III (Aufgaben 77–91)

77 **Antwort: B**

Die **Lyme-Borreliose** wird hervorgerufen durch **Borrelia burgdorferi,** ein dünnes, flexibles, helixartig gewundenes, intensiv bewegliches Bakterium aus der Familie der Spirochäten. Natürliches Reservoir der Lyme-Borrelien sind Wildtiere, die im Lebenszyklus von Zecken eine Rolle spielen. Lyme-Borrelien kommen überall auf der nördlichen Halbkugel vor, wobei jedoch Endemiegebiete existieren. Die **Übertragung** geschieht durch den Biss des Holzbocks (= Ixodes ricinus = häufigste Schildzecke in Mitteleuropa).

Nach einer **Inkubationszeit** von 3–30 Tagen kommt es unbehandelt zu einem typischen, jedoch nicht immer zutreffenden **Krankheitsverlauf in drei Stadien:**

- **Stadium I:** Leitsymptom ist das **Erythema chronicum migrans.** Des Weiteren tritt eine **lokale Lymphadenopathie** auf. **(B) ist richtig.**
  Das **Erythema (chronicum) migrans** ist eine sich von der Bissstelle zentrifugal ausbreitende Rötung im Sinne eines hellroten, langsam wachsenden Rings mit zentraler Abblassung.
- **Stadium II:** Leitsymptom hier ist die **lymphozytäre Meningoradikulitis Bannwarth.** Das Erythema chronicum migrans hat sich in ein diffuses Erythem umgewandelt. Weitere Symptome sind **Lymphadenosis benigna cutis, Fazialisparese, aseptische Meningitis, kurze Arthritisanfälle, Karditis** und **atrioventrikulärer Block.**
- **Stadium III:** Leitsymptome sind die **Acrodermatitis chronica atrophicans** und die **Arthritis.** Die **chronische Enzephalomyelitis** ist eine seltene Spätkomplikation.

Die **Diagnostik** erfolgt durch direkten mikroskopischen und kulturellen Nachweis, PCR erregerspezifischer DNA und Antikörpernachweis, welcher das diagnostische Mittel der Wahl ist. Im Stadium I und II erfolgt die **Therapie** mittels Amoxycillin, Cefuroxim, Doxycyclin oder Makrolide. Im Stadium III mittels Ceftriaxon.

(A) Beim **Erythema anulare centrifugum** handelt es sich um ring-, bogenförmige oder polyzyklische Herde mit ca. 1 cm breitem, hellrotem, leicht erhabenen Rand. Abblassende alte Herde existieren neben neu aufgetretenen Herden. Ursache sind meist **Medikamenten-** oder **Infektallergien.** Selten spielen **paraneoplastische Syndrome** eine Rolle.

(C) Das **Erythema (exsudativum) multiforme** ist eine **akute Vaskulitis des Koriums** mit typischen Hautveränderungen. Es handelt sich hierbei um eine **allergische Reaktion** bei Herpes-simplex-Infektion, Mycoplasma-pneumoniae-Infektion oder Medikamenteneinnahme (Pyrazolonderivate, Sulfonamide). Die Herde bilden sich nach Auftreten von rheumatischen Prodromalsymptomen als runde, scheibenförmige, im Zentrum bläuliche, am Rand hellrote, kokardenartige Herde. Teilweise bilden sich im Zentrum Blasen. Durch Zusammenfließen der einzelnen Herde entwickeln sich girlandenförmige Verläufe. Sie treten vor allem an Unterarmstreckseiten, Handtellern und Fußsohlen auf.

(D) **Erythema infectiosum (acutum) = Ringelröteln.** Erreger ist das **Parvovirus-B-19,** das einzige humanpathogene Virus der Parvoviren, welche zu den kleinsten Viren gehören. Nach Infektion mit Parvovirus-B-19 vermehrt sich das Virus in den Erythrozytenvorstufen im Knochenmark. Diese werden dabei zerstört und es kommt bei vorher schon anämischen Patienten zu aplastischen Krisen. Beim sonst Gesunden ist die Infektion meist ohne Bedeutung. Bei Kindern lösen die Viren häufig die harmlosen Ringelröteln aus. Als Komplikation kann eine Arthritis auftreten. Eine Infektion in der Frühschwangerschaft führt häufig zum **Abort,** während eine Infektion in der Spätschwangerschaft zu Fetusschäden, vor allem **Hydrops fetalis,** führt.

(E) Das **Erythema nodosum (= Knotenrose)** ist eine **akut-entzündliche Hauterkrankung der Subkutis mit perivaskulärer Infiltration und sekundärer Granulombildung.** Es handelt sich um über mehrere Tage neu auftretende rote, bis 5 cm große, unscharf begrenzte und nur gering erhabene, druckschmerzhafte Knoten mit teigig-derber Konsistenz. Durch Hämoglobinabbau verfärben sich die Knoten von livid-rötlich nach gelb-grünlich. Die Herde treten symmetrisch an Unterschenkelstreckseiten, Knie- und Fußgelenken, Unterarmen und Gesäß auf. Begleitet werden sie von systemischen Entzündungsreaktionen und einem allgemeinen Krankheitsgefühl. Ursache ist eine **allergische Hautreaktion** im Sinne einer **Immunkomplexvaskulitis** und eine **zellvermittelte Überempfindlichkeitsreaktion vom verzögerten Typ** im Zusammenhang mit **Infektionskrankheiten** wie Tuberkulose, Streptokokkeninfektion, Lymphogranuloma inguinale, Katzenkratzkrankheit, Ornithose, Yersiniose oder Toxoplasmose. Auch bei der **Sarkoidose** und dem **Morbus Crohn** kann es zum Erythema nodosum kommen.

78 Antwort: A

(A) **Adams-Stokes-Anfälle** bezeichnen die klinischen Symptome, die im Rahmen eines **AV-Block III°** (in Kenia abgeleitetes EKG – Abbildung Nr. 44 der Bildbeilage) auftreten: Die länger andauernde **Asystolie** zwischen Auftreten der totalen Unterbrechung der AV-Überleitung und Einsetzen eines Kammerersatzrhythmus führt nach 3–5 sek zu Blässe und Schwindel, nach 10–15 sek zu **Bewusstseinsverlust**, nach 20–30 sek zu Krampfanfällen, nach 30–60 sek zu Atemstillstand und nach 3 min. zu irreversiblen Hirnschäden oder Tod. Jeder Anfall **kann tödlich** enden. Im Rahmen einer Borreliose kann es zu einer Myokarditis kommen. Hierbei kann durch die Entzündung auch das Reizleitungssystem in Mitleidenschaft gezogen werden, so dass auch ein AV-Block III° auftreten kann.

(B) Bei einer **chronischen Borrelien-Enzephalomyelitis** kann es zu Bewusstseinsstörungen kommen. In Zusammenschau mit dem EKG-Befund ist diese Diagnose jedoch unwahrscheinlich.

(C) Die **Hypsarrhythmie** ist ein Begriff aus der Elektroenzephalographie und bezeichnet einen typischen Befund für die **Blitz-Nick-Salaam-Krämpfe** (Petit-mal-Epilepsie im Kindesalter).

(D) Die **Pericarditis epistenocardica** tritt in der 1. Woche nach einem Myokardinfarkt über größeren epikardnahen Infarktgebieten auf. Für einen vorausgegangenen Infarkt fehlen typische Symptome in der Anamnese wie z.B. heftiges thorakales Schmerzereignis. Das EKG (Abbildung Nr. 43 der Bildbeilage) kann jedoch diesbezüglich in die Irre führen:
In den Ableitungen II, III und aVF zeigen sich **negative T-Wellen,** was auch der Fall im **Rückbildungsstadium eines Hinterwandinfarktes** ist. Hierbei wären jedoch auch **Q-Zacken** vorhanden. Auch bei einer **Perikarditis** sowie gemeinerweise bei einem Nicht-ST-Hebungsinfarkt (NSTEMI) können negative T-Wellen in den vorliegenden Ableitungen auftreten. Der **NSTEMI** ist tatsächlich eine wichtige Differenzialdiagnose zu der hier vorliegenden **Borrelien-Myokarditis.**

(E) Gegen die **orthostatische Dysregulation** spricht, dass der Patient in beiden geschilderten Beispielen im Sitzen von den Anfällen überrascht wurde. Darüber hinaus bietet der EKG-Befund eine ausreichende und schlüssige Erklärung.

79 Antwort: C

Die Abbildung und die Fallbeschreibung (Förster, bereits abgelaufenes Erythema chronicum migrans, „rote Stellen" seit mehreren Monaten am Ellenbogen) sprechen am ehesten für fibroide Knoten im Rahmen einer Acrodermatitis chronica atrophicans bei dem 41-jährigen Patienten. Die **Lyme-Borreliose** (Synonyme: Erythema migrans Krankheit, Lyme-disease) wird durch die Spirochäte Borrelia burgdorferi verursacht. Die Krankheit wird in der Regel durch den Hauptvektor Zecke (Ixodes ricinus) übertragen. Besonders in Wald- und Weidegebieten Europas ist diese Zecke verbreitet. Nahezu alle Organe können von der Erkrankung betroffen sein, bevorzugt werden jedoch die Haut, das Nervensystem, die Gelenke und das Herz befallen. Die Erkrankung verläuft stadienhaft:

Stadium I (Frühstadium): Tage bis Wochen nach Zeckenstich

- Erythema chronicum migrans: leicht erhabenes Erythem, das zentral abblasst und sich zentrifugal ausbreitet
- Lymphadenosis cutis benigna: Knoten von rot-livider Farbe meist im Bereich des Zeckenstichs, v.a. an Ohr, Gesicht, Mamille
- eventuell auch Entwicklung von Allgemeinsymptomen (Krankheitsgefühl, multiple Erytheme)

Stadium II (Spätstadium): Wochen bis Monate nach Zeckenstich

- Organmanifestationen, wie z. B. Karditis, Meningopolyneuritis (auch Fazialisparese und Abduzensparese), Oligoarthritis, Splenomegalie, Konjunktivitis, Lymphadenitis

Stadium III (Chronisch-persistierendes Stadium): Monate bis Jahre nach Zeckenstich

- **Acrodermatitis chronica atrophicans Herxheimer:** zunächst streifige Aufquellung der Haut in gelenknahen Gebieten und an den Extremitätenstreckseiten. Anschließend Induration, livide Verfärbung und Atrophie mit Verlust des subkutanen Fettgewebes.
  Gelenknah können verkalkende Knoten entstehen. Die Sensibilität kann gestört sein.
- chronische **Arthritis,** Enzephalomyelitis, Polyradikulopathie

Diagnose: Klinik, IgG- und IgM-Antikörpernachweis, evtl. Anzüchten von Borrelien auf Spezialnährboden

Therapie: Tetrazykline, Amoxicillin, Cephalosporin, Penicillin.

(A) **Lymphadenosis cutis benigna:** gutartige, rückbildungsfähige Proliferation lymphatischer Zellen, die häufig im Frühstadium einer Borrelieninfektion auftritt, aber auch nach Herpes zoster oder simplex, Hyposensibilisierung, Medikamenteneinnahme und im Bereich von Tätowierungen vorkommen. Bei der borrelienassoziierten Lymphadenosis cutis benigna findet sich die Hautveränderung vorwiegend im Bereich der alten Zeckenstichstelle (Gesicht, Ohrläppchen, Mamille, Nacken, Achsel u.a.). Klinisch zeigen sich Knoten von rotlivider Farbe, die solitär oder multipel auftreten können. Auch indurierte Infiltrate können vorkommen.

(B) **Erythema nodosum:** Auftreten von druckschmerzhaften, unscharf begrenzten, roten bis lividroten kutanen-subkutanen Knoten v.a. an den Unterschenkelstreckseiten. Die Knoten können die Farbänderung eines Hämatoms durchlaufen. Ursachen sind Infektionen (z. B. bei Streptokokken-Infekten, Tuberkulose, Brucellose, Yersiniose, Sporotrichose, Toxoplasmose, infektiöse Mononukleose), maligne Erkrankungen (z.B. M. Hodgkin), chronisch-entzündliche Erkrankungen (z.B. Sarkoidose, M. Crohn, Colitis ulcerosa), Schwangerschaft oder Medikamente (z.B. Pyrazolone, Sulfonamide, Kontrazeptiva, Salizylate).

(D) Das Erythema induratum (Bazin) (Syn.: Tuberculosis cutis indurativa) stellt eine knotige Gefäßentzündung in Form plattenförmiger, zuweilen erweichender und durchbrechender, blauroter, derber Infiltrate in den tiefen Hautschichten der Waden dar. Es tritt v.a. bei jungen Frauen mit Tuberkulose der Eingeweide auf. Der Verlauf ist meist chronisch mit spontaner vernarbender Abheilung einzelner Knoten. Die Therapie erfolgt u.a. Tuberkulostatika.

(E) Beim Furunkel handelt es sich um eine vom Haarfollikel ausgehende abszedierende Entzündung, die meist durch Staphylokokkus aureus hervorgerufen wird. Prädisponierende Faktoren sind schlechte Hygiene, Diabetes mellitus, Atopie und gestörte Immunabwehr. Es besteht ein druckschmerzhafter Abszess im Bereich des Follikels, ggf. Fieber und Lymphangitis sowie hämatogene Streuung (cave! Oberlippen- und Nasenfurunkel: Gefahr der Sinus-cavernosus-Thrombose). Zur Therapie werden Antibiotika verabreicht. Lokal wird antiseptisch behandelt. Evtl. muss eine Stichinzision durchgeführt werden.

80 Antwort: C

Schwer verständlich formulierte Frage! Man will eigentlich zwei Sachverhalte abfragen:
- Welche unerwünschten Arzneimittelwirkungen können von Amitriptylin ausgehen?
- Welches der genannten Symptome könnte im Rahmen einer neurologischen Krankheit gemeinsam mit Ataxie, den Sensibilitätsstörungen und den Liquor- und Kernspinbefunden auftreten?

Amitriptylin ist ein trizyklisches Antidepressivum mit einer **deutlich anticholinergen** Komponente. Es wird von Neurologen gerne zur Behandlung **neuropathischer Schmerzen** eingesetzt, wobei hinsichtlich der Wirkungsweise eine zentrale Modulation der Schmerzwahrnehmung postuliert wird. Die antidepressive Wirkung ist eher ein angenehmer Nebeneffekt. Zu den unerwünschten anticholinergen Wirkungen zählen **Sedation, Mundtrockenheit, Obstipation, Miktionsstörungen** bis hin zum Harnverhalt (C) und **Akkommodationsstörungen.** Besonders alte Menschen können unter Amitriptylin aufgrund anticholinerger Wirkung **verwirrt** und **vergesslich** werden.

(A) Ein Horner-Syndrom (Ptosis, Miosis, Enophthalmus) entsteht durch eine Läsion der zentralen oder peripheren Sympathikusbahn und erklärt sich nicht durch eine Neuroborreliose oder durch anticholinerge Wirkung. Allerdings kann sowohl beim Horner-Syndrom als auch bei der Amitriptylinbehandlung eine **Akkommodationsstörung** auftreten.

(B) Weder die Borreliose noch die Behandlung mit Amitriptylin haben hypertensive Krisen (also Blutdruckwerte > 220 mmHg systolisch und > 120 mmHg diastolisch) zur Folge.

(D) Speicheldrüsen werden cholinerg innerviert. **Amitriptylin** wird gerne bei neurodegenerativen Erkrankungen wie der amyotrophen Lateralsklerose oder Parkinson-Syndromen eingesetzt, um durch **Blockade der Speichelproduktion** übermäßigen Speichelfluss (Sialorrhoe) zu behandeln.

(E) Eine Stauungspapille deutet auf erhöhten **intrakraniellen Druck** hin. In der MRT bzw. der CT des Schädels würde man beispielsweise verstrichene Gyri und eine verwaschene Mark-Rinden-Grenze als Ausdruck eines **Hirnödems** oder erweiterte Liquorräume im Sinne eines **Hydrozephalus** finden. Beides ist bei dem Patienten nicht beschrieben. Amitriptylin hat keinen nennenswerten Einfluss auf den intrakraniellen Druck, kann aber den Augeninnendruck anheben.

81 Antwort: D

Die Anamnese mit einer **schleichend progredienten Erkrankung** mit Sensibiliätsstörungen und Ataxie weist entweder auf eine **chronisch-entzündliche** oder auf eine **(para-)neoplastische Ursache** hin. Zerebrovaskuläre Erkrankungen mit Embolien, die ja in der Regel schlagartige Symptome verursachen, sind extrem unwahrscheinlich. Und dennoch: Der Arzt veranlasst Doppleruntersuchungen zum Ausschluss zerebrovaskulärer Ursachen der Beschwerden (D).

Die **neurologische Ultraschall-Diagnostik** untersucht in der klinischen Routine nur die **hirnversorgenden und intrakraniellen Arterien** mittels Doppler- und Farbduplexsonographie. In machen neurologischen Kliniken werden auch Echokardiographien zum Ausschluss kardialer Embolienquellen von Neurologen durchgeführt.

Bei der **Dopplersonographie** der Gefäße wird ein Schallimpuls auf das Blutgefäß gesendet. Der Pulsfluss reflektiert diesen Schallimpuls, der vom Schallkopf wieder aufgenommen wird. Das Dopplergerät wandelt diese Information in eine **(eindimensionale) Pulsflusskurve (A-Mode)** um. Auf diese Weise kann man **Flussmuster** und **-geschwindigkeiten** darstellen. Bei der **Farbduplexsonographie wird die Pulsflusskurve in ein 2-dimensionales B-Bild** projiziert, so dass man das Blutgefäß mit seiner Wand und den darin vorhandenen Fluss untersuchen kann.

- Mit der Dopplersonographie kann Flussrichtung und Flussgeschwindigkeit untersucht werden. Damit kann man indirekt auf Stenosen schließen.
- Mit der Farbduplexsonographie kann man zusätzlich die Gefäßwände und damit Dissekate, atherosklerotische Plaques, Stenosen und Verschlüsse und deren Lokalisation darstellen.
- Die intrakraniellen Gefäße sind nur der einfachen Dopplersonographie zugänglich.

(A) Schilddrüsenveränderungen untersuchen Internisten, Radiologen oder Nuklearmediziner.

(B) Man kann mit transkranieller Sonographie durch das Os temporale hindurch versuchen, intrakranielle Strukturen wie Mittelhirn und das Ventrikelsystem zu untersuchen und damit auch Mittellinienverlagerungen festzustellen. Dazu benötigt man ein **2-dimensionales Bild (B-Mode).** Diese Methode ist jedoch nicht Routine.

(C) Mit der Dopplersonographie kann man **allenfalls indirekt** einen ischämischen Infarkt nachweisen, indem man nach einem Gefäßverschluss sucht. Wie gesagt, ein ischämischer Schlaganfall steht bei dem Patienten gar nicht zur Debatte. Die sensitivste Methode zum Nachweis frischer Schlaganfälle ist die **diffusionsgewichtete MRT.** Mit ihr können bereits nach einer Stunde ischämische Areale nachgewiesen werden.

(E) Eine unmittelbare Darstellung des Liquorflusses ist mit der Sonographie mangels Schallfensters nicht möglich. Es gibt aber spezielle MRT-Sequenzen, die dies vermögen.

82 — Antwort: A

Die MRT des Kopfes und der HWS zeigt multiple kleine, disseminierte Marklagerläsionen. Dies ist typisch für entweder **vaskuläre Läsionen** (im Sinne einer Vaskulitis oder einer Mikroangiopathie) oder **chronisch-entzündliche ZNS-Erkrankungen.** Die Tatsache, dass einzelne Läsionen **Kontrastmittel anreichern,** spricht für eine **aktive entzündliche Aktivität** dieser Herde. Die einzige Erkrankung, die nicht entzündlich, sondern neurodegenerativ ist, ist die amyotrophe Lateralsklerose (ALS). **(A) ist somit falsch.**

(A) Das ist die gesuchte Falschantwortaufgabe. Die ALS ist eine Systemdegeneration, bei der das **erste (obere) Motoneuron** im Motorkortex, dessen Axon, das die Pyramidenbahn ausmacht, und das **zweite (untere) Motoneuron** im Vorderhorn des Rückenmarks zugrunde gehen. Folge der Degeneration des oberen Motoneurons ist eine spastische Parese mit Hyperreflexie, während es aufgrund des Absterbens des zweiten Motoneurons zu atrophen Paresen mit Faszikulationen und schwachen Reflexen kommen kann. Die **Kernspinbildgebung ist in aller Regel unauffällig.** Nur in sehr rasch progredienten Fällen und im fortgeschrittenen Stadium kann man eine Atrophie des Gyrus praecentralis und eine gliotische Signalveränderung entlang der Pyramidenbahn erkennen.

(B) Die Multiple Sklerose ist das Paradebeispiel einer chronisch-entzündlichen ZNS-Erkrankung, bei der eine **disseminierte Autoimmunentzündung,** die sich gegen Oligodendroglia richtet, zu Entmarkungsherden in der weißen Substanz von Hirn und Rückenmark führt. In der MRT machen sich diese Entmarkungsherde („MS-Plaques") als **multiple kleine Flecken** bemerkbar, die bevorzugt periventrikulär angeordnet sind. Aktive MS-Plaques reichern Kontrastmittel an.

(C) Bei der Neurolues kommt es zu einer **Begleitvaskulitis,** die sich im ZNS entlang kleiner Arterien und Arteriolen ausbreitet. In der MRT erkennt man, wie bei der MS **multiple Läsionen im Marklager,** die aber anders als bei der MS, auch kortikal liegen können.

(D) Die Neurosarkoidose ist eine seltene Manifestationsform der Sarkoidose. Im Hirn und Rückenmark kommt es zu **granulomatösen Entzündungen,** die sich bildgebend unwesentlich von den MS-Veränderungen unterscheiden. Wie bei der MS reichern aktive Entzündungen Kontrastmittel an.

(E) Der SLE verursacht wie die Lues **vaskulitische Veränderungen** mit disseminierten kleinen Entzündungsherden.

83 **Antwort: C**

Der Liquorbefund ergab eine **Pleozytose** (Erhöhung der Zellzahl, v.a. Lymphozyten und Plasmazellen), einen leicht **erhöhten Eiweißgehalt** und **Albumin-Liquor/Serumkonzentrationsquotient,** eine **intrathekale IgG- und IgM-Synthese** und einen deutlich **erhöhten Borrelien-IgG-Antikörper-Index** (Liquor-Serum-Index). Die Glukosekonzentration ist normal.

(A) Der normale **Glukosegehalt** des Liquors beträgt **50–70 % des Blutzuckerwerts,** liegt also in unserem Fallbeispiel im Normbereich. Eine erniedrigte Glukosekonzentration ist typisch für bakterielle Meningitiden, gleichzeitig ist dabei das Laktat im Liquor erhöht. Bei der Differenzialdiagnose gegenüber viralen Entzündungen ist dies hilfreich, da dort beide Parameter im Normbereich liegen.

Die Diagnose der **Neuroborreliose** ergibt sich aus der Kombination einer typischen klinischen Symptomatik, entzündlicher Liquorveränderungen (evtl. nicht im ganz frühen Stadium) und der positiven Borrelienserologie im Liquor:

- **Pleozytose** (zahlreiche aktivierte Lymphozyten, Plasmazellen)
- **Schrankenstörung** (Anstieg des Albumin-Liquor/Serumkonzentrationsquotient; erhöhter Eiweißgehalt) **(B)**
- **Intrathekale Immunglobulinsynthese** (akut: IgM > IgG und IgA; chronisch: IgG und IgA > IgM)
- **Spezifischer Antikörper-Index** (AI) **(C)** bzw. Liquor-Serum-Index (LSI) zur Berechnung der intrathekalen IgG- bzw. IgM-Antikörpersynthese (positiv ab AI > 2):
  AI = (Liquor-Borrelien-IgG / Serum-Borrelien-IgG) / (Liquor-Gesamt-IgG / Serum-Gesamt-IgG).
  Entwicklung der AK-Produktion in der 2. Krankheitswoche; nach 3 Wochen bei etwa 75 % der Patienten nachweisbar und nach 8 Wochen bei über 99 % der Patienten. Die Konstellation einer positiven Borrelia-burgdorferi-spezifischen intrathekalen Antikörperproduktion ohne Liquorpleozytose oder Blut-/Liquorschrankenstörung spricht für eine früher durchgemachte Neuroborreliose.
- **Erregernachweis (E):** in Ausnahmefällen (z.B. immunsupprimierte Patienten) Erregernachweis aus dem Liquor (Sensitivität des Erregernachweises mittels Kultur oder PCR bei akuter Neuroborreliose im Liquor nur 10–30 %).
- **Spezifische Borrelienserologie:**
  IgM-Antikörper: auch bei akuten Verläufen (Erythema migrans) nur in ca. 40 % der Fälle nachweisbar, Titerabfall und Verschwinden der IgM-Antikörper oft erst nach 4–6 Monaten, gelegentlich jedoch Persistieren positiver IgM-Titer (10 %) über Jahre trotz Beschwerdefreiheit.

84 **Antwort: A**

(A) **Gesuchte Antwort. Ceftriaxon** ist ein langwirksames **Breitspektrumantibiotikum** aus der Gruppe der **Cephalosporine, 3. Generation.** Mit bakterizider Wirkung gegen proliferierende Keime ist es unempfindlich gegen β-Laktamasen. Das Wirkspektrum erstreckt sich über zahlreiche Gram positive und -negative Keime, auch bei lebensgefährlichen Infektionen. Ceftriaxon wird aufgrund seiner Säurelabilität parenteral verabreicht und hat mit 8 bis 12 Stunden eine extrem lange Halbwertszeit. Eine gute Wirkung zeigt sich auch bei Infektionen mit **Borrelia burgdorferi.**

(B) **Ciprofloxacin** ist ein effektiver **Gyrasehemmer (Chinolon),** der insbesondere bei Harnwegsinfektionen und Pneumonie eingesetzt wird. Ciprofloxacin gehört zur Gruppe-II-Chinolone und wirkt wie alle Chinolone **degenerativ bakterizid.**

(C) **Clindamycin ist ein Lincosamid** und wird als **Reserveantibiotikum** bei Infektionen mit therapieresistenten Staphylokokken und Anaerobiern eingesetzt. Durch Hemmung der bakteriellen Proteinsynthese wirkt es **bakteriostatisch.**

(D) **Co-Trimoxazol** ist eine Kombination aus **Trimethoprim und Sulfamthoxazol.** Durch diese Kombination entsteht ein synergistischer Effekt und aus zwei bakteriostatisch wirksamen Antibiotika entsteht eine teilweise bakterizid wirkende Substanz. Indikation sind Harnwegsinfektionen, Bronchitis, Typhus und Pneumocystis-carinii-Pneumonien.

(E) **Gentamycin als Standardaminoglykosid** wirkt **bakterizid** auf proliferierende **und** ruhende Keime. Kombiniert wird es in der Regel mit Penicillin oder Cephalosporinen. Wichtig sind die renalen und ototoxischen Nebenwirkungen. Bereits eine einzige Dosis kann zu **dialysepflichtiger Niereninsuffizienz** führen. Diese ist jedoch meist reversibel. Antidot ist Calciumglukonat.

85 Antwort: C

(A) Der Patient hat zwar vor Jahren eine Kenia-Reise unternommen, bei der Symptome der Grunderkrankung auftraten, die Erstinfektion geschah jedoch bereits vorher, da es sich bei den Symptomen in Kenia schon um das Stadium II der Lyme-Borreliose handelte. Die **Lyme-Borreliose** ist **vor allem in der nördlichen Hemisphäre** (Nordamerika, Europa und Asien) verbreitet. Das Infektionsrisiko kann also durch ein Nicht-nach-Kenia-Reisen nicht gemindert werden.

(B) Da die **Infektion** in der Regel von **März bis Oktober** erfolgt (bei entsprechenden Witterungsbedingungen evtl. auch früher oder später), ist ein **Schutz vor Zecken in den Wintermonaten nicht notwendig.**

Ein Infektionsgipfel besteht in den Monaten Juni und Juli für das Erythema migrans und im Juli und August für die akute Neuroborreliose. **Zwischen März und Oktober** ist somit der **beste Schutz vor einer Infektion** das **Meiden von Risikogebieten** sowie das **Bedecken des kompletten Körpers mit Kleidung,** so dass die Zecken sich gar nicht erst auf der Haut festsetzen können.

(C) Die **frühzeitige und sachgerechte Entfernung aller Zecken** von der Haut (durch Greifen direkt am Hautniveau und langsamen Längszug) ist die **zweit-effektivste Maßnahme,** um eine Infektion mit Borreliose oder FSME (= Früh-Sommer-Meningoenzephalitis) zu verhindern. **(C) ist richtig.**

(D) Eine **Impfung gegen Früh-Sommer-Meningoenzephalitis (= FSME)** empfiehlt die **Ständige Impfkommission des Robert-Koch-Instituts** für Personen, die **in ausgewiesenen Risikogebieten zeckenexponiert** sind. Des Weiteren wird die Impfung denjenigen Personen empfohlen, welche **beruflich gefährdet** sind (z.B. exponiertes Laborpersonal und in Risikogebieten tätige Förster und Landwirte). Für einen kompletten Impfschutz sind drei Impfungen erforderlich. Diese setzen sich aus zwei Teilimmunisierungen und einer Boosterung zusammen. Auffrischimpfungen sind nach 3 Jahren notwendig. Eine **postexpositionelle Immunprophylaxe ist nicht möglich.**

Gegen eine Infektion mit **Borreliose** hilft eine Impfung gegen FSME allerdings nicht. Und gegen Borreliose kann (noch) nicht geimpft werden.

(E) Eine **hochdosierte Gabe von Glukokortikoiden** hilft bei Borreliose nicht, egal in welchem Stadium. Das Robert-Koch-Institut empfiehlt in der Anfangsphase (Erythema chronicum migrans) **Tetrazykline.** Bei Kindern sollte wegen der Nebenwirkungen der Tetrazykline auf **Amoxicillin** oder **Cefuroxim** ausgewichen werden. Bei Unverträglichkeit kommt alternativ auch **Azithromycin** infrage. Im Stadium der Neuroborreliose, Karditis oder Arthritis werden vor allem **parenterale Cephalosporine der III. Generation** empfohlen. Die **Therapiedauer** sollte beim Erythema migrans ca. 2 Wochen und bei Spätmanifestationen ca. 3–4 Wochen betragen. In der Frühphase ist eine Therapie in der Regel am erfolgreichsten. Jedoch wird eine generelle **prophylaktische Antibiotikagabe nach einem Zeckenstich nicht empfohlen.**

86 Antwort: A

(**A**) Es handelt sich im vorliegenden EKG Nr. 43 um einen **AV-Block I**°.
Hierbei ist die PQ-Zeit > 0,20 s. Die Ursache liegt in einer **verzögerten atrioventrikulären Leitung.** Jeder P-Welle folgt ein QRS-Komplex. Es liegen **keine** Symptome vor.

(B) Ein **AV-Block II**°, Typ Wenckebach zeigt im EKG folgende Charakteristik: **Gleichbleibende PP-Zeit; die PQ-Intervalle** werden immer **länger,** bis ein QRS-Komplex **ausfällt;** die entstehende Pause ist kürzer als ein doppeltes PP-Intervall. Die Prognose ist gut, nur selten erfolgt eine Progression zu einem AV-Block III°. Ein AV-Block II° Typ Wenckebach kann ein Normalbefund bei Herzgesunden sein und stellt keine Indikation zur Schrittmacherimplantation dar.

(C) Der **AV-Block II**°, Typ Mobitz zeigt im EKG einen **intermittierenden Ausfall** (z.B. 2:1- oder 3:1-Block) der **AV-Überleitung.** D.h. die P-Welle ist vorhanden, es folgt jedoch **kein** QRS-Komplex und die PQ-Zeit ist nicht unbedingt verlängert. In diesem Fall erfolgt **häufig** eine **Progression zum AV-Block III**°. Ätiologisch findet sich immer eine organische Herzerkrankung. Der AV-Block II° Ty Mobitz stellt eine absolute Schrittmacherindikation dar.

(D) Ein **AV-Block III**° weist im EKG aufgrund einer **völligen Unterbrechung der AV-Überleitung** eine voneinander unabhängige Abfolge von P-Wellen und QRS-Komplexen auf. Je nach Lage des **Ersatzzentrums** ist der **QRS**-Komplex **schmal** (HIS-Bündel) oder **schenkelblockartig** (Ventrikel, wie in EKG Nr. 44 Rechtsschenkelblock) deformiert.

(E) **VES Typ IIIb nach Lown** sind gleichbedeutend mit einem **ventrikulären Bigeminus,** d.h. im EKG zeigen sich **abwechselnd ventrikuläre Extrasystolen** (breiter QRS ohne vorausgehende P-Welle) und **Normalaktionen** (schmaler QRS nach P-Welle). Dies ist im Beispiel-EKG nicht der Fall.

87 Antwort: D

(A) Bei einem **AV-Block I**° ist die PQ-Zeit > 0,20 s. Die Ursache liegt in einer **verzögerten atrioventrikulären Leitung.** Jeder P-Welle folgt ein QRS-Komplex. Es liegen **keine** Symptome vor.

(B) Ein **AV-Block II**°, Typ Wenckebach zeigt im EKG folgende Charakteristik: **Gleichbleibende PP-Zeit; die PQ-Intervalle** werden immer **länger,** bis ein QRS-Komplex **ausfällt;** die entstehende Pause ist kürzer als ein doppeltes PP-Intervall. Die Prognose ist gut, nur selten erfolgt eine Progression zu einem AV-Block III°. Ein AV-Block II° Typ Wenckebach kann ein Normalbefund bei Herzgesunden sein und stellt keine Indikation zur Schrittmacherimplantation dar.

(C) Der **AV-Block II**°, Typ Mobitz zeigt im EKG einen **intermittierenden Ausfall** (z.B. 2:1- oder 3:1-Block) der **AV-Überleitung.** D.h. die P-Welle ist vorhanden, es folgt jedoch **kein** QRS-Komplex und die PQ-Zeit ist nicht unbedingt verlängert. In diesem Fall erfolgt **häufig** eine **Progression zum AV-Block III**°. Ätiologisch findet sich immer eine organische Herzerkrankung. Der AV-Block II° Ty Mobitz stellt eine absolute Schrittmacherindikation dar.

(**D**) Ein **AV-Block III**° weist im EKG aufgrund einer **völligen Unterbrechung der AV-Überleitung** eine voneinander **unabhängige Abfolge** von **P**-Wellen und **QRS**-Komplexen auf. Je nach Lage des **Ersatzzentrums** ist der **QRS**-Komplex **schmal** (HIS-Bündel) oder **schenkelblockartig** (Ventrikel) deformiert. Im vorliegenden EKG (Nr. 44) liegt ein **Rechtsschenkelblockartig** konfigurierter QRS-Komplex vor. Ursächlich kann u.a. eine **Borrelienmyokarditis** wie in diesem Fall sein. Es besteht aufgrund der Gefahr eines **Ausfalls** des **Kammerersatzrhyth-**

mus und **nachfolgender Asystolie** mit **Adams-Stokes-Anfällen** fast immer eine **Schrittmacherindikation.** Bei einem Adam-Stokes-Anfall können je nach Länge Bewusstseinsverlust, ein Krampfanfall oder Atemstillstand auftreten. Jeder Anfall kann tödlich enden!

(E) **VES Typ IIIb nach Lown** sind gleichbedeutend mit einem ventrikulären Bigeminus, d.h. im EKG zeigen sich abwechselnd ventrikuläre Extrasystolen (breiter QRS ohne vorausgehende P-Welle) und Normalaktionen (schmaler QRS nach P-Welle). Dies ist im Beispiel-EKG nicht der Fall.

88 Antwort: C

(A) Bei besagtem Patienten handelt es sich in dieser „floriden" Phase der Erkrankung um eine **Lyme-Karditis.** Im Rahmen der Entzündung lässt sich in der **serologischen Untersuchung von CK-Aktivität und Troponinkonzentration** ein Anstieg dieser beiden Laborparameter feststellen, da sie einen Herzmuskelzellschaden markieren.

(B) In einem **Langzeit-EKG** hätte man das Ausmaß der AV-Blockierung, d.h. die Häufigkeit des Auftretens feststellen können. Vielleicht wäre sogar die Dokumentation einer **Asystolie** zu Beginn der AV-Überleitungsstörung vor dem Einsetzen des Ersatzrhythmus möglich gewesen.

(C) Ein **Belastungs-EKG** bei einer floriden Myokarditis durchzuführen wäre wohl schon ein Kunstfehler und würde den Patienten in Gefahr bringen. In dieser Phase ist **körperliche Schonung** indiziert.

(D) Eine **Röntgenuntersuchung des Thorax** kann bei (nicht obligat) begleitender **Herzinsuffizienz** eine Herzvergrößerung und evtl. Zeichen einer **Lungenstauung** zeigen.

(E) Die **(Farbdoppler-)Echokardiographie** ist als nicht invasives und unbelastendes Verfahren bei der Myokarditis einsetzbar. Oft ergeben sich jedoch normale Befunde. Bei begleitender **Perikarditis** kann ein **Perikarderguss** vorliegen. Bei Herzinsuffizienz ist die **Pumpfunktion** eingeschränkt, das Herz evtl. dilatiert.

89 Antwort: B

Es soll hier wohl eine prophylaktische antibiotische Therapie gegen Borreliose gefunden werden.

(A) **Chloroquin** gilt eigentlich als Basistherapeutikum der **rheumatioden Arthritis** und zur Prophylaxe bei Reisen in ein Malariagebiet, bzw. zur Behandlung der **Malaria.** Leider zeigen sich immer mehr Resistenzen bei Plasmodium falciparum. Chloroquin reichert sich in Leber, Augen, Niere und Milz an und zeigt seine eigentliche Wirkung erst nach mehreren Wochen Anwendung. Wichtige Nebenwirkungen sind die Supprimierung des Knochenmarks und die **Neurotoxizität.** Am Auge kann es zu irreversibler Retinopathie kommen.

(B) **Richtige Antwort.** Doxycyclin ist ein **bakteriostatisch** wirksames **Tetrazyklin,** das oral eine sehr gute Bioverfügbarkeit hat. Allerdings gibt es mittlerweile sehr hohe Resistenzraten. Da Doxycyclin eine lange Halbwertszeit hat, reicht eine einmal tägliche Gabe aus. Indikationen sind die **Borreliose, Brucellose, Ornithose und Chlamydieninfektionen.** Typisch sind gastrointestinale Nebenwirkungen und eine hohe Affinität zu Calcium mit Einlagerung in den Knochen.

(C) **Erythromycin** ist ein **Standard-Makrolid** mit **bakteriostatischer** Wirkung auf Legionellen, Chlamydien, Mykoplasmen, Bordetella, Hämophilus und zahlreiche Streptokokken. Insgesamt ist es gut verträglich und findet daher häufig Verwendung in der **Pädiatrie.**

(D) **Proguanil** gehört zu den Antibiotika in der **Therapie der Malaria** und war mir bis dato auch nicht bekannt. Üblicherweise wird es mit Chloroquin kombiniert und ist gut verträglich.

Man beginnt mit der Prophylaxe 24 Stunden vor der Reise in ein Malaria-Gebiet, nimmt es während des Aufenthaltes und bis vier Wochen danach.

(E) **Tinidazol** gehört wie der Name schon verrät zu den **Nitroimidazolen** mit Metronidazol-ähnlicher Wirkung. Es wirkt **degenerativ bakterizid** durch Hemmung der Nukleinsäuresynthese von Anaerobiern und Protozoen. Anwendung findet es in der Behandlung von chronisch entzündlichen Darmerkrankungen (Colitis ulcerosa, M. Crohn), in der Therapie der Amöbenruhr, der Lambliasis und der Trichomonadeninfektionen.

90 Antwort: E

Im Sozialgesetzbuch VII werden die Bestimmungen zur gesetzlichen Unfallversicherung geregelt. Wenn man dies weiß, hat man schon fast gewonnen.

(A) Dem **Arbeitgeber des Patienten** gegenüber besteht von ärztlicher Seite aus Schweigepflicht. Daher ist (A) eine falsche Antwort.

(B) Der **überweisende Hausarzt** des Patienten bekommt nach Abschluss der Krankenhausbehandlung einen Entlassbrief mit der Diagnose, den wichtigen Untersuchungsergebnissen, der durchgeführten Therapie, dem Verlauf unter der Therapie und Empfehlungen für das weitere Vorgehen. Dies ist jedoch nicht durch das Sozialgesetzbuch geregelt.

(C) Durch die **Rentenversicherung des Patienten** sind Alter und vorzeitige Erwerbsunfähigkeit versichert. Gezahlt werden Altersrenten oder Kosten für medizinische Rehabilitation. Im beschriebenen Fall handelt es sich aber um eine Berufserkrankung, so dass gegenüber der Rentenversicherung keine Meldepflicht besteht.

(D) Bei der Borreliose handelt es sich nicht um eine meldepflichtige Erkrankung im Sinne des Bundesseuchengesetzes, so dass eine **Meldung an das örtliche Gesundheitsamt** nicht erfolgen muss.

(E) Da sich der Patient wahrscheinlich infolge mehrerer Zeckenbisse während seiner Arbeit als Förster mit Borreliose infiziert hat (zeitlicher und pathophysiologischer Zusammenhang mit dem Beruf), besteht gemäß Sozialgesetzbuch VII Meldepflicht gegenüber dem **jeweiligen Unfallversicherungsträger.** Versichert ist die Arbeitsunfähigkeit wegen berufsbezogener Krankheit und so werden die Kosten für die medizinische Behandlung und Renten von der zuständigen Unfallversicherung übernommen. **(E) ist die richtige Antwort.**

91 Antwort: B

Die relative Häufigkeit = die absolute („gezählte") Häufigkeit (des positiven IgG-Ak-Nachweises) **geteilt durch die Anzahl** der betrachteten Patienten.

(A) Die **Genauigkeit** eines Testverfahrens wird u.a. durch Sensitivität und Spezifität beschrieben.

(B) Die **Sensitivität** eines Tests (z.B. Laborwert, hier IgG-Ak-Nachweis), der auf das Vorliegen einer Krankheit testet = der Anteil der **richtig positiv getesteten** Personen an der **Gesamtzahl der erkrankten Personen** (hier: „zusammengestelltes Patientenkollektiv").

$$\text{Sensitivität} = \frac{\text{richtigerweise als krank vorhergesagte Personen}}{\text{Gesamtzahl der erkrankten Personen}} =$$

$$= \frac{\text{richtigerweise als krank vorhergesagte Personen}}{\text{richtigerweise als krank vorhergesagte Personen} + \text{fälschlich als gesund eingestufte Personen}}$$

Die Sensitivität ist die Fähigkeit eines diagnostischen Tests, **Personen mit der fraglichen Erkrankung vollständig herauszufiltern.**

(C) Die **Spezifität** ist die Fähigkeit eines Tests, **ausschließlich Personen mit der fraglichen Erkrankung zu erfassen.**
Die Spezifität = das Verhältnis der Personen mit richtig negativem Testergebnis zu den Nichtkranken.

(D) Der **positiv prädiktive Wert** = das Verhältnis aus der Anzahl richtig positiver Testergebnisse und der Anzahl aller positiven Testergebnisse.

(E) Der **Likelihood-Quotient** ist eine zusammenfassende **prävalenzunabhängige** Maßzahl, die die Sensitivität und Spezifität eines diagnostischen Tests berücksichtigt. Er beschreibt wie sich das Resultat eines Tests auf die „Chancen" (odds) auswirkt, dass tatsächlich die Erkrankung vorliegt (LR^+) oder nicht vorliegt (LR^-).

$$LR^+ = \frac{\text{Sensitivität}}{1 - \text{Spezifität}} \qquad LR^- = \frac{1 - \text{Sensitivität}}{\text{Spezifität}}$$

Fallstudie IV (Aufgaben 92–106)

92 Antwort: B

(A) Die Sarkoidose kann prinzipiell sehr **viele Organe** betreffen, die Manifestation in der Schilddrüse ist jedoch **nicht** typisch. Eine **Feinnadelpunktion der Schilddrüse** ist somit sicherlich nicht vordringlich.

(B) Eine **kardiale Mitbeteiligung** kommt bei der Sarkoidose in knapp **einem Drittel** der Fälle vor. Es handelt sich dann um **Rhythmusstörungen** mit erhöhtem Risiko für einen **plötzlichen Herztod, AV-Blockierungen, Linksherzinsuffizienz,** Perikarderguss oder andere Symptome. Eine **EKG-Ableitung** (am besten auch eine **Echokardiographie**) ist also durchaus **standardmäßig** indiziert.

(C) Ein **Epikutantest mit einer Standard-Allergenreihe** ist nicht angebracht. Die **Ätiologie** der Sarkoidose ist **unbekannt,** also **nicht** allergischer Genese. Es besteht eine **genetische Disposition.**

(D) Der **Perthes-Test** ist ein Venenfunktionstest im Rahmen der Varikosisdiagnostik (Prüfung der Durchgängigkeit der tiefen Beinvenen und Kollateralen).

(E) Der **Unterberger-Tretversuch** ist eine neurologische Prüfung der Koordination und des Gleichgewichts (der Patient tritt mit geschlossenen Augen ca. eine Minute auf der Stelle, pathologisch bei Drehung um > 45°). Im Rahmen der Sarkoidose sind das Rückenmark und das periphere Nervensystem in jeweils 10 % der Fälle mitbetroffen. Zur Sicherung der **Neurosarkoidose** würde man jedoch ein **MRT** und **Liquordiagnostik** heranziehen.

93 Antwort: A

Es geht um die Behandlung der Schmerzen bei Gelenkbeteiligung durch die Sarkoidose.

(A) **Richtig. Diclofenac** ist ein peripheres Analgetikum und wirkt durch eine unselektive **Hemmung der Cyclooxygenase.** Es kommt über eine verminderte Produktion von Prostaglandinen zu **Analgesie, Entzündungsreduktion** und Fiebersenkung. Das sind alles gewünschte Effekte bei unserer Patientin.

(B) **Flupirtin** gehört zu den **Neuroleptika** und hat in der analgetischen Therapie nichts zu suchen. Es handelt sich um ein Butyrophenon.

(C) **Metamizol** ist das **stärkste periphere Analgetikum** mit gleichzeitig **spasmolytischer** und **fiebersenkender** Wirkung. Allerdings fehlt die antiphlogistische Komponente, die in der Behandlung einer Sarkoidose eine große Rolle spielt.
(D) **Paracetamol** hat eine gute antipyretische Wirkung und wird zudem als Analgetikum bei Knochenschmerzen effektiv eingesetzt. Auch hier fehlt jedoch die entzündungshemmende Wirkung.
(E) **Pentazocin** ist ein **Opioidanalgetikum** mit ca. **0,3-facher Potenz im Vergleich zu Morphium.** Als gemischter Agonist-Antagonist wird die analgetische Wirkung über kappa-Rezeptoren vermittelt. Außerdem zeigt sich eine ausgeprägte kreislaufstimulierende Wirkung. Daher ist Pentazocin beim akuten Myokardinfarkt als Analgetikum nicht geeignet.

94 Antwort: D

(A) Eine **zeltförmige Verbreiterung des Herzschattens mit verstrichener Herztaille** lässt auf einen geringen Perikarderguss oder eine Mitralklappeninsuffizienz schließen.
(B) **Beidseitige basale Pleuraergüsse ohne nachweisbare Lungenveränderungen** weisen in erster Linie auf eine kardiale Dekompensation hin. Evtl. handelt es sich dabei auch um eine Niereninsuffizienz oder ein Leberversagen.
(C) Eine **retikulonoduläre Zeichnungsvermehrung beider Lungenmittelfelder mit Lymphknotenvergrößerung** im Hilus würde für ein **Stadium II der Sarkoidose** sprechen. Ohne Hilusbeteiligung weist dies eher auf eine Miliartuberkulose mit ihren feinfleckigen (= miliaren), retikulären bis nodulären und gleichmäßig verteilten sowie gering nach apikal abnehmenden, weichen Fleckschatten hin. Eine Lymphadenopathie fehlt hierbei, da die Miliartuberkulose meist eine sekundäre Reinfektion darstellt.
(D) **Richtig.** Eine **beidseitige polyzyklisch begrenzte Hilusvergrößerung** spricht für ein frühes Stadium der Sarkoidose. Die granulomatöse Erkrankung unklarer Genese ist initial durch schmetterlingsförmige, beidseits vergrößerte hiläre Lymphknoten und im Verlauf durch miliare (also feinfleckige) Verdichtungen der Lunge charakterisiert. Größere Herde finden sich dabei nicht. Im Spätstadium treten Narbenemphyseme und Bullae auf, die jedoch auch keine Wandverdickungen zeigen.
Nach der Klassifikation von Fraser et al. (1988) unterscheidet man 5 Stadien der Sarkoidose:

Stadium 0	Initial normaler Röntgen-Thorax (10 %)
Stadium I	Symmetrische Hilusadenopathie und mediastinale Lymphknoten
Stadium II	– Adenopathie + retikuläres Muster (30 %) – Adenopathie + miliare (hämatogene) Herde – Adenopathie + retikulonoduläres Muster
Stadium III	Lungenveränderungen ohne hiläre Adenopathie (10 %)
Stadium IV	Konfluierende fibrotische Plaques (Herde größer als 10 mm)
Stadium V	Lungenfibrose

(E) Eine **Plattenatelektase im rechten Lungenoberfeld mit Kranialverziehung des Lungenhilus** findet sich typischerweise bei einer Tuberkulose.

95 Antwort: D

Bei der Patientin liegt bei der Grunderkrankung **Sarkoidose** wahrscheinlich eine **Iritis bzw. Iridozyklitis** vor.
Hierzu würde passen: die **ziliare Injektion (A)**, die **Hornhautendothelpräzipitate (B)**, das **positive Tyndall-Phänomen (C)** (= spaltlampenmikroskopische Sichtbarkeit von freigesetztem Protein in der Vorderkammer des Auges) und die **verwaschene Irisstruktur (E)**, die durch eine Schwellung des Irisstromas bedingt ist.
Eine **Mydriasis (Weitstellung der Pupille) mit erhaltener Pupillenreagibilität (D)** würde man bei einer Iridozyklitis **nicht** erwarten. Häufig sieht man hingegen eine sog. **Reizmiosis**, d.h. eine durch die entzündliche Reizung und die Schmerzen bedingte Engstellung der Pupille. Bei Iritis oder Iridozyklitis kommen therapeutisch mydriatisch/zykloplegisch wirksame Augentropfen zum Einsatz, die eine Weitstellung der Pupille bewirken.

96 Antwort: B

Die wahrscheinlichste **Komplikation eines chronisch-rezidivierenden Verlaufs einer Iridozyklitis** ist ein **Sekundärglaukom (B)**. Durch Vernarbungen und Verwachsungen im Bereich des Kammerwinkels u.a. zwischen Iris und Trabekelwerk sowie zwischen Iris und Hornhautendothel kann es zu einer chronischen Steigerung des Augeninnendrucks und damit zu einem Sekundärglaukom mit Sehnervenschädigung kommen.
Die anderen Begriffe haben nichts mit Sarkoidose zu tun.

(A) **Symblephara** stellen Verwachsungen der Bindehaut im Bereich des Bindehaut-Fornix dar, wie sie z.B. bei vernarbenden Schleimhauterkrankungen (z.B. Pemphigoid) oder nach schweren Verätzungen vorkommen.
(C) **Lisch-Knötchen** sind Neurinome bzw. Neurifibrome der Iris, die im Rahmen einer Neurofibromatose vorkommen können.
(D) Das **Akute Retinale Nekrose-Syndrom** stellt ein eigenes Krankheitsbild dar, das typischerweise bei immunkompetenten Patienten durch Herpesviren ausgelöst werden kann.
(E) **Angioid streaks** sind Risse in der Bruch-Membran, die sich als gefäßähnliche Streifen am Augenhintergrund manifestieren und bei Pseudoxanthoma elasticum vorkommen (Spezialwissen).

97 Antwort: C

(A) Man erkennt im Bild keinerlei Nekrosen. Richtig ist die Beobachtung von länglichen Epitheloidzellen.
(B) Man erkennt keine fibrinoide Nekrosen, auch keine einfachen Histiozyten oder Riesenzellen.
(C) **Richtig.** Die **Sarkoidose** manifestiert sich in vielen Organen. Typisch sind **nicht-verkäsende Granulome in thorakalen Lymphknoten und Lunge.** Das entsprechende histologische Bild in der **Haut** heißt **Lupus pernio.**
(D) Das Bild lässt keine neutrophilen Granulozyten erkennen, auch keine Nekrose. Nekrosen findet man bei Tuberkulosegranulomen. Histiozyten in dieser länglichen aktivierten Form heißen Epitheloidzellen.
(E) Von einer ungeordneten Aggregationsform kann keine Rede sein.

98 Antwort: E

Die Fallbeschreibung spricht für das Vorliegen einer Sarkoidose bei der 26-jährigen Patientin. Bei der **Narbensarkoidose** finden sich blau-braune bis blau-rötliche derbe Knoten in den betroffenen Arealen.

Sarkoidose (Lymphogranulomatosis benigna): Chronische, ätiologisch unklare, meist generalisiert auftretende, gutartige Granulomatose u.a. von Lunge (bis hin zur Lungenfibrose), Haut („Lupus pernio"), Lymphknoten (bihiläre Lymphadenopathie), Skelett, Augen und Parotis. Die Histologie zeigt epitheloidzellige Granulome. Es treten livide bis erbsgroße, meist subkutan gelegene Veränderungen der Haut auf. Unter Glasspateldruck sieht man die staubförmigen grauen Infiltratknötchen. Bei der kleinknotigen Sarkoidose finden sich papulöse bis erbsgroße oder auch kleinknotige Hautveränderungen im Gesicht, an den Extremitäten, Rumpf und Schleimhaut, Pusteln sind keine vorhanden. In etwa 30% der Fälle haben die Patienten ein Erythema nodosum.

> Löfgren-Syndrom = Erythema nodosum, Arthritis, bihiläre Lymphadenopathie. Die Serum-ACE-Konzentration ist bei der Sarkoidose erhöht und sollte zur Verlaufskontrolle bestimmt werden.

Bei der Sarkoidose der Haut findet sich zwar die apfelgeleeartige Verfärbung auf Druck, nicht aber das Sondeneinbruchsphänomen. Es besteht eine hohe Spontanrückbildungsrate. In der Therapie werden u.a. Kortikosteroide, Chloroquin oder PUVA angewendet.

(A) Beim Erythema anulare rheumaticum besteht ein kaum sichtbares Exanthem aus multiplen blassroten Makulae, die zu ringförmigen Figuren führen und meist stammbetont sind.

(B) **Erythema nodosum:** Auftreten von druckschmerzhaften, unscharf begrenzten, roten bis lividroten kutanen-subkutanen Knoten v.a. an den Unterschenkelstreckseiten. Die Knoten können die Farbänderung eines Hämatoms durchlaufen. Es bestehen Arthralgien und leichte Allgemeinsymptome. Ursachen sind u.a. chronisch-entzündliche Erkrankungen (z.B. Sarkoidose, M. Crohn, Colitis ulcerosa).

(C) Eine kutane Anergie kann bei der Sarkoidose z.B. gegenüber Tuberkulin und verschiedenen anderen Antigenen bestehen.

(D) Der Kveim-Test wurde früher zur Diagnostik mit Extrakten aus Sarkoidose-Granulomen, welche intrakutan injiziert wurden, durchgeführt und ist heute nicht mehr zugelassen.

99 Antwort: A

Beim **Erythema nodosum** handelt es sich um ein polyätiologisches Krankheitsbild, bei dem vermutlich immunologische Mechanismen (Immunkomplexe) und eine allergische Reaktion vom Typ IV eine Rolle spielen. Das Erythema nodosum manifestiert sich bevorzugt im Herbst und im Frühjahr und ist bei Frauen ca. vierfach häufiger anzutreffen. Es treten **druckschmerzhafte,** unscharf begrenzte, rote bis **lividrote kutane-subkutane Knoten v.a. an den Unterschenkelstreckseiten** auf. Die Knoten können die Farbänderung eines Hämatoms durchlaufen. Des Weiteren bestehen Arthralgien und leichte Allgemeinsymptome. Ursachen sind Infektionen (z.B. bei Streptokokken-Infekten, Tuberkulose, Brucellose, Yersiniose, Sporotrichose, Toxoplasmose, infektiöse Mononukleose), maligne Erkrankungen (z.B. M. Hodgkin), chronisch-entzündliche Erkrankungen (z.B. **Sarkoidose,** M. Crohn, Colitis ulcerosa), Schwangerschaft oder Medikamente (z.B. Pyrazolone, Sulfonamide, Kontrazeptiva, Salizylate). Histologisch findet sich u.a. eine septale Pannikulitis. Die Prognose ist gut, **in der Regel erfolgt die Abheilung innerhalb von 3–6 Wochen.** Die **Therapie** besteht in Bettruhe, Ursachenbeseitigung und evtl. einer systemischen Steroidgabe.

(B) Oberflächliche Ulzerationen mit anschließend narbiger Defektheilung über einige Monate könnten ggf. bei der Vasculitis allergica vorkommen.
(C) Eine Nekrotisierung größerer subkutaner Fettgewebsareale mit Ausbildung zentral eingezogener Knoten bzw. Narben innerhalb von mehreren Monaten deutet evtl. auf eine Pannikulitis hin.
(D) Eine Chronifizierung über Jahre mit Ausbildung polsterartiger, von Teleangiektasien überzogener bräunlicher Herde soll möglicherweise auf eine Necrobiosis lipoidica abzielen.
(E) Beim diskoiden Lupus erythematodes könnte man sich eine Chronifizierung über Jahre mit zentrifugaler Ausbreitung der Herde bei zentraler Rückbildung unter Depigmentierung und Atrophie als mögliche Entwicklung bei unbehandeltem Erkrankungsverlauf vorstellen.

100 — Antwort: C

(A) Beim **Heerfordt-Syndrom** handelt es sich um die Kombination von Parotitis, Uveitis und Fazialisparese (wahrscheinlich) im Rahmen einer Sarkoidose.
(B) Das **Jüngling-Syndrom** ist synonym mit der **Ostitis multiplex cystoides,** der **Knochenmanifestation der chronischen Sarkoidose** mit zystischer Umwandlung der Phalangen von Finger und Zehen.
(C) Das **Löfgren-Syndrom** bezeichnet die **akute Sarkoidose,** an der v.a. junge Frauen erkranken. Es beinhaltet die **Trias** aus (Sprunggelenks-)**Arthritis, Erythema nodosum** und **bihilärer Adenopathie.** Die Patientin weist klinische Zeichen einer Entzündung der Sprunggelenke auf, es finden sich über den Schienbeinen bds. lividrote, erhabene und stark druckschmerzhafte Knoten (Erythema nodosum) und es besteht eine Sarkoidose vom Stadium I (Röntgentyp), was eine bihiläre Lymphadenopathie bedeutet.
(D) Das **Parinaud-(I-)Syndrom** gehört zu den **Hirnstammsyndromen.** Die Läsion liegt in der Vierhügelregion und verursacht eine ipsilaterale vertikale Blickparese und Nystagmus.
(E) Das **(Von-)Mikulicz-Syndrom** tritt unter anderem z.B. **paraneoplastisch** im Rahmen der chronisch lymphatischen Leukämie auf und bezeichnet die schmerzlose Schwellung der Tränen- und Mundspeicheldrüsen.

101 — Antwort: D

(A) Die massive Anhäufung von **neutrophilen Granulozyten** in der Bonchiallavage ist als zytologischer Befund bei einer floriden Entzündung zu bewerten. Man sieht das unter anderem bei einer **Tracheobronchitis oder einer Pneumonie.**
(B) Eine massive Vermehrung **eosinophiler Granulozyten** findet man häufig bei **allergischer** Genese der Lungenerkrankungen oder selten bei Parasitosen.
(C) Auch der Granulozyten/Lymphozytenquotient ist im Hinblick auf die Diagnose der Sarkoidose nutzlos.
(D) Richtig. Der **CD4/CD8-Quotient,** also der Quotient von **T-Helferzellen zu T-Supressorzellen,** liegt bei ca. **10:1.**
(E) **Hämosiderinbeladene Makrophagen** sind in der Bronchiallavage häufig anzutreffen. Sie zeigen braun-rotes Pigment im Zytoplasma. Vermehrt treten sie als so genannte **Herzfehlerzellen** bei Linksherzinsuffizienz auf.

Die Sarkoidose ist eine entzündlich-granulomatöse Systemerkrankung, die praktisch jedes Organ befallen kann. Meist ist jedoch die Lunge betroffen.

Laborparameter bei der Sarkoidosediagnostik:

Parameter	Bewertung
BSG	Nur bei akuter Sarkoidose erhöht **(C)**
CRP	Meist nur mäßig erhöht oder normal **(D)**
Leukozyten	Evtl. Leukopenie (meist durch Lymphopenie **[A]**)
IgG	In 50 % der Fälle erhöht
Kalzium	Siehe **(E)**
ACE (Angiotensin converting enzyme)	Bei der Sarkoidose wird die Bildung von ACE durch T-Lymphozyten kontrolliert. Erhöhte Werte bei 60 % der Sarkoidose-Erkrankungen
Lysozym	Freisetzung durch aktivierte Makrophagen, erhöhte Werte bei 60–70 % der Sarkoidosefälle
Neopterin	Freisetzung durch Makrophagen, erhöhte Werte bei 70 % der Sarkoidosefälle
sIL-2-R (löslicher Interleukin-2-Rezeptor)	Spiegelt den Aktivitätsgrad der T-Lymphozyten wider. Wegen leichter Bestimmbarkeit und hoher Sensitivität (80 %) neben ACE-Parameter der Wahl
ADA (Adenosindesaminase)	Spiegelt die zelluläre Immunantwort wider

(E) Eine Beteiligung der **Nieren** bei einer Sarkoidose ist selten. Je nach Definition der Nierenbeteiligung (Hämaturie, Nephrokalzinose oder Niereninsuffizienz) tritt sie in 0,7–9,7 % auf. Eine **Hyperkalzämie** sieht man in 10–20 % und eine **Hyperkalzurie** in ca. 50 %. Normalerweise wird 25-Hydroxy-Vitamin D in der Niere durch 1α-Hydroxylase zu 1,25-Dihydroxy-Vitamin D hydroxyliert. Diese Hydroxylierung wird durch erhöhte Kalziumspiegel gehemmt. Bei Patienten mit Sarkoidose sind Makrophagen ebenfalls in der Lage, 1α-Hydroxylase zu bilden. Diese 1α-Hydroxylase wird nicht durch erhöhte Kalziumspiegel gehemmt. Das fehlende negative Feedback führt zu einer erhöhten Kalzium-Aufnahme über den Darm und zu einer vermehrten Kalzium-Freisetzung aus dem Knochen. Die Folge der Hyperkalzämie ist eine Verminderung der Nierendurchblutung und eine Nephrokalzinose bei ca. 5 % der Sarkoidosepatienten. Diese ist die häufigste Ursache des chronischen Nierenversagens bei Sarkoidose. Außerdem begünstigt die Hyperkalzurie die Bildung von Nierensteinen (bei ca. 10 % der Sarkoidosepatienten).

Die Diagnose einer Nephrokalzinose wird durch Ultraschalluntersuchung oder Computertomographie gestellt. Allgemeinmaßnahmen der Behandlung sind reichliche Flüssigkeitsaufnahme, Verminderung der Zufuhr von Kalzium und Vitamin D mit der Nahrung und Vermeidung von Ultraviolettstrahlung. **Glukokortikoide** hemmen die 1α-Hydroxylase.

Generell ist eine Glukokortikoidbehandlung wegen der hohen Rate von Spontanremissionen und der Nebenwirkungen der Steroide nicht immer indiziert. Als **Indikationen für eine Glukokortikoidtherapie** gelten: extrapulmonaler Befall, **Hyperkalzämie,** Stadium III mit zunehmender Lungenfunktionseinschränkung, Stadium II bei hochgradiger lymphozytärer Alveolitis oder eine ausgeprägte klinische Symptomatik.

103 Antwort: E

Glukokortikoide wirken über **intrazelluläre Glukokortikoidrezeptoren.** Es kommt zur vermehrten Synthese der Phospholipase A2 und damit zu einer Blockade der Freisetzung von Arachidonsäure, der Ausgangssubstanz für Prostaglandine und Leukotriene. Interleukine werden gehemmt und die Wirkung von Katecholaminen wird unterstützt.
Zudem zeigt sich eine **mineralokortikoide Wirkung** mit **Volumen- und Natriumretention [(A) ist falsch]** und Blutdruckanstieg. Es kommt außerdem zu **Kaliumverlusten** durch vermehrte Kaliumausscheidung **(B).** Aus der Steigerung der Glukonegenese und Lipolyse resultiert eine **diabetogene Stoffwechsellage,** die nach Absetzen der Therapie meist reversibel ist **(C).**
Antwort **(D)** ist definitv falsch. Es kommt zu einer erhöhten Thromboseneigung durch **Thrombozytose (E) und Erythrozytose.** Die **Leukozyten steigen** ebenso an. Die **Lymphozyten sinken** und darauf beruht auch die immunsuppressive und antiallergische Wirkung.

104 Antwort: E

(A) Eine **diffuse Osteoporose** beginnt in der Regel mit einer Rarefizierung der transversalen Trabekel, auf die noch am ehesten verzichtet werden kann. Im Verlauf kann die Entkalkung weiter zunehmen und auch die vertikalen Trabekel betreffen. Dies führt dann zu einer eher gitterförmigen Rarefizierung der Spongiosa. All das sehen wir aber hier nicht.

(B) Das passt nicht so ganz zusammen: Eine **Steroidmedikation** bedingt eine Osteoporose, aber **keine Knochennekrose.** Erstere führt zu einer Entkalkung, Letztere initial zu einer Verdichtung der Knochenstruktur, da toter Knochen dichter erscheint. Im Verlauf kann der Knochen dann vollständig resorbiert werden.

(C) Eine **Knochenbeteiligung bei der Sarkoidose** findet sich in bis zu 15 % der Fälle und ist fast immer mit Haut- und Lungenveränderungen (bihiläre Lymphadenopathie, noduläre Verschattungen, Lungenfibrose) vergesellschaftet. Typische radiologische Veränderungen sind: **Osteosklerotische Herde im Stammskelett,** die im Skelettszintigramm multiplen Mehranreicherungen wie bei Knochenmetastasen entsprechen können und **Osteolytische Herde am Gliedmaßenskelett,** die insbesondere am Handskelett (Phalangen) als multiple ausgestanzte Läsionen vorkommen (M. Jüngling oder Ostitis cystoides multiplex).

(D) Eine **erhebliche, vermutlich durch sportliche Überbelastung bedingte Arthrose** sollte eine Gelenkspaltverschmälerung, subchondrale Sklerosierungen, Osteophyten, und (Pseudo-) Zysten zeigen. Dies ist auf vorliegendem Röntgenbild nicht der Fall. Eine Deformierung der artikulierenden Knochen ist im Sinne einer Arthrose ebenfalls nicht nachweisbar.

(E) Richtig. Es handelt sich um eine **Osteochondrosis dissecans tali** mit einer medialseitigen Abscherung eines dreiecksförmigen Knochenstücks aus der Talusrolle. Dieser Lokalisationsort ist nach dem Kniegelenk und dem Ellenbogen der dritthäufigste Ort für eine Osteochondrosis dissecans. Das 2. Lebensjahrzehnt wird bevorzugt, wenngleich jedes Alter betroffen sein kann. Der wichtigste Entstehungsmechanismus ist ein Trauma (v.a. Distorsions- und Supinationstraumen), wobei die aus den anderen Lokalisationen bekannten Faktoren, wie vaskuläre, endogene, genetische oder bakteriell-infektiöse Genese auch hier diskutiert werden. Die bevorzugte Lokalisation liegt an der medialen und seltener an der lateralen Talusrolle. Die pathogenetischen Stadien unterscheiden sich bei der Osteochondrosis dissecans tali nicht von denen anderer Lokalisationen. Im Initialstadium (Stadium I) kommt es zu einer subchondralen Osteonekrose, die bei ausbleibender Regeneration über eine subchondrale Sklerosierung (Stadium II) zu einer Demarkation (Stadium III) und schließlich zur Dissekation (Stadium IV) führen kann. Die Klinik ist unspezifisch mit periartikulären Schwellungen, Gelenkergüssen, Bewegungseinschränkungen und seltener Gelenkblockaden. Differenzialdiagnostisch ist die Abgrenzung zu einer reinen osteochondralen Läsion des Talus meist schwierig, während die Unterscheidung von Talusnekrosen und subchondralen Ganglien deutlich einfacher ist.

105 Antwort: C

(A) **Gehaltene Röntgenaufnahmen des oberen Sprunggelenkes** wurden früher zur Diagnose einer Bandverletzung durchgeführt. Sie sind zwischenzeitlich nahezu obsolet geworden, da sie nicht zu einer Änderung der Therapie führen. Ob mit oder ohne Bandverletzung wird in der Regel lediglich eine Schiene angelegt. Wenn es sich um einen Leistungssportler oder um eine chronische Instabilität handelt, wird dann ggf. eine MRT des Sprunggelenks durchgeführt.

(B) Eine **(konventionelle) Röntgen-Tomographie** ist auch schon etwas länger aus der Mode. Die meisten von Euch werden so ein konventionelles Tomographiegerät auch nicht mehr in Aktion zu Gesicht bekommen. Es sieht zwar aus wie ein normales Röntgengerät, bewegt aber Film und Kassette gegenläufig, so dass nur eine bestimmte Schicht in der Tiefe scharf abgebildet wird. Indikationen waren früher Lungenmetastasen, unklare Frakturen, Knochenentzündungen oder eine i.v.-Cholegraphie.

(C) **Richtig.** Eine **Magnetresonanztomographie** zeigt sehr schön die Bandstrukturen und kann Hinweise auf eine subtile knöcherne Verletzung geben, da sich diese als helles Knochenödem in der T2-Wichtung darstellt.

(D) Eine **Doppler-Sonographie** benutzt zur Darstellung von bewegtem Blut den Doppler-Effekt. Da in unserem Fall aber von einer Band- oder Knochenverletzung ausgegangen werden muss, ist sie nicht indiziert.

(E) Eine (Knochen-)**Szintigraphie** stellt Stoffwechselumbauvorgänge (Auf- und Abbau) im Knochen dar. Diese Vorgänge verändern sich bei Entzündungen, Fehlbelastungen und damit einhergehendem Knochenumbau sowie Knochentumoren bzw. -metastasen. Etwa 2–10 Tage nach Fraktur einer Extremität zeigt sich eine erste Anreicherung des Radionuklids. Diese kann noch bis zu 1 Jahr lang nachweisbar sein.

106 Antwort: E

(A) Ein **Folsäure**-Mangel schlägt sich in einer **megaloblastischen Anämie** und bei schwangeren Frauen in einem erhöhten **Risiko für Neuralrohrdefekte** des Kindes nieder.

(B) Ein **Vitamin-B_{12}**-Mangel bewirkt eine **megaloblastäre Anämie** und die **Funikuläre Spinalerkrankung.** Mit der Sarkoidose hat das nichts zu tun.

(C) **CYFRA 21-1** ist ein **Cy**tokeratin**fra**gment, das als **Tumormarker** für maligne Lungentumoren und in der Nachsorge des Harnblasenkarzinoms verwendet wird.

(D) Die **Thorakoskopie** ist ein Verfahren, bei dem mit einem Spezialendoskop die Pleurahöhle untersucht werden kann. Abgesehen vom fehlenden diagnostischen Nutzen (die Sarkoidose spielt sich im Inneren der Lunge ab), ist sie auch recht invasiv. Infrage käme eine **bronchoalveoläre Lavage** mit **Zytologie.** Vielleicht zielt das IMPP hier auf die Verwechslung der beiden Methoden ab.

(E) Die **pulmonale** (Sauerstoff-)**Diffusionskapazität** ist ein **empfindlicher Parameter** für die **Aktivitätsbeurteilung** der Sarkoidose, da schon früh eine Verminderung auftritt. Darüber hinaus ist sie im Rahmen der Lungenfunktion nicht invasiv und schnell zu erheben.

Tag 3

Einzelaufgaben (Aufgaben 1–47)

1 — Antwort: D

Odds =

$$\frac{\text{Wahrscheinlichkeit, dass ein Ereignis eintritt}}{\text{Wahrscheinlichkeit, dass ein Ereignis nicht eintritt}} = \frac{\text{Wahrscheinlichkeit, dass ein Ereignis eintritt}}{1-(\text{Wahrscheinlichkeit, dass ein Ereignis eintritt})}$$

Hier: 0,5 (Wahrscheinlichkeit einer Salmonellen-Enteritis nach Exposition) geteilt durch (1 – 0,5) (Wahrscheinlichkeit, dass nach Exposition keine Salmonellen-Enteritis auftritt)

2 — Antwort: C

Intention-to-treat-Analyse: Dabei werden **alle** Patienten/Fälle, die am Anfang in die Studie aufgenommen wurden, am Ende auch in der Ergebnisauswertung berücksichtigt. Auch die Daten derjenigen Patienten, die aus unterschiedlichen Gründen die Studienbehandlung daher nicht bis zum geplanten Studienende mitmachen, müssen in die Auswertung mit aufgenommen werden. In welchen Situationen Patienten nach Studienbeginn noch nachträglich aus der Studie genommen werden können, muss nach strengen Kriterien festgelegt werden.

> Alle Zweifelsfälle sind als Therapieversager zu werten statt sie nicht in die Auswertung mit aufzunehmen (= intention to treat principle).

3 — Antwort: B

Lösungsweg:
Wahrscheinlichkeit für RR 105 – 115: 3 %.
Wahrscheinlichkeit für RR > 115: 1 %
Summe: 3 % + 1 % = 4 %

4 — Antwort: E

(A) **Inzidenz = Anzahl der Neuerkrankungen** einer bestimmten Erkrankung innerhalb eines **bestimmten Zeitraums in einer bestimmten Stichprobe der Bevölkerung.**

(B) **Odds Ratio = Verhältnis zweier Chancen.**
Die Odds Ratio beschreibt, wie viel höher die Chance zu erkranken in einer Gruppe mit Exposition ist, verglichen mit einer Gruppe ohne Exposition.
Berechnungsformel (vgl. Tabelle unter D):
Odds Ratio = (a/c) geteilt durch (b/d) = (a * d)/(b * c).

(C) **Prävalenz** = Anzahl von Personen einer **bestimmten Stichprobe der Bevölkerung,** die zu einem **bestimmten Zeitpunkt** (= Punktprävalenz) **oder Zeitraum** (= Periodenprävalenz) an einer bestimmten Krankheit **erkrankt sind.**

(D) **Relatives Risiko:** gibt an, wie viel mal häufiger oder seltener ein bestimmtes Ereignis (z.B. Krankheit) unter einer besonderen Bedingung (z.B. Exposition) auftritt. Berechnungsformel: relatives Risiko = a/(a+c) geteilt durch b/(b+d).

Patient ist	exponiert	nicht exponiert	Summe
krank	a	b	a+b
gesund	c	d	c+d
Summe	a+c	b+d	

(E) **Sensitivität** ist die Fähigkeit eines diagnostischen Tests, **Personen mit der fraglichen Erkrankung vollständig herauszufiltern**; ist definiert als das Verhältnis der Personen mit richtigerweise positivem Testergebnis zu den tatsächlich Kranken (zu denen auch die Personen mit fälschlich negativem Testergebnis gehören).

	Krankheit		insgesamt
	vorhanden	nicht vorhanden	
Test positiv	a	b	a+b
Test negativ	c	d	c+d
insgesamt	a+c	b+d	

Sensitivität = a/(a+c)	Spezifität = d/(b+d)
positive Prädiktion = a/ (a+b)	negative Prädiktion = d/(c+d)

5 Antwort: D

Trägt man die Standardabweichung zu beiden Seiten des Mittelwertes auf, so liegen bei **normalverteilten** Werten ca. **67 %** der Werte in diesem Intervall. Deshalb: 85 mg/dl +/– 7,5 mg/dl
Merke: Mittelwert +/– **1-mal** Standardabweichung
→ in diesem Intervall liegen ca. **67 %** der Messwerte.
Mittelwert +/– **2-mal** Standardabweichung
→ in diesem Intervall liegen ca. **95 %** der Messwerte.
Mittelwert +/– **3-mal** Standardabweichung
→ in diesem Intervall liegen ca. **99,5 %** der Messwerte.

6 Antwort: C

Ein Schwangerschaftshypertonus muss, um eine Gefährdung von Mutter und Kind zu verhindern, optimal eingestellt werden. Mittel der Wahl ist eigentlich α-Methyldopa. Leider fehlt das in dieser Liste.

(A) **Reserpin** ist ein Alkaloid. Das allein klingt schon gefährlich genug, um nicht in der Schwangerschaft angewendet zu werden. Reserpin **hemmt den Reuptake von Noradrenalin und Dopamin** in die synaptischen Granula der Nervenenden. Dadurch wird der Transmitter letztlich im synaptischen Spalt vermehrt abgebaut und als Folge dessen können quasi reflektorisch in höherer Dosierung die Noradrenalin Speicher geleert werden. Zunächst ist dann natürlich die Adrenalin-/Noradrenalin- Wirkung gesteigert (vermehrte Ausschüttung), letztlich ist es dann aber abgebaut und steht nicht mehr zur Verfügung. Als Nebenwirkung findet sich neben einem erhöhten Vagustonus auch eine **gesteigerte Prolaktin-Ausschüttung.** Also ist Reserpin in der Schwangerschaft kontraindiziert.

(B) **ACE-Hemmer** wie Enalapril sind in der Schwangerschaft aufgrund ihrer **Plazentagängigkeit** absolut kontraindiziert. Es gibt eine nachgewiesene **teratogene** Wirkung.

(C) Richtige Antwort. β-Blocker waren bis vor kurzem noch relativ kontraindiziert. Allerdings kann es zur **Tonuserhöhung im Uterus** und damit zur vorzeitigen Auslösung von Wehen kommen.

(D) **Hydrochlorothiazid** wird in der Schwangerschaft nicht verwendet. Es handelt sich hierbei um Sulfonamid-Derivate, die zu **schweren Elektrolytentgleisungen** führen können. Deswegen sind Thiazide, wie auch alle anderen Diuretika, in der Schwangerschaft kontraindiziert.

(E) **Nitrendipin als Dihydropyridin** wirkt insbesondere an der glatten Gefäßmuskulatur. Wegen der **teratogenen** Wirkung sind Calciumantagonisten in der Schwangerschaft kontraindiziert.

7 Antwort: B

Wichtig ist bei einer Medikation mit NSAR, einen ausreichenden Magenschutz zu gewährleisten. Durch Hemmung der Cyclooxygenase wird die Produktion von Prostaglandinen verhindert. Zum einen führt dies zur Schmerzreduktion und Entzündungshemmung, zum anderen wird auch die Synthese von protektiven Faktoren für die Magenschleimhaut gehemmt.

(A) **Ranitidin** ist ein **kompetitiver Hemmer der H_2-Rezeptoren.** Dadurch wird die Histamin vermittelte Säuresekretion verhindert, **Pepsin sinkt** und der pH im Magen steigt an. Zudem haben H_2-Blocker eine **analgetische Komponente.** Dennoch gibt es bei diesen Blockern weit überlegene Medikamente (siehe B).

(B) Omeprazol ist ein **irreversibler Hemmer der Protonenpumpe.** Trotz kurzer Plasmahalbwertszeit ist die Säuresekretion für 24 Stunden und länger blockiert. Da die Protonensekretion und damit die Säuresekretion unabhängig vom Stimulus **vollständig und irreversibel** gehemmt wird, ist die antisekretorische Potenz wesentlich höher als die der H_2-Blocker.

(C) **Pirenzepin als Anticholinergikum** mit Muskarin-Rezeptor-Spezifität hemmt die vagusinduzierte Säurebildung und steigert die Prostaglandin-, Bikarbonat- und Mukusbildung im Magen. Allerdings zeigen sich **unangenehme Nebenwirkungen** wie Mundtrockenheit, Akkommodationsstörungen und Miktionsstörungen. Deshalb konnten sich Anticholinergika als Ulkusprophylaktika nicht durchsetzen.

(D) **Algeldrat, ein Magnesiumtrisilicat,** wird verwendet bei Hypersekretion von Magensäure, Hyperazidität, Sodbrennen, Magen- und Zwölffingerdarmgeschwüren. Zusätzlich kann man die Tabletten bei akuter und chronischer Gastritis und nervösen Magenbeschwerden einnehmen. Einen effektiven Magenschutz zeigt Algeldrat nicht.

(E) **Sucralfat** bildet im Magen einen Sucralfat-Protein-Komplex und somit einen Schutzfilm über der Magenschleimhaut und dem Ulkus. Dadurch, dass Sucralfat 4 x täglich eingenommen werden muss, ist die Compliance der Patienten gering und Sucralfat wird heute kaum mehr verschrieben.

Wichtig ist, bei einer Medikation mit NSAR einen ausreichenden Magenschutz zu gewährleisten. Durch Hemmung der Cyclooxygenase wird die Produktion von Prostaglandinen verhindert. Zum einen führt dies zur Schmerzreduktion und Entzündungshemmung, zum anderen wird auch die Synthese von protektiven Faktoren für die Magenschleimhaut gehemmt.

8 Antwort: B

(A) **Glitazone** sind relativ neue orale Antidiabetika. Über den **PPARγ-Rezeptor** bewirken sie eine veränderte Genexpression und wirken als **Insulinsensitizer.** Die periphere Insulinresistenz wird vermindert, d.h. die Insulinwirkung an Fett-, Muskel- und Lebergewebe wird verbessert. Leider führen sie auch zu einer **Gewichtszunahme** und sind daher für unseren Patienten nicht geeignet.

(B) **Metformin** ist ein **Biguanid** und **vermindert** insbesondere die **Gluconeogenese** der Leber. Sie wirken **antihyperglykämisch,** nicht aber hypoglykämisch, d.h. nächtliche Hypoglykämien kommen nicht vor. Beim Stoffwechselgesunden bleibt die Wirkung aus. Vorteil bei unserem adipösen Patienten ist die Nebenwirkung der **Gewichtsabnahme.** Daher: **richtige Antwort.**

(C) Die intensivierte Insulintherapie bleibt zunächst **Typ-I-Diabetikern** vorbehalten. Erst wenn orale Antidiabetika beim Typ-II-Diabetiker nicht mehr die gewünschte Wirkung zeigen, ist eine Insulintherapie nötig.

(D) **Glibenclamid** gehört zur Gruppe der **Sulfonylharnstoffe.** Als **β-zytotrope** Medikamente führen sie zu einer verbesserten Insulinfreisetzung aus den Pankreaszellen. Allerdings kommt es relativ häufig zu nächtlichen **Hypoglykämien** und zu **Gewichtszunahme.**

(E) **Acarbose** ist ein kompetitiver **α-Glucosidase-Hemmer.** Im Darm werden Kohlenhydrate langsamer gespalten und daher entstehen keine postprandialen Blutzuckerspitzen mehr. Nachteil: **Gewichtszunahme.**

9 Antwort: C

Hier geht es um die Therapie der Hepatitis C.

(A) **Aciclovir** ist ein gut verträgliches Virostatikum, das speziell auf infizierte Zellen wirkt. Hauptsächlich wird es bei **Herpes-simplex- und Varicella-Zoster-Infektionen** eingesetzt. Durch eine virale Thymidinkinase in der virusinfizierten Zelle wird Aciclovir phosphoryliert. Es entsteht ein Strukturanalogon zum GTP (Nukleosidanalogon), das in das Virusgenom eingebaut wird. Dadurch kommt es zum Kettenabbruch bei der Synthese der Virus-DNA.

(B) **Lamivudin** ist, wie Aciclovir, ein **Nukleosidanalogon,** das in der Therapie der chronischen **Hepatitis B** Anwendung findet. Allgemein ist es gut verträglich und wird in der Regel als Kombinationspartner eingesetzt. **Peginterferon** gehört zur Gruppe der Zytostatika. Als pegyliertes Interferon hat es antivirale und antiproliferative Effekte und wirkt zudem als Immunstimulanz.

(C) **Richtige Antwort.** Bei histologisch gesicherter Hepatitis C, erhöhten Transaminasen und positiver HCV-RNA kommt Peginterferon in Kombination mit Ribavirin zum Einsatz. Ribavirin ist auch ein **Nukleosidanalogon.** Es wird bei der Replikation ind die RNA eingebaut und führt damit zum Abbruch der Strangsynthese.

(D) Hierbei handelt es sich um einen **Neuraminidase- Hemmer** zur Therapie der **Influenza A und B.** Die Virusreplikation wird gehemmt.

(E) Cidofovir dient der Behandlung der Zytomegalie-Retinitis (CMV-Retinitis) bei Patienten mit erworbenem Immundefekt-Syndrom (AIDS) und ohne renale Dysfunktion.

10 Antwort: C

Clozapin ist ein atypisches Neuroleptikum, ein Dibenzodiazepin. Vorteil ist, dass es nur zu geringen extrapyramidal-motorischen Störungen kommt. Als Dopaminantagonisten binden atypische Neuroleptika bevorzugt an D_4-Rezeptoren. Sie wirken sedierend, dämpfend und antipsychotisch. Bekannte Nebenwirkungen sind anticholinerge Effekte mit Mundtrockenheit, Miktionsstörungen, Akkommodationsstörungen und vor allem bei Clozapin die Gefahr der Agranulozytose, die regelmäßige Blutbildkontrollen obligat macht. **Richtige Antwort (C).** Unter Dauergabe entstehen in 1 % der Fälle Agranulozytosen, die in der Regel nach Absetzen des Medikamentes reversibel sind. Bei septischem Verlauf kann es aber durchaus zu einem tödlichen Verlauf kommen. Zu Therapiebeginn müssen die Leukozyten > 3 500/µl liegen.

11 Antwort: B

W! Der Schrottplatzarbeiter ist ein beliebter Zeitgenosse des IMPP. Fragen zur Intoxikation durch Farbinhaltsstoffe oder Lösungsmittel werden häufig gestellt. So auch diese Frage in leicht abgewandelter Form!

(A) **Phosphorwasserstoff** riecht eher nach faulem Fisch. Nach Intoxikation treten hauptsächlich Wirkungen am ZNS auf. Er zählt zu den Stoffwechselgiften. Eine Hämolyse gehört jedoch nicht zu den Zeichen einer Intoxikation mit Phosphorwasserstoff und ist der entscheidende Unterschied zur Intoxikation mit Arsenwasserstoff.
Phosphorwasserstoff entsteht beim Autogenschweißen mit Azetylen und bei der Herstellung und Anwendung von Metallphosphiden zur Schädlingsbekämpfung.Nach Intoxikation kommt es nach einer Latenzzeit zu Erbrechen, Schwindel, Kopf- und Brustschmerzen, Zyanose und Dyspnoe.

(B) Der Knoblauchgeruch von **Arsenwasserstoff** entsteht bei Verunreinigung. Es ist ein hochgiftiges farbloses und sonst geruchloses Gas, welches durch die Einwirkung von Wasserstoff auf arsenhaltige Verbindungen entsteht. Arsenwasserstoffe entstehen typischerweise beim Abbeizen von arsenverunreinigten Metallen sowie beim Auflösen von Zinkabfällen durch Säuren. Die Intoxikation erfolgt hauptsächlich durch Inhalation. Nach einem symptomfreien Intervall kommt es zu **Übelkeit** und **Erbrechen, Bauchschmerzen, Atemnot.** Die **intravasale Hämolyse** mit **Hämoglobinurie** ist typisch für eine Intoxikation mit Arsenwasserstoff. Die **Anurie** entsteht dann im Verlauf durch Verstopfung der Nierentubuli. **(B) ist somit die richtige Antwort.**

(C) **Trichlorethen (Tri, Trichlorethylen)** zeichnet sich durch seinen Geruch nach Chloroform aus. Es findet Einsatz als Lösungsmittel bzw. Walzenwaschmittel in der Druckindustrie. Es kann nach Intoxikation zur Erblindung, Aufhebung des Geschmacks- und Geruchssinns und anderen Hirnnervenschäden kommen. Tri ist ein Kanzerogen.

(D) **Phosgen** ist ein schlecht wasserlösliches Reizgas, welches nach akuter Intoxikation ein Lungenödem hervorrufen kann. Es entsteht beim Kontakt von niedrig chlorierten aliphatischen Kohlenwasserstoffen mit heißen Metalloberflächen. Der Geruch hier erinnert ehr an faulendes Heu und kann erst im Bereich toxischer Konzentrationen wahrgenommen werden. Eine Latenzphase vor Auftreten der Symptome ist auch hier beschrieben.

(E) **Vanadiumpentoxid** ist ebenso wie Phosgen ein Reizgas. Es führt nach Inhalation zu Reizerscheinungen der oberen Luftwege und der Bindehäute. Bei längerer Einwirkzeit können hier auch die tiefen Lungengewebe toxisch-irritativen geschädigt werden.

12 Antwort: E

W! (A) **Mangan** gehört zu den essenziellen Spurenelementen. In der Industrie findet es als Oxidationsmittel und Katalysator Verwendung. Es führt nach akuter Intoxikation zu einer so genannten Manganpneumonie. Nach chronischer Intoxikation sind dann Krankheitszeichen wie extrapyramidale Bewegungsstörungen mit unsicherem Gangbild, Apathie, erhöhter Muskeltonus, grobschlägiger Tremor, Maskengesicht, Mikrographie auffallend. Das Erscheinungsbild erinnert sehr an den M. Parkinson.

(B) **Thallium** findet Einsatz bei der Herstellung von Farben, Insektiziden und Herstellung von optischen Gläsern. Nach oraler Aufnahme kommt es zu einer Ablagerung in Nieren, Knochen und Gehirn. Vergiftungszeichen sind Übelkeit, Obstipation, Gastroenteritis und eine aufsteigende Polyneuropathie („Burning-Feet-Syndrom"). Haar- und Nagelwachstum werden durch Thalliumintoxikation beeinträchtigt. Bei einer akuten Thalliumintoxikation kommt es zu einem vollständigen Haarausfall, bei einer chronischen Thalliumvergiftung ehr zu einem diffusen Haarausfall (unvollständige Alopezie).

(C) **Dichlormethan** wird nach Aufnahme über die Lunge zu 95 % metabolisiert. Sein toxischer Metabolit ist das Kohlenmonoxid. Durch die Bindung an Hämoglobin kommt es zur Entstehung von Co-Hb. Der angegebene Wert könnte also durch die Aufnahme von Dichlormethan erklärt werden. Die übrigen Symptome, und hier vor allem die Anämie und Verlangsamung der Nervenleitgeschwindigkeit, weisen jedoch nicht auf eine Intoxikation mit Dichlormethan hin.

(D) **Cadmium** dient in Legierungen als Oberflächenschutz für andere Metalle und hat besondere Bedeutung als Farbstoffbestandteil. Die Gefahr einer Cadmiumintoxikation besteht hauptsächlich bei Schweißarbeiten, denn es wird hauptsächlich durch Inhalation aufgenommen. Hinweise auf eine akute Vergiftung sind Reizerscheinungen am Nasopharynx. Zeichen einer chronischen Intoxikation sind Gelbfärbung der Zahnhälse, Lungenemphysem, Nierenschädigung und Anosmie.

(E) **Blei** wird hauptsächlich bei der Herstellung von Farben, Batterien und Glas verwendet. Die Aufnahme erfolgt hauptsächlich inhalativ oder – bei organischen Verbindungen – auch perkutan. Blei wird über die Galle und den Urin ausgeschieden. Seine toxischen Wirkungen beruhen auf der Hemmung der Delta- Aminolävulinsäuredehydratase. Die in der Frage beschriebenen Symptome entsprechen denen einer Bleiintoxikation: **Anämie, Leistungsminderung, Abgeschlagenheit, Störung der Magen-Darm-Tätigkeit, Minderung der Nervenleitgeschwindigkeit.** Die Erhöhung der Gamma-GT gehört nicht zu den Zeichen einer Intoxikation mit Blei. Sie lässt sich aber durch den nicht unerheblichen Alkoholkonsum des Arbeiters erklären.

13 Antwort: C

(A) **Diaminodiphenyl** (entspricht 4,4́-Diaminobiphenyl = Benzidin) gehört zu den aromatischen Aminen. Als solches kann es Tumoren der ableitenden Harnwege verursachen. Ebenso können insbesondere durch Benzidin Non-Hodgkin- Lymphome verursacht werden. Eine Anämie kann nach langjähriger Anwendung vorliegen, Thrombozytopenien und Leukozytopenien sind dagegen eher selten.

(B) Typisch für eine **Chlorphenolvergiftung** sind peripher- und zentralnervöse Störungen (Parästhesie, Schwindel, Unruhe, Reizbarkeit, Tremor, ataktische Gangstörung, Verwirrtheit, Gleichgewichtsstörungen, Sprachstörungen). Es kann zu tonisch-klonischen Krampfanfällen, Trismus und Delirien kommen. Ebenso wurden eine Polyneuropathie, Leberschäden, aplastische Anämie und allergische Hautreaktionen beschrieben. Der beschriebene Patient weist jedoch, außer der Anämie mit Leukopenie und Thrombozytopenie, keine Hinweise auf eine neurologische Schädigung auf, so dass Chlorphenol als Auslöser eher nicht infrage kommt.

(C) **Benzol** ist ein Löse- und Reinigungsmittel. Hauptquelle für Benzol sind heute Benzinprodukte. Der Patient arbeitet auf einem Tankschiff und reinigt Tanks. Benzol ist toxisch für das blutbildende System und hat leukämoide Eigenschaften.
Die akute Vergiftung ist durch Erregungszustände, Schwindel und Kopfschmerzen gekennzeichnet. Bei chronischer Intoxikation steht auch das organische Psychosyndrom im Vordergrund. Es kommt zur Anämie, Thrombopenie und Leukopenie.

(D) Zur Lösung fetter Öle und Harze wird **Tetrachlormethan** verwendet. Schwere Leberzellschädigung mit Leberversagen sind typisch für eine Vergiftung mit Tetrachlormethan. Antidot ist Prostacyclin.

(E) **Salpetersäureester** führen zu einer Blutdrucksenkung durch Erweiterung der Blutgefäße. Eine Veränderung der Blutkörperchen ist nicht beschrieben.

14 Antwort: A

W! Alle aufgeführten Substanzen können im Urin nachgewiesen werden.

(A) **Thiodiglykolsäure** kann als Metabolit von Vinylchlorid (= Monochlorethylen) im Urin nachgewiesen werden.

(B) **Mandelsäure** entsteht als Metabolit von Styrol. Es kann im Urin nachgewiesen werden.

(C) **Phenol** ist ein Metabolit des Benzols. Es wird über die Harnwege ausgeschieden.

(D) **Hippursäure** ist Metabolit von Toluol und wird auch über den Urin ausgeschieden.

(E) **Trichloressigsäure** ist Metabolit des Trichlorethylen und kann im Urin nachgewiesen werden.

15 Antwort: B

Wegweisend sind hier der Pleuraerguss und die Verschattung, welche der Pleura aufsitzt.

(A) Bei der **exogenen allergischen Alveolitis** handelt es sich um eine interstitielle Lungenerkrankung. Sie kann durch die Inhalation organischer Stäube verursacht werden. Allergische Mechanismen von Typ III und Typ IV spielen bei der Entstehung eine Rolle.
Bei der Typ-III-Reaktion entstehen Immunkomplexe im Interstitium, welche dann von den neutrophilen Granulozyten phagozytiert werden. Diese setzen dann Entzündungsmediatoren frei und dadurch kommt es zur Schwellung der Alveolarsepten. Bei der Typ-IV-Reaktion kommt es zur Infiltration der Alveolarsepten durch sensibilisierte T-Lymphozyten. Diese schütten dann Zytokine aus, welchen wiederum Alveolarmakrophagen aktivieren. Dadurch bilden sich Epitheloidgranulome.
Zur exogenen allergischen Alveolitis gehören Erkrankungen wie die Farmerlunge, Befeuchterlunge, Vogelhalterlunge, Winzerlunge, Kürschnerlunge, Papierarbeiterlunge, Holzarbeiterlunge usw. Klinisches Korrelat sind feinblasige Rasselgeräusche (dorsobasales Knisterrasseln), die Patienten klagen über Husten, Dyspnoe und Fieber. Die exogen allergische Alveolitis geht nicht mit einer Raumforderung, wie im Röntgenbild gezeigt, einher.

(B) **Asbestbedingtes Mesotheliom.** Asbest zeichnet sich durch hohe Hitzebeständigkeit aus, so dass es lange Zeit zur Brandbekämpfung Verwendung fand. Die lange Latenzzeit der Erkrankung ist bekannt. Asbest verursacht neben Bronchialkarzinomen auch Mesotheliome des Bauchfells, des Rippenfells und des Perikards. Die beschriebenen radiologischen Veränderungen mit der basalen, der Pleura aufsitzenden, Verschattung und dem Pleuraerguss sprechen am ehesten für einen raumfordernden Prozess. Die Arbeitsanamnese der Rentnerin gibt dann den Hinweis auf Asbestbelastung. **(B) ist damit die richtige Antwort.**

(C) Unter **Byssinose** versteht man eine primär obstruktive Ventilationsstörung. Sie entsteht durch Endotoxine und polyphenolische Gerbsäuren. Betroffen sind Arbeiter, die Rohbaumwoll-, Rohflachs oder Rohhanfstaub ausgesetzt sind. Die Symptomatik (v.a. Husten) tritt typischerweise nach einem expositionsfreien Intervall (z.B. Wochenende) auf. Radiologische Veränderungen im Sinne von Raumforderungen gehören nicht zum Krankheitsbild.

(D) Bei der **Quarzstaublunge (Silikose)** handelt es sich um eine Berufserkrankung, welche hauptsächlich Arbeiter im Bergbau, in Steinbrüchen, der keramischen Industrie und in Gießereien betrifft. Klinisch imponieren die Betroffenen durch Belastungsdyspnoe und bronchitische Schübe. Es handelt sich um eine knötchenförmige Lungenfibrose, deren radiologisches Bild variabel ist. Netzförmige, feinfleckige Zeichnung bis hin zur Schneegestöberlunge oder Schrotkornlunge sind möglich. Ebenso kann es zu großflächigen Verschattungen kommen. Die Pleura zeigt jedoch keine Veränderung.

(E) Die **Berylliumpneumonie** tritt nach inhalativer Exposition gegenüber Beryllium auf. Dies ist z.B. bei Arbeitern in der Elektroindustrie der Fall. Typisch ist ein rostbrauner Auswurf. Radiologisch geht die Berylliumpneumonie nicht mit einer Raumforderung im beschriebenen Ausmaß einher.

16 Antwort: C

Der klassische essenzielle Tremor ist eine **oft langsam** progrediente Erkrankung mit vorwiegendem Halte- und Aktionstremor. Obwohl der meist **symmetrische Haltetremor** (= posturale Tremor) in der Regel das dominierende Symptom ist, haben mehr als 20 % der Patienten einen Intentionstremor mit teilweise schwerer Behinderung.

Die Prävalenz des klassischen essenziellen Tremors bei den über 40-Jährigen liegt, je nach geographischer Region, zwischen 0,4–5,6 %.

Die Störung kann in der Jugendzeit oder erst im Alter beginnen (mittleres Erkrankungsalter ca. 40 Jahre). Bei 60 % ergeben sich Hinweise für eine **autosomal dominante Vererbung,** wobei das oder die verursachenden Gene noch nicht identifiziert worden sind. 50–70 % der Patienten stellen eine **Reduktion der Tremorstärke nach Alkoholeinnahme** fest. Die unterschiedlichen Körperregionen sind verschieden häufig betroffen: Hände 94 %, Kopf 33 %, Stimme 16 %, Gesicht 3 %, Beine 12 % und Rumpf 3 %. Manchmal bleibt der Tremor auf eine Region begrenzt (Prototyp: isolierter Kopf- oder Stimmtremor). Fast alle Patienten sind sozial eingeschränkt. Bis zu 25 % der Patienten müssen tremorbedingt ihren Beruf wechseln oder sich berenten lassen.

(A) **Klassischer Parkinson-Tremor:** Es handelt sich dabei um einen meist **asymmetrischen Ruhetremor** und der Patient kann zusätzlich einen posturalen oder kinetischen Tremor haben. Entscheidend ist, dass beide Tremorformen dieselbe Frequenz haben. Ein reiner Ruhetremor ist häufig. Die Frequenz des reinen Ruhetremors liegt **oberhalb von 4 Hz.** In frühen Stadien können aber auch höhere Tremorfrequenzen bis 9 Hz nachgewiesen werden. Die Frequenz von Ruhetremor und posturalem Tremor wird als gleich betrachtet, wenn sie nicht um mehr als 1,5 Hz differiert. Typisch für das Vorliegen eines klassischen Parkinson-Tremors ist das Vorkommen einer Tremorsuppression beim Übergang von Ruhe zu Halte- oder Aktionsbewegungen.

(B) **Holmes-Tremor: Ruhe- und Intentionstremor.** Ein posturaler Tremor kann vorkommen. Der Tremor ist oft **nicht so rhythmisch** wie andere Zitterformen. **Langsame Tremorfrequenz,** meist unter 4,5 Hz. Wenn eine umschriebene Hirnläsion identifiziert werden kann (z.B. Hirnstamminsult), dann findet man zwischen der Läsion und dem Auftreten des Tremors typischerweise eine Latenz (4 Wochen bis 2 Jahre).

(D) **Dystoner Tremor:** Tremor in einer Extremität oder einem Körperteil, das zumindest **minimale Zeichen einer Dystonie** aufweist. Meist beginnt der dystone Tremor fokal. Er zeigt häufig irreguläre Amplituden oder eine variable Frequenz unter 7 Hz. In der Regel handelt es sich um einen **Halte- und Aktionstremor**, der üblicherweise nicht in Ruhe beobachtet wird.
Das typische Beispiel eines dystonen Tremors ist der dystone Kopftremor (oder der tremorartige spasmodische Torticollis). Der dystone Tremor kann auftreten, bevor manifeste Dystoniesymptome nachgewiesen werden können.

(E) **Orthostatischer Tremor:** Eine subjektive **Standunsicherheit,** die selten auch **beim Gehen** auftritt. Gelegentlich können Patienten aus dem Stand hinfallen. Die Patienten haben aber keine Probleme beim Sitzen oder Liegen.

Der klinische Befund ist, bis auf die Standunsicherheit und ein gelegentlich **sicht- oder tastbares hochfrequentes Zittern der Beinmuskeln,** nahezu unauffällig. Für die Diagnosestellung obligat ist der Nachweis eines 14–18 Hz-Tremor-Musters im EMG. Dabei werden Oberflächenelektroden auf die Muskulatur des Unter- und Oberschenkels geklebt. Im Liegen findet sich typischerweise eine „elektromygraphische Stille", während man im Stehen (überwiegend) rhythmische Entladungsaktivität in einer Frequenz von 14–18 Hz findet.
Differenzialdiagnostisch kommen verschiedene Tremores, die zu Problemen beim Stehen führen können, infrage (zerebellärer Tremor, essenzieller Tremor, Parkinson-Tremor). In diesen Fällen liegt aber **immer** eine niedrigere Tremorfrequenz vor. Bei 20–50 % der Patienten finden sich zusätzliche Bewegungsstörungen (Morbus Parkinson, Restless legs).

Tremor	Ruhetremor	Haltetremor	Aktionstremor	Frequenz	Besonderheit
Parkinson-Tremor	+++	+		4–7 Hz	Fast immer asymmetrisch
Holmes-Tremor	+++	(+)	+++	< 4,5 Hz	Oft unrhythmisch
Essenzieller Tremor		+++	++	5–8 Hz	Familiär! Symmetrisch
Dystoner Tremor		++	++	< 7 Hz	Zumindest in Ansätzen begleitende Dystonie
Orthostatischer Tremor		++	++	14–20 Hz	Betrifft Beine und Rumpf, nur im Stehen

17 — Antwort: D

Beschrieben wird eine neurologische, über 15 Jahre progrediente Erkrankung, die mit einer hyperkinetischen Bewegungsstörung und psychiatrischen Symptomen im Alter von 37 Jahren begann und in einem demenziellen Endzustand mündet. Neuropathologisch wurde eine Atrophie des Nucleus caudatus nachgewiesen. Damit kommt nur die Huntington-Krankheit als Lösung infrage.

	M. Alzheimer	Olivopontozerebelläre Atrophie (OPCA)	Amyotrophe Lateralsklerose (ALS)	M. Huntington	Epilepsie
Erstsymptome	Störung des Kurzzeitgedächtnisses	Ataktischer Gang mit breiter Basis	Atrophe Paresen distaler Muskel (Hand/ Unterschenkel) Faszikulationen	Störung des Kurzzeitgedächtnisses Reizbarkeit Interessenverlust Depression	Epileptischer Anfall
Alter bei Manifestation	> 60 Jahre	Familiäre Formen: 28 Jahre Sporadische Formen: 53 Jahre	30–70 Jahre	35–44 Jahre	Jedes Alter
Klinisches Vollbild	Gedächtnisverlust Apraxie Aphasie Spät: Motorische Komplikationen (Myatrophie, Rigor, Spastik)	Generalisierte Ataxie Dysarthrie/ Dysphagie Nystagmus Stürze/ Rollstuhlpflicht Evtl. Rigor/ Bradykinese Evtl. Demenz	Spastische Paresen mit Hyperreflexie und (!) atrophen Paresen mit fehlenden Reflexen Faszikulationen Dysarthrie/ Dysphagie Spät: Hypoventilation, Rollstuhl	Apathie Subkortikale Demenz Choreatische Hyperkinesen Gleichgewichtsstörungen und Stürze Dysarthrie/ Dysphagie Spät: Amyotrophie und Rigor	variabel
mittlere Überlebenszeit	8–10 Jahre	Fam. Formen: 15 Jahre Sporad. Formen: 6 Jahre	3–5 Jahre	19 Jahre	Variabel
häufigste Todesursache	Pneumonie	Aspirationspneumonie	Hypoxie Aspirationspneumonie	Aspirationspneumonie	variabel

18 Antwort: E

(A) **Autotopagnosie:** Unfähigkeit, bestimmte Körperteile auf Aufforderung hin zu zeigen, da die Fähigkeit, die einzelnen Körperteile benennen zu können, stark eingeschränkt ist.

(B) **Sensibler Neglect:** Bei bilateral symmetrischen und simultan applizierten sensiblen Stimuli wird die Wahrnehmung nur auf einer Seite angegeben. Es handelt sich also um sensible Vernachlässigung einer Körperhälfte. Ein Neglect ist bei rechtshemisphärischen Läsionen häufiger und stärker ausgeprägt als bei linkshemisphärischen Schäden (oft im Lobulus parietalis inferior).

(C) **Ideomotorische Apraxie:** Dies ist eine Störung in der Auswahl und der zeitlichen Sequenzierung von aufeinander folgenden Einzelbewegungen. Am häufigsten tritt die ideomotorische Apraxie bei gestischen Ausdrucksbewegungen auf. Nur in Fällen schwerer Beeinträchtigung ist auch das spontane Agieren mit Gegenständen betroffen.
Zur Diagnose der ideomotorischen Apraxie werden die Patienten verbal aufgefordert, pantomimische Bewegungen oder gestische Ausdrucksbewegungen auszuführen, wie z.B. „mit dem Finger drohen“ oder „jemandem freundlich zuwinken“ o.Ä.

(D) **Prosopagnosie:** Unfähigkeit, sich Gesichter zu merken und wieder zu erkennen (= „Gesichtsblindheit“).

(E) **Stereoagnosie:** Unfähigkeit, durch Tasten allein Gegenstände zu erkennen (= „Tastblindheit"). Das visuelle Erkennen ist intakt. Auch der Vibrations- und Lagesinn sowie Schmerz- und Temperaturempfinden sind intakt.

19 — Antwort: C

Der Patient zeigt nach der Schulterprellung neurologische Defizite.
Die Angabe einer **Hypästhesie am lateralen Oberarm bzw. Schulter** (N. cutaneus brachii lateralis superior) weist auf eine Schädigung des **N. axillaris** hin. Differenzialdiagnostisch könnte auch eine Schädigung der **Hinterwurzel C5** infrage kommen.
Die Differenzierung gelingt mit der Untersuchung der Motorik. Bei einem **Axillarisschaden** weisen **M. deltoideus** (Armabduktion, -elevation und -retroversion) und **M. teres minor** (Außenrotation und Adduktion des Oberarms an das Schulterblatt) Paresen auf.
Bei einem **Wurzelschaden C5** sind zusätzlich der **Bizepssehnenreflex** und die **Oberarmbeuger** (N. musculocutaneus, teilweise auch M. brachialis) abgeschwächt.
Bei dem beschriebenen Unfallmechanismus könnte auch eine obere Armplexusläsion **(C5/C6, Erb-Lähmung)** auftreten.
Die betroffenen Nerven sind:

- **N. axillaris** (M. deltoideus, M. teres minor)
- **N. musculocutaneus** (M. biceps brachii, M. brachialis)
- N. thoracicus longus (M. serratus)
- N. dorsalis scapulae (Mm. rhomboidei)
- **N. suprascapularis** (Mm. supra- et infraspinatus).

Neben dem sensiblen Teil des N. axillaris ist auch der sensible Teil des N. musculocutaneus betroffen (N. cutaneus antebrachii lateralis = radialer Unterarm bis Daumengrundgelenk).

(A) Die **untere Armplexusläsion (C8–Th1)** kommt schon aufgrund der beschriebenen sensiblen Defizite nicht infrage, da bei der unteren Armplexusläsion das Hautareal des ulnaren Unterarms einschließlich der Finger IV und V betroffen ist. Motorisch sind die Hand- und Fingerbeuger betroffen. Der Trizepssehnenreflex kann auch schwächer ausfallen, die Kraft des Trizeps ist aber in der Regel normal.

(B) Der **N. suprascapularis** könnte aufgrund des Unfallmechanismus mit Trauma der Schulterregion und der Scapula betroffen sein, zumal er durch die Incisura scapulae verläuft und dort verletzt werden kann. Außenrotation und Oberarmabduktion wären betroffen. Da der Nerv aber **keinen sensiblen Anteil** hat, kommt diese Lösungsmöglichkeit nicht infrage.

(D) Bei einem **tethered-cord-Syndrom** ist das Rückenmark aufgrund eines fibrotisch verdickten filum terminale zwischen Hirnstamm und Os sacrum aufgespannt und kann aufgrund mechanischen Zuges Schaden nehmen. Klinisch dominieren die Symptome einer **(inkompletten) Querschnittlähmung.**

(E) Das **Dermatom C7** schließt die Haut der **Finger II und III** ein. Motorisch sind besonders die vom N. radialis versorgten Muskeln (Oberarmstrecker, Finger- und Handstrecker mit Ausnahme M. brachioradialis) kompromittiert. Isolierte C7-Schäden sind sehr selten.

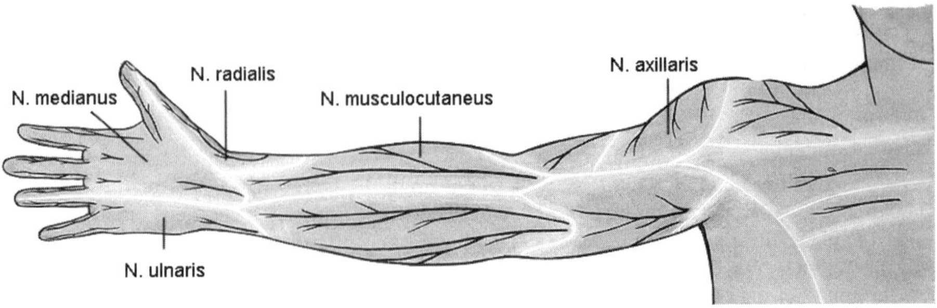

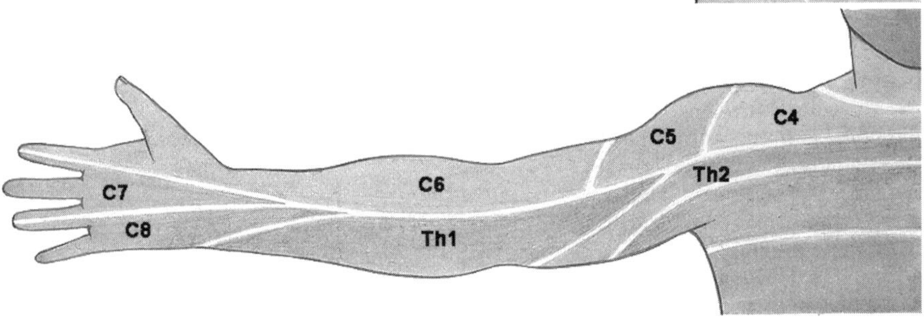

20 **Antwort: E**

Der Patient hat keine motorischen Defizite, d.h. Muskeleigenreflexe und Kraft sind regelrecht. Sollte es sich um eine neurologische Ursache handeln, so betrifft sie einen rein **sensiblen Nerven** oder eine **Hinterwurzel.**

Er beklagt lediglich fluktuierenden Brennschmerz im Bereich der Vorderaußenseite des rechten Oberschenkels, und im gleichen Areal eine etwa handtellergroße Hypästhesie. Dieser Bereich fällt in das **Dermatom L2–L3** bzw. in das Versorgungsgebiet des **N. cutaneus femoris lateralis.** Von den genannten Lösungen passt am besten die **Meralgia paraesthetica.** Bei diesem Krankheitsbild wird der N. cutaneus femoris lateralis meist unter dem Leistenband eingeklemmt und ruft fluktuierenden brennenden Schmerz sowie Sensibilitätsstörungen in dessen Autonomgebiet hervor. Prädisponiert sind übergewichtige Menschen (m:f = 3:1) mit Hängebauch oder Schwangere. Nach Gewichtsabnahme ist die Spontanremissionsrate hoch.

Differenzialdiagnostisch kommt ein L3-Syndrom infrage, bei dem eine Kniestreckerschwäche und eine Abschwächung des Patellarsehnenreflexes vorhanden sein sollten.

(A) Der N. obturatorius versorgt motorisch die Adduktorenmuskulatur und sensibel die distale Oberschenkelinnenseite. Er kann bei Obturatoriushernien, Beckenfrakturen oder gynäkologisch-chirurgischen Eingriffen verletzt werden.

(B) Der Plexus pudendus versorgt sensibel den Damm und den Penis bzw. Klitoris und kleine Labien, motorisch die Sphinkteren von Blase und Mastdarm.

(C) Der N. tibialis zieht mit den Fußflexoren und der A. tibialis posterior unter dem Retinaculum flexorum um den **Innenknöchel** in den **Tarsaltunnel,** der an der medialen Foßsohle gelegen ist. Bei Kompression des Tibialisnerven an dieser Stelle kann die **Sohle** schmerzen und bei längerem Fortbestehen der Kompression die **Fußsohlenbinnenmuskulatur** geschädigt werden.

(D) Als Syringomyelie bezeichnet man eine Hohlraumbildung im Rückenmark. Sie ist meist im **Zervikalmark** gelegen und verursacht in der Regel ein **zentromedulläres Syndrom** mit **aufgehobenem Schmerzempfinden auf Segmenthöhe,** da es zur Schädigung der in der Spinalmarkskommissur kreuzenden Fasern des Tractus spinothalamicus kommt. Ggf. kommt es zu **atrophen Paresen, der zu den Segmenten gehörenden Muskeln** (wegen Affektion der Pyramidenbahn im Seitenstrang).

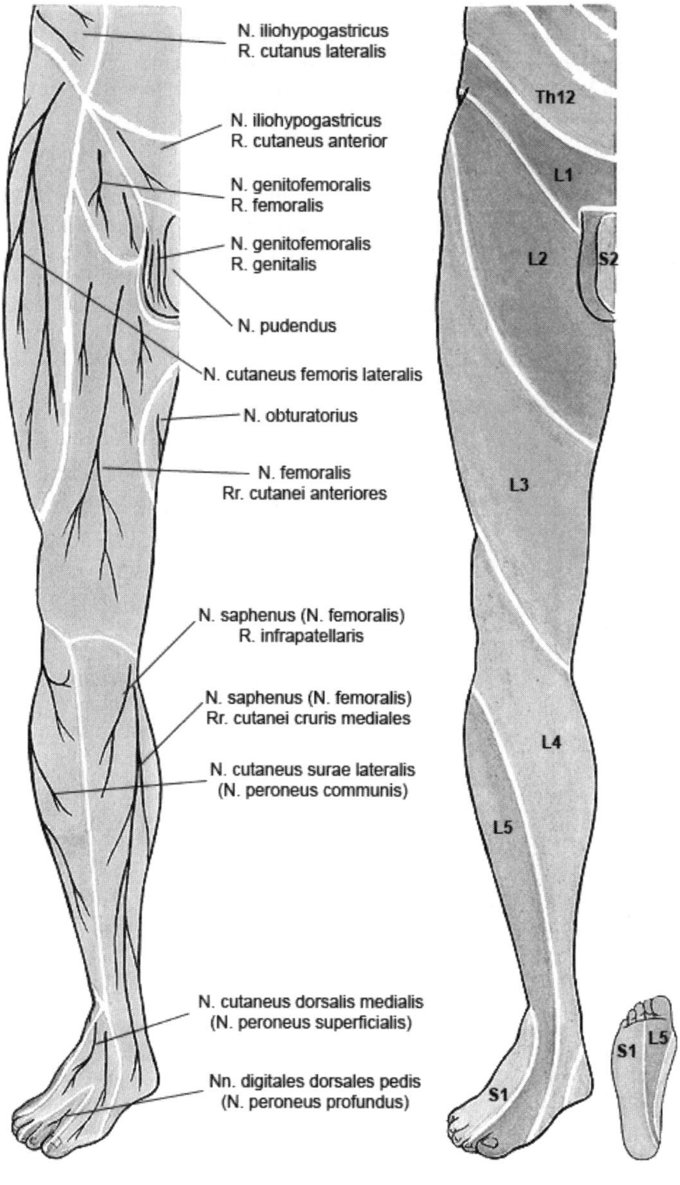

21 Antwort: A

(A) Als Methode der Wahl zur Verzögerung der Atrophie des paretischen Muskels gilt die Reizung dieses Muskels durch elektrischen Strom. Die **Nachahmung der nervalen Impulse durch elektrische Reizung** (Reizstrom) dient der **Anregung zur Kontraktion.**

(B) **Fußreflexzonentherapie:** Massage an den Fußsohlen mit der Vorstellung **reflektorischer Beeinflussung zugeordneter Organsysteme.**

(C) Wichtigste **Wirkungen** der **klassische Massage:**
- Steigerung der Hautfunktionen, bei Narben und Adhäsionen der Haut
- Verbesserung des venösen Abflusses und des Lymphstromes:
bei schlaffen Paresen indiziert, aber nicht 1. Wahl zur Verhinderung einer Atrophie.
- **Kontraindikationen:** fieberhafte, entzündliche und tumoröse Prozesse, ausgeprägte Blutungsneigung, dekompensierte Herzinsuffizienz etc.

(D) **Neuraltherapie:** therapeutische Lokalanästhesie zur Ausschaltung hypothetischer Störfelder (Narben etc.). Dies erfolgt unter der Vorstellung, dass eine vermutete Ursache („Störfeld") durch Unterbrechung der nervalen Übermittlung mittels Lokalanästhesie ausgeschaltet wird und so im erkrankten Organ natürliche Heilung einsetzen kann.

(E) **Endonasale Reflextherapie:** Ein auf W. Fliess zurückgehendes Verfahren der lokalen Reizung endonasaler Reaktionsstellen der Nasenschleimhaut mit dem Zweck der therapeutischen Beeinflussung fern liegender Krankheitssymptome.
Reflexzonen der äußeren Nase nach Gleddisch 1983: Akupunkturpunkte.

22 Antwort: B

Nur für **wenige Sekunden** anhaltende **Gesichtsschmerzen,** die sich durch **Kauen** und **Berührung** auslösen lassen, passen am besten zu einem **neuropathischen Schmerz.** Am wahrscheinlichsten ist damit die Trigeminusneuralgie. **Die gesuchte Antwort ist (B).**

(A) Auch eine Kiefergelenksarthritis verursacht Schmerzen, die durch Kauen ausgelöst werden können. Evtl. findet man auch einen Druckschmerz unterhalb des Jochbogens vor dem Tragus. Der Schmerz betrifft aber **nicht** die **gesamte Gesichtshälfte** und dauert auch **länger** als nur wenige Sekunden an.

(C) Bei der Sinusitis maxillaris berichten die Patienten einen **dauerhaften Druck(-schmerz) unter dem Auge,** der beim **Bücken oder Naseputzen eher zunimmt.** Der Nervenaustrittspunkt über dem N. infraorbitalis kann schmerzhaft sein, Kauen sollte relativ wenig Einfluss auf das Schmerzempfinden haben.

(D) Die Migräne verursacht **einseitigen Kopfschmerz,** der nicht durch Kauen oder Berührung ausgelöst wird, sondern **spontan** auftritt und durch Licht oder Lärm schlimmer werden kann. Der Migräneschmerz wird als pulsierend beschrieben und eine Attacke dauert zwischen **30 Minuten** und mehreren Stunden.

(E) Bei der akuten bakteriellen und bei der Mumps-Parotitis findet man **eine schmerzhafte Schwellung** der Ohrspeicheldrüse (die auch einem Zahnarzt auffällt). Diese nimmt beim Kauen zu. Die Schmerzen sind aber **dauernd vorhanden** und betreffen nicht eine ganze Gesichtshälfte.

23 Antwort: D

(A) Eine **Somatisierungsstörung** kann diagnostiziert werden bei seit Jahren bestehenden multiplen und häufig wechselnden körperlichen Beschwerden, die mehrfach organmedizinisch abgeklärt worden sind. Charakteristisch ist die Konzentration auf diese Beschwerden, die nahezu alle anderen Aktivitäten stark einschränken.

(B) Bei einer **artifiziellen Störung** werden körperliche oder psychische Symptome oder Behinderungen absichtlich vorgetäuscht oder erzeugt. Dazu gehört das „Münchhausen-Syndrom", bei dem die Patienten von einem Arzt zum anderen ziehen, um sich diagnostischen und therapeutischen Eingriffen zu unterziehen.

(C) Die **desintegrative Psychose** ist (wie die symbiotische Schizophrenie) eine tief greifende Entwicklungsstörung aus dem Bereich der Kinder- und Jugendpsychiatrie mit Verlust vorher erworbener Fähigkeiten nach anfangs normaler Entwicklung. Dazu gehören ein Interessensverlust an der Umwelt, motorische Manierismen und autistische Symptome.

(D) Es wird eine erste Episode einer **bipolaren affektiven Störung** (früher als manisch-depressive Erkrankung bezeichnet) beschrieben, die rasch mit einer (Hypo-) Manie beginnt und dann in eine Depression übergeht. Bipolare affektive Störungen beginnen früher, verlaufen schwerer und haben eine höhere Suizidrate als unipolare Depressionen.

(E) Bei der **hypochondrischen Störung** haben die Patienten die feste Überzeugung, an einer bestimmten körperlichen Erkrankung zu leiden.

24 — Antwort: C

(A) Eine Illusion ist eine verfälschte Wahrnehmung. Etwas tatsächlich Vorhandenes wird als etwas anderes verkannt. Illusionen können bei starken Affekten, z.B. bei extremer Angst **(Affektillusionen)** oder bei Fieber vorkommen.

(B) **Tasikinesie** (oder Tachykinesie) bedeutet einen ständigen Bewegungsdrang, etwa im Rahmen einer Akathasie (Bewegungs- und Sitzunruhe) als Nebenwirkung von Neuroleptika.

(C) **Zönästhesien** (oder Coenästhesien) sind Körperhalluzinationen und gehören zu den Wahrnehmungsstörungen, die v.a. bei schizophrenen Psychosen auftreten können. Sie können wie in diesem Beispiel als Schmerzen angegeben werden oder im Sinne von leiblichen Beeinflussungserlebnissen als von außen gemacht empfunden werden.

(D) Die **Migraine accompagnée** ist eine seltene Form der Migräne, bei der neben den Kopfschmerzen vorübergehende zusätzliche neurologische Symptome wie sensible Reizerscheinungen, Lähmungen oder Sprachstörungen auftreten. Im Fallbeispiel sind sowohl der Verlauf als auch die bizarr geschilderte Qualität der Schmerzen untypisch für eine Migräne.

(E) Mit **Synästhesien** werden Verschmelzungen von Sinnesempfindungen bezeichnet, wie sie nach Einnahme von Halluzinogenen (z.B. LSD) auftreten.

25 — Antwort: C

(A) Bei der katatonen schizophrenen Psychose bestehen psychomotorische Symptome wie z.B. Manierismen, Stereotypien, Stupor, Negativismus und Echopraxie. Die sog. perniziöse Katatonie oder **febrile Katatonie** mit Akinese, Rigor, vegetativen Störungen und Hyperthermie ist eine wichtige Differenzialdiagnose zum malignen neuroleptischen Syndrom.

(B) Das **Reye-Syndrom** tritt auf bei respiratorischen (meist viralen) Infekten nach Gabe von ASS im Kindesalter. Es kommt zu Erbrechen, Fettleberhepatitis und hepatischer Enzephalopathie.

(C) Das **Serotonin-Syndrom** oder serotonerge Syndrom ist eine seltene, aber potenziell lebensgefährliche Komplikation nach Intoxikation (z.B. in suizidaler Absicht) mit einem selektiven Serotonin-Wiederaufnahme-Hemmer (SSRI). Es können Übelkeit, Nausea, Tremor und Unruhe auftreten, bis hin zu ausgeprägten Unruhe- und Verwirrtheitszuständen. Auch durch die Kombination der verschiedenen Antidepressiva (Citalopram: SSRI, Moclobemid: MAO-Hemmer, Clomipramin: Tricyklikum) besteht die Gefahr des Serotonin-Syndroms.

(D) Das **Meige-Syndrom** gehört zu den Bewegungsstörungen (Dystonien). Dabei treten ein beidseitiger Blepharospasmus (verkrampfter Lidschluss) und eine Dystonie der Gesichts- oder Kaumuskulatur auf. Die Behandlung erfolgt durch Injektion von Botulinumtoxin in die betroffenen Muskelpartien.
(E) Das **Dysäquilibrium-Syndrom** bezeichnet eine Elektrolytstörung als Delirursache, die z.B. nach erster Dialyse oder nach zu rascher Korrektur einer Hyperosmolarität oder Azidose auftreten kann.

26 Antwort: C

(A) Ein **erniedrigtes MCV** (mittleres korpuskuläres Volumen) findet sich bei einer mikrozytären Anämie, z.B. bei Eisenmangel. Bei Alkoholabhängigkeit ist das MCV sehr häufig erhöht, ebenso bei Vit.-B_{12}- oder Folsäuremangel.
(B) **c-AMP** spielt als „second messenger" eine Rolle in der Erregungsweiterleitung von der Zelloberfläche ins Zellinnere und wird u.a. durch stimmungsstabilisierende Medikamente wie Lithium beeinflusst.
(C) Ein **erhöhter CDT-Wert** (carbohydrate-deficient transferrin) ist neben einem erhöhten MCV und einer erhöhten γ-GT ein wichtiger Labormarker, der auf einen erhöhten Alkoholkonsum hinweist.
(D) Der **HbA1c-Wert** als „Langzeitzuckerwert" ist zur Therapieeinstellung des Diabetes mellitus wesentlich.
(E) Das saure **α_1-Glykoprotein** gehört zu den Akute-Phase-Proteinen und ist bei Entzündungen erhöht. Allerdings ist das CRP aussagekräftiger.

27 Antwort: D

(A) Als Differenzialdiagnose käme hier allenfalls eine Dysmorphophobie infrage. Patienten mit hypochondrischer Dysmorphophobie (einer Somatisierungsstörung) befürchten beharrlich, an einer schweren körperlichen Erkrankung zu leiden oder körperlich entstellt zu sein. **Dysmorphopsie** bezeichnet eine Wahrnehmungsstörung, bei der Gegenstände verzerrt, form- oder farbverändert wahrgenommen werden.
(B) Bei einer **Somatisierungsstörung** klagen die Patienten über multiple körperliche Beschwerden, die seit Jahren bestehen und bereits mehrfach organmedizinisch abgeklärt worden sind.
(C) Das **Sheehan-Syndrom** beschreibt eine schockbedingte, meist postpartale Nekrose des Hypophysenvorderlappens mit der Folge der Hypophyseninsuffizienz und Mangel an GH (Wachstumshormon), LH und FSH, TSH, ACTH und Prolaktin.
(D) Es wird eine Patientin mit **Anorexia nervosa** beschrieben. Dazu gehören selbst herbeigeführter Gewichtsverlust und ein Körpergewicht mindestens 15 % unter dem normalen bzw. ein BMI < 17,5. Wichtiges Kriterium ist die Körperschemastörung mit der Selbstwahrnehmung als zu dick. Außerdem bestehen endokrine Störungen auf der Hypothalamus-Hypophysen-Gonaden-Achse mit Amenorrhoe respektive Libido- und Potenzverlust.
(E) **Depressive Episode mit parathymen psychotischen Symptomen:** erneut eine harte Nuss des IMPP! Bei einer depressiven Episode wären allenfalls synthyme psychotische Symptome zu erwarten, d.h. die Wahninhalte sind aus der Stimmung des Patienten ableitbar, z.B. ein Verarmungswahn. Ein parathymer Wahn (affektiv inadäquat) ist dagegen das Kennzeichen einer schizophrenen Psychose.

28 Antwort: C

Beschrieben werden die Symptome einer **Anpassungsstörung (C)** im Sinne einer depressiven Reaktion. Dabei treten die Symptome innerhalb eines Monats nach belastenden Lebensereignissen auf.

(A) Die **symbiontische Psychose** oder auch Folie à deux wird in der ICD-10 als induzierte Psychose bezeichnet. Dabei überträgt ein an einer Psychose Erkrankter seine Symptome (meist paranoide Schizophrenie) auf einen Partner und beide entwickeln in enger Wechselwirkung einen gemeinsamen Wahn.

(B) Die **Zyklothymia** ist eine anhaltende affektive Störung mit regelmäßigen Stimmungsschwankungen, die leichter sind als bei einer bipolaren Störung und eher als Persönlichkeitszug erscheinen. Vereinfacht ausgedrückt ist die Zyklothymia das bipolare Gegenstück zur Dysthymia (veraltet: „neurotische" Depression).

(D) Dissoziative Störungen (ICD-10) werden auch als **Konversionsstörungen** (z.B. im DSM-IV) bezeichnet. Hierunter wird die Veränderung oder der Verlust körperlicher Funktionen verstanden, der nicht unter willentlicher Kontrolle steht und Ausdruck eines psychischen Konfliktes ist. Symptome wie Lähmungen, Gangauffälligkeiten, Aphasie, Anfälle und Bewusstseinsstörungen (= pseudoneurologische Symptome) lassen neurologische Krankheiten vermuten, die Ursachen sind jedoch psychischer Art.

(E) In der ICD-10 sind zwei unterschiedliche Kategorien der **emotional instabilen Persönlichkeitsstörung** klassifiziert. Die **emotional-instabile Persönlichkeitsstörung vom impulsiven Typ** ist gekennzeichnet durch mangelnde Impulskontrolle und häufige Ausbrüche von gewalttätigem Verhalten. Typisch für die wesentlich häufigere **emotional-instabile Persönlichkeitsstörung vom Borderline-Typ** sind anhaltende Gefühle von Leere, die Neigung, sich in intensive, aber instabile Beziehungen einzulassen, übertriebene Bemühungen, das Verlassenwerden zu vermeiden und Unsicherheit bezüglich des eigenen Selbstbildes. Dabei kommt es wiederholt zu Selbstbeschädigungen und auch suizidalen Handlungen.

29 Antwort: D

Beschrieben werden die Symptome einer Panikstörung. Therapeutisch kommen eine medikamentöse Therapie, eine Verhaltenstherapie oder eine Kombination der beiden infrage. Zur Kupierung einer akuten Panikattacke können Benzodiazepine gegeben werden. Dabei ist z.B. Lorazepam (Tavor®) als eine Substanz ohne aktive Metaboliten vorzuziehen. Bromazepam (Lexotanil®) oder gar **Chlordiazepoxid** (A) (Librium®) und **Flunitrazepam** (C) (Rohypnol®) haben eine längere Wirkdauer. Bei allen besteht die Gefahr der Suchtentwicklung. Längerfristig können Antidepressiva (Trizyklika oder SSRI) gegeben werden.

(B) **Carbamazepin** (Tegretal®, Timonil®) ist ein Antiepileptikum, das auch als Stimmungsstabilisierer (Mood stabilizer) bei bipolar affektiven Psychosen (früher: manisch-depressive Erkrankung) anwendbar ist. Weitere stimmungsstabilisierende Medikamente sind Lithium, Valproinsäure und Lamotrigin.

(D) Ein **selektiver Serotonin-Reuptake-Hemmer** wie u.a. Citalopram (Cipramil®), Sertralin (Zoloft®) oder Paroxetin (Seroxat®, Tagonis®) ist wirksam bei einer Panikstörung.

(E) Die **Cholinesterasehemmer der 2. Generation** Donepezil (Aricept®), Galantamin (Reminyl®) und Rivastagmin (Exelon®) werden bei Demenz vom Alzheimer-Typ eingesetzt und können die Progredienz der Erkrankung verzögern. Tacrin war der erste Cholinesterasehemmer mit Wirkungsnachweis, der aber wegen Lebertoxizität nicht mehr eingesetzt wird.

30 **Antwort: B**

Beschrieben wird eine **soziale Phobie (B)** mit der Furcht, im Zentrum der Aufmerksamkeit zu stehen, oder sich peinlich zu verhalten mit daraus resultierendem Vermeidungsverhalten. Zusätzliche Symptome können Erröten, Zittern, Angst zu erbrechen, Miktions- oder Defäkationsdrang sein. Zur Therapie werden Verhaltenstherapie und Medikamente (MAO-Hemmer, SSRI) eingesetzt.

(A) Eine **autistische Psychopathie** ist als Differenzialdiagnose schwierig abzugrenzen. Nach ICD-10 wäre diese Störung als ängstliche (vermeidende) Persönlichkeitsstörung zu klassifizieren. Die Patienten leiden unter einem niedrigen Selbstwertgefühl und sehnen sich nach Akzeptanz. Bei Patienten mit sozialen Phobien steht das Vermeidungsverhalten mehr im Vordergrund.

Cave: Nicht mit dem frühkindlichen Autismus als tief greifende Entwicklungsstörung des Kindes- und Jugendalters verwechseln!

(C) Störungen mit körperlichen Symptomen ohne organische Grundlage werden nach ICD-10 als somatoforme Störungen bezeichnet. Bei der **somatoformen autonomen Funktionsstörung** scheinen die Symptome durch eine gesteigerte Aktivität des vegetativen Nervensystems erklärbar. Dabei können das kardiovaskuläre System, der obere oder der untere Gastrointestinaltrakt, das respiratorische oder das urogenitale System betroffen sein. Klassische Begriffe sind u.a. die „Herzneurose“ oder „psychovegetative Störungen“.

(D) Die **schizotype Störung** ist nach ICD 10 bei den chronisch verlaufenden schizophrenen Psychosen eingruppiert. Der Verlauf entspricht eher einer Persönlichkeitsstörung mit einer langen stabilen Symptomatik. Dazu gehören ein unnahbarer Affekt, exzentrisches („autistisches“) Verhalten, sozialer Rückzug und gelegentlich „quasi-psychotische“ Episoden.

(E) Eine **dissoziale Persönlichkeitsstörung** ist durch mindestens drei der folgenden Eigenschaften geprägt:
- Unbeteiligtsein gegenüber den Gefühlen anderer
- Verantwortungslosigkeit und Missachtung sozialer Regeln
- keine längerfristigen Beziehungen, obwohl keine Schwierigkeit besteht, sie einzugehen
- sehr geringe Frustrationstoleranz und niedrige Schwelle für aggressives Verhalten
- fehlendes Schuldbewusstsein
- Neigung, andere zu beschuldigen

31 **Antwort: B**

Bei Agoraphobie mit und ohne Panikstörung gelten verhaltenstherapeutische Verfahren als Therapie der Wahl. Dabei werden Expositionsverfahren, kognitive Verfahren und Entspannungsverfahren unterschieden.

(A) Beim **Selbstbehauptungstraining (Assertiveness Training)** soll selbstsicheres Handeln und zuversichtliches Auftreten in Rollenspielen trainiert werden. Dieses Verfahren wird bei depressiven Störungen angewandt.

(B) Beschrieben wird hier das Verfahren des **Flooding,** das dem Patienten erfahrbar machen soll, dass auch bei stärkster Angst und Panik durch einen Verbleib in der Situation ein Abklingen der Angst erreicht wird. Eine andere Form des Expositionstrainings mit schrittweiser Konfrontation wird als Habituationsverfahren bezeichnet.

(C) Eine **Aversionstherapie** soll bei Abhängigkeit positive Assoziationen durch aversive Stimuli ersetzen. Ein Beispiel ist die Gabe von Disulfiram (Antabus®) bei Alkoholabhängigkeit. Bei Alkoholgenuss nach Disulfirameinnahme treten Erbrechen, Angst und Schwindel auf.

(D) Im **Psychodrama (Moreno)** werden Situationen aus dem Leben eines Patienten durch andere Gruppenmitglieder dargestellt. Verborgene Gefühle und Interaktionen werden deutlich, so dass Einstellungen verändert werden können.
(E) **Time-out** (Auszeit) gehört zu den operanten Methoden im Rahmen einer Verhaltenstherapie. Dabei muss sich der Patient als Konsequenz auf das problematische Verhalten (z.B. nach Selbstverletzung) für zwei Stunden alleine in sein Zimmer zurückziehen und eine Verhaltensanalyse durchführen.

32 Antwort: D

Zunächst zur **Familie** des Patienten: Von der Krankheit sind **alle** Generationen betroffen, außerdem **beide** Geschlechter. Außerdem scheint die Krankheit einen **sehr variablen Verlauf** zu nehmen. Dies spricht für eine **autosomal-dominant** vererbte Krankheit.
Nun zum **Patienten** selbst: Er klagt über **Schwierigkeiten, die Hand nach einem Faustschluss** zu öffnen. Es liegt also eine Störung der **Muskeldekontraktion** vor. Diese ist das Leitsymptom der **Myotonien.** Die einzige genannte Erkrankung, die mit Myotonie einhergeht, ist die **Myotone Dystrophie,** Antwort **(D)** ist richtig.
Bei der **Myotonen Dystrophie (Curschmann-Steinert)** handelt es sich um eine **autosomal-dominant** vererbte Multisystemerkrankung. Sie beruht auf einer Trinukleotidexpansion im auf Chromosom 19 liegenden Gen für die Dystrophia-Myotonica-Protein-Kinase.
Es gibt zwei Verlaufsformen: die kongenitale Form, die bereits nach der Geburt klinisch manifest wird und die adulte Form, bei der das Manifestationsalter zwischen dem 2. und 4. Lebensjahrzehnt liegt.
Symptome der Myotonen Dystrophie sind:
- **Myotonie** der Muskulatur, vor allem der kleinen Handmuskeln, der Unterarme und der Zunge
- **Katarakt,** die meist im mittleren Lebensalter auftritt
- **kardiale Beteiligung** mit Herzrhythmusstörungen (z.B. AV-Block) und Herzinsuffizienz
- **endokrine Störungen:** Hypoandrogenämie, Diabetes mellitus
- **Stirnglatze**
- **Wesensänderungen** und **kognitive Defizite**

Charakteristisch ist die **variable Expressivität:** Es treten sehr verschiedene klinische Verläufe auf, so kann ein Betroffener lediglich eine Katarakt aufweisen, während ein anderer das Vollbild zeigt.
(A) Die **Muskeldystrophie Typ Becke**r wird X-chromosomal rezessiv vererbt. Sie manifestiert sich meist zwischen dem 6. und 20. Lebensjahr. Leitsymptom ist die **Parese der Beckengürtelmuskulatur.**
(B) Es gibt mehrere Formen der **Spinalen Muskelatrophie.** Ihnen gemeinsam ist die Degeneration des 2. Motoneurons. Charakteristisch sind langsam fortschreitende, **rein motorische, periphere Lähmungen.**
(C) Auch die **spinozerebelläre Ataxie** hat mehrere Unterformen. Gemeinsames Charakteristikum ist die **zerebelläre Ataxie,** die nach dem 25. Lebensjahr auftritt.
(E) Die **Chorea Huntington** ist eine autosomal dominant vererbte Krankheit, die wie die Myotone Dystrophie auf einer Trinukleotidexpansion beruht und etwa ab dem 30. Lebensjahr manifest wird. Klinisch zeigen sich **schleudernde, ausfahrende, unwillkürliche (choreatische) Bewegungen, psychische Veränderungen** und **Demenz.**

33 Antwort: E

Die **Sterilität** der männlichen Patienten mit **zystischer Fibrose (= Mukoviszidose)** beruht vermutlich auf der Obstruktion der Ausführungsgänge des Genitalsystems mit zähem Schleim. Die **Spermiogenese** ist **normal,** so dass die Betroffenen mithilfe reproduktionsmedizinischer Methoden durchaus Väter werden können.
Der **Vater** in dieser Aufgabe ist **homozygot** für das defekte **CFTR** (cystic fibrosis transmembrane conductance regulator)**-Gen,** seine Kinder werden also von ihm **auf jeden Fall ein Defektallel erben.** Seine **Frau** ist **klinisch gesund,** es besteht aber die Möglichkeit, dass sie **heterozygot** für ein zur zystischen Fibrose führendes Defektallel ist. Die Wahrscheinlichkeit dafür kann mithilfe des **Hardy-Weinberg-Gleichgewichts** berechnet werden:
Das CFTR-Gen existiert vereinfacht in **zwei** Varianten: das **Normalallel** und das **Defektallel. p** sei die Häufigkeit des **Normalallels, q = 1-p** die des **Defektallels.** Da es sich um ein **autosomales** Gen handelt, sind im Genom **zwei** Kopien vorhanden. Die Wahrscheinlichkeit, **homozygot** für das **Normalallel** zu sein, ist also p^2, die Wahrscheinlichkeit, **homozygot** für das **Defektallel** zu sein, q^2. Die Wahrscheinlichkeit, **heterozygot** zu sein, beträgt **pq + qp = 2pq.** Zusammengefasst gilt also: $p^2 + 2pq + q^2 = 1$.
Die Häufigkeit der zystischen Fibrose ist $q^2 = 1 : 2\,500$, daraus folgt **q = 1/50.** Es ergibt sich **p = 1-q = 49/50 = quasi 1.** Damit wird die **Heterozygotenhäufigkeit**
$2pq = 2 \cdot 1 \cdot 1/50 = 2/50$, die Frau ist also mit einer Wahrscheinlichkeit von **1/25** heterozygot für ein Defektallel. Sie gibt dieses Defektallel mit einer Wahrscheinlichkeit von $1/25 \cdot 1/2 = 1/50$ an ihr Kind weiter, so dass sich für dieses ein Risiko, an zystischer Fibrose zu erkranken, von $1 \cdot 1/50 = 1 : 50$ ergibt, **Antwort (E) ist richtig.**

34 Antwort: A

W! (A) Die Bleibestimmung im **Vollblut** ist die Methode der Wahl. 95 % des im Blut vorliegenden Bleis ist an die Erythrozytenmembran gebunden.
Zusätzlich sollte eine vollständige körperliche Untersuchung vorgenommen werden und das Blutbild inklusive Differenzialblutbild bestimmt werden.

(B) + (C) Dies ist nicht die Methode der Wahl.

(D) Kein Zusammenhang mit Blei. Methylhippursäure ist ein Stoffwechselprodukt des Xylols.
2 Möglichkeiten für das Biomonitoring von Xylol:
- Bestimmung von Xylol im Vollblut
- Methylhippursäure = Tolursäure im Urin

(E) Falsch: delta-Aminolävulinsäure-**Decarboxylase** (Enzym!) **im Urin** soll nur verwirren. Richtiger wäre die delta-Aminolävulinsäure-**Dehydratase in den Erythrozyten.** Dies ist ein sehr empfindlicher Indikator für die Wirkung von Blei auf den Organismus, jedoch ist das Enzym sehr instabil.
Folge der Hemmung der Delta-Aminolävulinsäure-Dehydratase ist die **vermehrte Ausscheidung von delta-Aminolävulinsäure im Urin.** CAVE: Dies kann für das Biomonitoring einer Bleibelastung verwendet werden!

35 Antwort: E

(A) Dichlorbenzol gehört zu den Halogenkohlenwasserstoffverbindungen und hat akute und chronische toxische Wirkungen u.a. auf das ZNS, die Leber und die Schleimhäute. Es ist kein gängiger Metabolit von PCB.

(B) Eine spezifische Therapie bei PCB ist nicht bekannt.
Komplexbildner (Chelatbildner) werden nicht bei PCB, sondern zur Therapie von **Intoxikationen mit mehrwertigen Schwermetallen,** eingesetzt:

Chelatbildner	Indikation
Dimercaprol	Arsen, Quecksilber, Gold **Cave:** Kontraindiziert bei Blei, Thallium und Selen
Ca-Na_2-EDTA	Blei
D-Penicillamin	Blei, Kupfer (M. Wilson!), Quecksilber, Gold, auch bei rheumatoider Arthritis
Desferoxamin	Fe^{3+} (Hämochromatose!)

(C) PCB sind seit 1983 in Deutschland verboten („kürzlich!"). Außerdem gibt es viele andere Möglichkeiten für die Herkunft der PCB!

(D) Meldung an **das Bundesinstitut für Risikobewertung** durch **jeden Arzt,** nicht zwingend durch den Amtsarzt! (vgl. Gesetz zum Schutz vor gefährlichen Stoffen § 16e).

(E) Verwendet wurden PCB als Zusatz in **Dichtungsmassen,** zur **Fugenabdichtung, Lacken, Kunststoffen, Dielektrika, Hydraulikölen,** zur **Isolierung elektrischer Kabel,** als **Schmiermittel in hydraulischen Ölen,** als **Weichmacher.**

36 Antwort: A

Da die, durch das **Rabies- oder Lyssavirus** verursachte, **Tollwutinfektion immer tödlich** endet, ist eine **adäquate Prophylaxe und Therapie** von immenser Bedeutung. Allerdings ist das Schema, nach welchem vorzugehen ist, sehr komplex. Anhand der Empfehlungen des Robert-Koch-Instituts werde ich versuchen, etwas Übersicht in das Schema zu bringen.
Wichtig zu wissen ist, dass **Füchse, Hunde** und **Katzen** gewöhnlich **3–7 Tage vor dem Auftreten klinischer Symptome** sowie **während der gesamten Dauer der Erkrankung** das **Virus im Speichel ausscheiden** und damit ansteckend sind. Dies macht man sich zunutze, indem man ein Tier, welches eine Verletzung beim Menschen verursacht hat, und von dem man nicht sicher weiß, ob es regelmäßig geimpft ist oder sich ausschließlich in einem tollwutfreien Gebiet aufgehalten hat, für **10 Tage in Quarantäne** nimmt und es beobachtet. Treten in diesem Zeitraum **keine Symptome** auf, so kann davon ausgegangen werden, dass es **nicht infiziert** ist. Allerdings trifft diese Regel nur für **Hunde** und **Katzen** zu.

- Dies ist zugleich schon die **Antwort auf die Frage.** Der Hundebiss in der Aufgabe ist bereits 21 Tage her. Der Hund ist bekannt und zeigte in 21 Tagen nach dem Biss keine Tollwutsymptome, so dass davon ausgegangen werden kann, dass er gesund ist. Mit einer Impfung braucht nicht mehr begonnen werden. **(A) ist richtig. (B)** und **(C) sind falsch.**
- Anders hätte es sich verhalten, wenn der Mann **direkt nach dem Biss** in die Ambulanz gekommen wäre und **nicht bekannt** gewesen wäre, ob der Hund regelmäßig **geimpft** wurde oder sich ausschließlich in **tollwutfreien Gebieten** aufgehalten hat. In diesem Fall müsste dann immer mit einer **Postexpositionsprophylaxe** begonnen werden. Wenn möglich wird der Hund parallel in Quarantäne genommen. Entwickeln sich innerhalb der **10 Tage keine Symptome,** so kann mit der **Postexpositionsprophylaxe** wieder **aufgehört** werden.
- Aufgrund der **sehr langen Inkubationszeit beim Menschen** (mehrere Wochen bis Monate) ist die **postexpositionelle Prophylaxe,** sofern sie früh begonnen wird, gut möglich und erfolgreich. Die **Art und Intensität der Postexpositionsprophylaxe** richtet sich nach dem **Grad der Exposition** entweder durch direkten Kontakt mit einem verdächtigen Tier oder aber durch Kontakt mit einem Tollwutimpfstoffköder, welcher gegebenenfalls bereits durch ein infiziertes Tier kontaminiert sein könnte.
  - **Grad I:** Berühren/Füttern von Tieren, Belecken der intakten Haut oder Berühren von Impfstoffködern bei intakter Haut → **keine Impfung.**

- **Grad II:** Knabbern an der unbedeckten Haut, oberflächliche, nicht blutende Kratzer durch ein Tier, Belecken der nicht intakten Haut oder Kontakt mit der Impfflüssigkeit eines beschädigten Impfstoffköders mit nicht intakter Haut → **aktive Impfung.**
- **Grad III:** Jegliche Bissverletzung oder Kratzwunden, Kontamination von Schleimhäuten mit Speichel (z.B. durch Lecken, Spritzer) oder Kontamination von Schleimhäuten und frischen Hautverletzungen mit der Impfflüssigkeit eines beschädigten Impfstoffköders → **aktive und einmalige passive Impfung.**

- Die **präexpositionelle Immunisierung** im Sinne einer **aktiven Immunisierung** wird empfohlen für Tierärzte, Jäger, Forstpersonal, Personen bei Umgang mit Wildtieren in Gebieten mit Wildtollwut sowie ähnlichen Risikogruppen (z.B. Personen mit beruflichem oder sonstigem engen Kontakt zu Fledermäusen und Personal in Laboratorien mit Tollwutinfektionsrisiko).
- Die **aktive Immunisierung** erfolgt mittels **HDCV** (= human diploid cell vaccine – aus diploiden menschlichen embryonalen Zellen oder Hühnerfibroblasten hergestellt). Dabei handelt es sich um **inaktiviertes Tollwutvirus,** welches zur Passagierung in menschliche Zellen oder in Hühnerembryofibroblasten eingebracht wurde. Die **aktive Impfung** erfolgt mehrfach: am Tag 0, 3, 7, 14, 30 und 90 – jeweils i.m.
- Die **passive Immunisierung** erfolgt mittels **RIG** (= Rabiesimmunglobulin menschlicher Herkunft). Die Hälfte des passiven Impfstoffs wird dabei um die Bisswunde instilliert, die andere Hälfte i.m. verabreicht.

(D) + (E) Die **Diagnostik intra vitam** erfolgt durch ein Abklatschpräparat der Kornea oder in Hautbiopsien mittels Immunfluoreszenz. **Post mortem** ist der Virusnachweis in **infizierten Gehirnen** möglich. Dabei findet man **Einschlusskörperchen (= Negri-Körper)** in den Zellen. Die **Serodiagnostik** ist aufgrund des späten Auftretens von Antikörpern sowohl beim Tier als auch beim Menschen nur zur Überprüfung des Immunschutzes praktikabel. **(D)** und **(E)** sind beide **falsch.**

37 Antwort: A

Impfempfehlung der STIKO ab 2006 (etwas vereinfacht)

Impfstoff		Alter in Monaten					Alter in Jahren	
		2	3	4	11–14	15–23	5–6	9–17
T	Tetanus	1.	2.	3.	4.		A	A
D/d	Diphtherie	1.	2.	3.	4.		A	A
aP	Pertussis	1.	2.	3.	4.		A	A
Hib	Haemophilus influenzae B	1.	2.	3.	4.			
IPV	Polio	1.	2.	3.	4.			A
HB	Hepatitis B (A)	1.	2.	3.	4.			
	Pneumokokken	1.	2.	3.	4.			
	Meningokokken				1.*			
MMR	Masern/Mumps/Röteln				1.	2.		
V	Varizellen				1.	2.		

A: Auffrischungsimpfung
* Die Meningokokkenimpfung sollte am dem Alter von 12 Monaten, aber nicht zusammen mit Pneumokokken, MMR oder MMRV gegeben werden.

(B) Die **FSME-Impfung** wird für Kinder ab 1 Jahr empfohlen, die sich dauerhaft oder längerfristig in FSME-Endemiegebieten aufhalten.
(C) Die **Influenzaimpfung** wird nur für Kinder mit besonderer Gefährdung, z.B. chronischer Herz- und Lungenerkrankung empfohlen.
(D) Die **BCG-Impfung** gegen Tuberkulose wird allgemein nicht mehr empfohlen.
(E) Die **Polio-Schluckimpfung** ist wieder durch eine Injektionsimpfung (IPV) ersetzt worden.

38 Antwort: A

(A) **Richtig.** Die durch **Staphylococcus aureus** hervorgerufene **Gastroenteritis** beruht auf einer **Exotoxinwirkung.** Diese Exotoxine werden auch bei Erhitzen auf 100 °C über 15–30 Minuten nicht zerstört. Die Symptome (Übelkeit, Erbrechen, massive Diarrhöen) treten **wenige Stunden nach Einnahme** der Speisen auf. Die Wirkung erfolgt über T-Zell-Aktivierung und daraus resultierender massenhafter Zytokinfreisetzung. S. aureus besitzt insgesamt 8 verschiedene **Enterotoxine (Superantigene),** welche die Symptome von Lebensmittelvergiftungen hervorrufen können.

(B) + (C) Der **Typhus abdominalis** wird verursacht durch **Salmonella typhi** und **S. paratyphi A, B und C.** Die Infektion erfolgt mittels Keimaufnahme per os. Per Endozytose werden die Bakterien von den Enterozyten des Jejunum aufgenommen. Nach Durchschleusung und Exozytose werden sie von Makrophagen in der Subserosa phagozytiert. Die Makrophagen wandern dann in mesenteriale Lymphknoten, wo die Erreger freigesetzt werden und sich vermehren. Von dort findet eine Streuung mittels des lymphatischen und hämatogenen Systems statt. Es kommt zu einer generalisierten Infektion mit sekundärer Ansiedlung in Milz, Leber, Knochenmark, Gallenwegen, Haut (Roseolen) und den Peyer-Plaques. Gekennzeichnet ist die Erkrankung durch in den ersten Wochen **treppenförmig ansteigendes Fieber bis 41 °C.** Hinzu kommen **Benommenheit** (typhos = Nebel), **Kopfschmerzen, Leukopenie, Bradykardie, Milzschwellung** und **Roseolen am Abdomen.** Eine **Diarrhö** tritt frühestens ab der 3. Krankheitswoche auf. Diese kann dann aber durch Ulzera der Peyer-Plaques von **Darmblutungen** begleitet sein. Ausschließlich menschliche Ausscheider bilden dabei die Infektionsquellen. Infektionsmechanismen sind Schmierinfektion oder indirekte Aufnahme durch Lebensmittel oder Trinkwasser. Die **Inkubationszeit** beträgt bei Typhus abdominalis im Durchschnitt ca. 8–14 Tage (minimal 3, maximal jedoch 60 Tage), bei Paratyphus ca. 1–10 Tage. **(B)** und **(C)** sind **falsch.**

(D) **Shigellen** sind **gramnegative Stäbchenbakterien.** Sie sind die Erreger der **Bakterienruhr.** Die Verläufe gehen von katarrhalischen Erscheinungen der Darmschleimhaut mit wässrigen Durchfällen bis hin zu Nekrosen, Geschwürbildungen, Blutungen und Pseudomembranbildung. Die Infektion erfolgt über orale Keimaufnahme über **kontaminierte Lebensmittel.** Die **Inkubationszeit** ist nur selten länger als 12–96 Stunden.

(E) **Pseudomonas aeruginosa** ist **kein typischer Keim bei Lebensmittelvergiftungen.** Er spielt bei immunkompetenten Personen kaum eine Rolle als Infektionsauslöser. **Immuninkompetente Personen** hingegen können durch Pseudomonas an schwerwiegenden Infektionen erkranken, z.B. Pneumonie bei zystischer Fibrose oder beatmeten Patienten, Infektion von Verbrennungswunden, chronische Pyelonephritiden, postoperative Wundinfektionen, Endokarditiden bei Drogensüchtigen, Sepsen und maligne Otitis externa. Pseudomonas ist häufig Erreger von **nosokomialen Infektionen.**

39 Antwort: D

(A) **Candida albicans** verursacht ca. 90 % der humanen Candida-Infektionen. C. albicans ist eine **grampositive, sprossende, ovale Hefe** mit einem **Durchmesser von ca. 5 μm.** Teilweise werden **grampositive Pseudohyphen** beobachtet, selten auch **septierte Myzelien.** C. albicans gehört häufig zur **physiologischen Flora** von **Haut** und **Schleimhäuten.** Ein sich entwickelndes Gleichgewicht ermöglicht es den Pilzen als **Kommensalen** zu leben. Wird das Gleichgewicht gestört, z.B. indem durch Antibiotika die „Mitbewohner" der physiologischen Flora abgetötet werden, kann aus der Besiedelung eine Infektion werden. Zwar kommen exogene Infektionen ebenfalls vor, in den meisten Fällen sind C.-albicans-Infektionen aber endogen bedingt.

(B) **Cryptococcus neoformans** ist eine **bekapselte ovale Hefe,** deren einzelne Zellen **Durchmesser von ca. 3–5 μm** haben. Sie findet sich vor allem im Erdboden und Vogelmist. Über **Inhalation** gelangt sie in den **Respirationstrakt.** Meist kommt es zu einer **inapparenten Lungenkryptokokkose.** Von dort aus kann es zu einer **hämatogenen Streuung** in andere Organe kommen. Im **ZNS** führt sie zu **Meningoenzephalitis. Prädisponierende Faktoren** sind Malignome, Steroidtherapie und AIDS.

(C) **Rhizopus nigricans** gehört zur Gattung der **Mucorales** der **Schimmelpilze.** Er hat **breite, nichtseptierte, dickwandige, in fast rechtem Winkel verzweigte Hyphen.** Mucorales sind typische Opportunisten, welche vor allem bei **immuninkompetenten Personen** oder aber bei **Stoffwechselerkrankungen** Infektionen hervorrufen. Über Staub dringen sie in den Organismus ein, wo sie sich vor allem in **Gefäßen** festsetzen und zu **Thrombosierung** mit anschließender **Infarktbildung** führen.

(D) **Aspergillus** bildet ganz typische **filamentöse, septierte Hyphen,** welche circa **3–4 μm breit** sind und **Y-förmige Verzweigungen** aufweisen (also **dichotom in Winkeln von etwa 45°**). Damit ist **(D) richtig.**

Aspergillosen gehören zu den opportunistischen Mykosen. Hervorgerufen werden sie hauptsächlich von **A. fumigatus** und **A. flavus.** Die Aspergillose manifestiert sich vor allem im **Respirationstrakt.** Die umschriebenen **Pilzknoten (Mycetome)** zeichnen sich im Röntgen durch typische Rundherde ab. Außerdem können sie eine Endophthalmitis, eine zerebrale Aspergillose, selten auch Myokarditis, Endokarditis und Osteomyelitis hervorrufen. Hauptsächlich findet man sie bei immuninkompetenten Personen, es sind jedoch auch Infektionen ansonsten gesunder Menschen möglich.

(E) **Coccidioides immitis** ist ein **atypisch dimorpher Pilz,** welcher bei Kultivierung in **Myzelform** wächst. Im **Gewebe** bildet er jedoch weder ein Myzel noch eine klassische Sprossform, sondern **dickwandige, ca. 15–60 μm durchmessende kugelige Gebilde,** welche **mit** wenigen bis zu 100 **kugelig-ovalen Endosporen gefüllt** sind. Die Infektion erfolgt durch Inhalation von kontaminiertem Staub. Die **primäre Kokzidioidomykose** ist immer in der **Lunge** lokalisiert. Hierbei sind alle Verlaufsformen von **inapparenter Infektion** bis hin zur **schweren Pneumonie** möglich.

40 Antwort: C

(A) – **Escherichia coli** ist ein gramnegatives, peritrich begeißeltes Stäbchen, dessen natürlicher Lebensraum den **Darmtrakt von Mensch und Tier** umfasst. E. coli ist fakultativ pathogen und der **häufigste Erreger bakterieller Infektionen des Menschen.** Infektionen ruft es dann hervor, wenn es an Orte im Körper gelangt, die nicht seiner natürlichen Umgebung entsprechen. Dies führt dann zu **Harnwegsinfektionen, Sepsis, Wundinfektion, Cholecystitis, Appendizitis, Peritonitis** und **Meningitis.** Bestimmte Stämme können im **Magen-Darm-Trakt** zu teils schweren Infektionen führen:

- **ETEC** = enterotoxische E. coli: ihr hitzelabiles **LT-Toxin** ist ein dem Choleratoxin sehr ähnliches Toxin (= Shiga-toxin-like). Es aktiviert ebenfalls die Adenylatcyclase und führt dadurch zu **massiven Durchfällen.**
- **EHEC** = Enterohämorrhagische Escherichia coli verursachen die **hämorrhagische Kolitis** und das **hämolytische Urämiesyndrom (= HUS).** Ihre Wirkung entfalten die EHEC einerseits durch Fimbrien, mit denen sie sich an Enterozyten anheften können und andererseits durch shiga-ähnliche Zytotoxine.
- **EIEC** = Enteroinvasive E. coli penetrieren in die Kolonschleimhaut und verursachen **geschwürige Entzündungen.**
- **EPEC** = enteropathogene E. coli verursachen die epidemisch oder sporadisch auftretende **Säuglingsdiarrhö.**

– **Brucella melitensis** ist einer der drei Erreger der **Zoonose Brucellose.** Die Brucellose tritt bei Schweinen, Rindern und Ziegen auf. Die **Übertragung auf den Menschen** erfolgt **direkt** von den erkrankten Tieren oder aber **indirekt** durch infizierte Lebensmittel. Gekennzeichnet ist die Brucellose beim Menschen durch **undulierendes Fieber** und charakteristische **Granulome** in den Organen des RES.

(B) – **Enterobacter cloacae** gehört wie E. coli zu den **Enterobacteriaceae** und führt zu **opportunistischen Infektionen** des **Urogenitaltraktes, Respirationstraktes, Wunden, Haut** und **Subkutis** sowie zur **Sepsis.**

– **Salmonella enteritidis** ist Auslöser für **Gastroenteritiden** mit extrem kurzer **Inkubationszeit** von **8–48 Stunden.** Infektionsquelle sind häufig verseuchte Lebensmittel.

(C) **Bacteroides fragilis** gehört ebenso wie **Fusobacterium ssp.** zu den **Bacteroidaceae.** Dies sind **obligat anaerobe, gramnegative, pleomorphe Stäbchen,** die Teil der **Normalflora** des **Intestinal-, Respirations-** und **Genitaltraktes** sind. **Endogene Infektionen** werden vor allem durch **Verletzungen** und **Operationen** verursacht, da die Bakterien hierdurch in für sie untypische Areale verschleppt werden. So kann es zum Beispiel durch eine **Darmoperation** zur Verschleppung der Bakterien in die Bauchhöhle kommen. Dort verursachen die Bacteroides-Spezies dann vor allem **Peritonitiden, intraabdominelle** und **Leberabszesse. (C) ist richtig.**

(D) – **Haemophilus influenzae** gehört zu den **Pasteurellaceae.** Es ist ein unbewegliches, oft **bekapseltes, gramnegatives Stäbchen.** H. influenzae ist ein typischer Parasit der Mukosa des **Respirationstraktes.** Krankheiten ruft er vor allem bei **Abwehrgeschwächten** (Exazerbation chronischer Bronchitis, Pneumonien im Anschluss an Influenza) und **Kindern** unter 4–5 Jahren hervor. Zu den typischen Krankheiten des H. influenzae gehören: Meningitis, Epiglottitis, Pneumonie, Empyem, septische Arthritis, Osteomyelitis, Perikarditis, Zellulitis, Otitis media und Sinusitis.

– **Actinomyces sp.** sind **verzweigt wachsende Bakterien,** die über die (Schleim-) Haut eindringen und meist in Form von **Mischinfektionen** Probleme verursachen. Die **zervikofaziale Aktinomykose** ist die häufigste Form der Aktinomykose. Sie äußert sich durch anfänglich tumorartige, derbe, später nekrotisierende Abszesse, welche durch die Haut nach außen durchbrechen können. Deutlich seltener kommen die **thorakale, abdominale** oder **genitale Aktinomykose** vor. Des Weiteren können Actinomyces zur **Kanalikulitis** und zu **Karies** führen.

(E) – **Shigella dysenteriae** ist ein **gramnegatives Stäbchen** und Erreger der **Bakterienruhr.** S. dysenteriae kommt nur beim Menschen vor, wird **oral über kontaminierte Nahrung** oder **Trinkwasser** aufgenommen und dringt dann in die Schleimhaut des Kolons ein. Dort verursacht es lokale, mit Nekrosen einhergehende, Infektionen. Die Verläufe gehen von katarrhalischen Erscheinungen der Darmschleimhaut mit **wässrigen Durchfällen** bis hin zu **Nekrosen, Geschwürbildungen, Blutungen** und **Pseudomembranbildung.**

– Die **Serratia species** gehören zu den **Enterobacteriaceae.** Wie die anderen Enterobacteriaceae führen sie zu **opportunistischen Infektionen** des **Urogenitaltraktes, Respirationstraktes, Wunden, Haut** und **Subkutis** sowie zur **Sepsis.**

41 Antwort: C

Botulismus wird hervorgerufen durch das **Toxin von Clostridium botulinum.** Das **Neurotoxin** ist ein hitzelabiles Protein, wovon sieben antigenetisch verschiedene Varianten bekannt sind. Die **Metalloprotease** katalysiert die Proteolyse von Proteinkomponenten des Neuroexozytoseapparates in den motorischen Endplatten – zu Beginn vor allem der **Hirnnerven.** Folge sind **schlaffe Lähmungen** in der Skelettmuskulatur.
Das Botulinumtoxin ist das derzeit für den Menschen am **stärksten wirksame** bekannte **Gift,** welches jedoch in kleinen Dosen auch therapeutisch zur Beseitigung von spastischen Reaktionen oder aber auch Falten eingesetzt wird.
Die **Diagnostik** erfolgt am schnellsten und sichersten durch **Toxinnachweis im Serum,** den **Faeces** und den **inkriminierten Lebensmitteln. (C) ist richtig.** Dies geschieht letztendlich im **Tierversuch.** Bis zum Erhalt des sicheren Ergebnisses vergehen **1–2 Tage.**
Des Weiteren kann die **Kultivierung des Erregers** aus den verdächtigen **Lebensmitteln, Erbrochenem** und **Stuhl** versucht werden.
Erregernachweise sind **nicht beweisend,** da C. botulinum ein ubiquitär verbreiteter Keim ist. **(A), (B)** und **(D) sind falsch. (B)** ist außerdem **falsch,** da der **Erreger** in der Regel **nicht in die Blutbahn gelangt.**
Auch der **Antikörpernachweis (E) führt nicht zum Erfolg,** da nicht das Bakterium, sondern sein Toxin, der Auslöser der Erkrankung ist. Der Körper kann durchaus Antikörper gegen C. botulinum besitzen, dies ist aber nicht beweisend für eine Infektion.

42 Antwort: E

(A) Das Muster, das die Wunden bilden, widerspricht einer Entstehung durch umherliegendes Glas.
(B) Es handelt sich um Schnittverletzungen, nicht um Fingernagelspuren. Der Lokalisation nach handelt es sich nicht um „Haltegriffe".
(C) Widerlagerverletzungen: kein Fachterminus bei Vergewaltigung!
(D) Das Muster der Schnitte passt nicht zu der gewaltsamen Entkleidung.
(E) Hinweise auf die **Selbstbeibringung:** z.B. **Parallelschnitte, geringe Schnitttiefe, Probierschnitte, entblößte Haut.**

43 Antwort: B

(A) **Joule'sche Wärme:** Dieser Ausdruck meint, dass Energie des elektrischen Stromes in Wärmeenergie des Leiters oder seiner Umgebung übergeht. **Die Entwicklung Joule'scher Wärme ist dort am größten, wo der größte Widerstand besteht**. Bei trockener Haut kann der Übergangswiderstand Hautkörper sehr hohe Werte annehmen (bis 10^6 Ohm), verschwindet jedoch bei feuchter Haut fast vollständig.
Strommarken gehen auf die thermische Wirkung des Stromes zurück. Somit kann das Fehlen von Strommarken nicht durch eine starke Wärmeentwicklung erklärt werden.

(B) Durch den **niedrigen Hautwiderstand der feuchten Haut** entwickelt sich dort nur wenig Wärme. Zudem liegt eine sehr **große Kontaktfläche** vor, die für eine entsprechend größere Wärmeverteilung sorgt. Daher fehlen beim Stromtod in der Badewanne oft die Strommarken.

(C) Eine Selbstausschaltung der Kontaktstellen durch Bildung des wallartigen Randes einer Strommarke ist unwahrscheinlich.

(D) In wässrigem Milieu verteilt sich die thermische Stromwirkung auf einen größeren Bereich, deshalb tritt an einem einzelnen Punkt weniger Wärme auf. Leitungswasser hat zudem nur einen geringen Widerstand, da es zahlreiche Anionen und Kationen enthält.

(E) Nein, eine kleine Kontaktfläche führt zu einer Verdichtung der Stromflusslinien. Hier liegt eine große Kontaktfläche vor!

$$\text{Stromdichte} = \frac{\text{Stromstärke(Ampere)}}{\text{Leiterquerschnitt}}$$

Bei Stromtod während des Badens in Badewannen, z.B. durch Hineinfallen eines elektrischen Gerätes, kann an der Grenzlinie von Luft und Wasser ein livider Streifen an der Haut zu beobachten sein.

44 Antwort: B

(A) Für Ärzte besteht nach Bundesärzteordnung **kein genereller Kurierzwang,** so dass z.B. ein Nichtkassenarzt die Behandlung eines Kassenpatienten ablehnen kann, wenn sich daraus **keine Nachteile für das Wohl des Patienten,** das Risiko einer gesundheitlichen Gefährdung oder der Tatbestand einer unterlassenen Hilfeleistung im Sinne des Strafgesetzbuches ergeben.
Der Arzt übernimmt aber trotzdem mit seiner Niederlassung die Verpflichtung, jeden dringenden Fall zu übernehmen, soweit seine Qualifikation zur Behandlung ausreicht.

(B) Richtig, die **Sicherungsaufklärung** ist die Aufklärung über das **zur Sicherung des Therapieerfolges erforderliche Verhalten** nach einem ärztlichen Eingriff.

(C) **Kontrahierungszwang:** Pflicht, mit einem anderen eine, von diesem **gewünschte, vertragliche Bindung einzugehen**. Der Kontrahierungszwang steht im Gegensatz zur grundsätzlich geltenden Privatautonomie und besteht z.B. für **Unternehmen mit Monopolstellung** im Bereich der öffentlichen Daseinsvorsorge (Versorgung mit Strom, Personentransport, ...).

(D) Der Arzt sichert dem Patienten eine optimale Behandlung, nicht aber einen Behandlungserfolg zu (**„Dienstvertrag“**, vgl. § 611 BGB).

(E) **Schadensminderungspflicht** (vgl. §254 Abs. 2 BGB): **Der Geschädigte ist verpflichtet,** den Schädiger nach Eintritt des Schadens auf die Gefahr eines besonders großen Schadens aufmerksam zu machen bzw. den **Schaden nach seiner Möglichkeit abzuwenden** oder wenigstens zu mindern.

45 Antwort: C

(A) **Garantenstellung:** Verpflichtung bestimmter Personen, aktiv einer Rechtsgutverletzung entgegenzutreten und diese möglichst zu verhindern. **(Garanten: „Beschützer“).** Eine **Garantenstellung im medizinischen Bereich** wird z.B. begründet, wenn ein Arzt die **Behandlung eines Patienten übernimmt.** Der Arzt muss dann alles Sachgemäße und Erforderliche tun. Auch im **Bereitschaftsdienst** kommt der Arzt in eine Garantenstellung: Z.B. muss er in dieser Zeit erreichbar sein.

Dagegen löst die allgemeine Nothilfepflicht gem. § 323 c StGB keine Garantenstellung des Arztes aus.

Der **Paragraph 323c StGB** legt fest, dass grundsätzlich jeder Bürger zur Hilfeleistung verpflichtet ist. Da vom Arzt erwartet wird, dass er unter zumutbaren Umständen besser helfen kann, ist er zur Hilfeleistung in besonderem Maße verpflichtet; die Grenze der Zumutbarkeit wird hier relativ hoch angesetzt. **Jedoch wird die Zumutbarkeit durch das eigene Leistungsvermögen des Hilfepflichtigen bestimmt** (vgl. C).

Beispiel: Bei extremem Glatteis ist ein sich nicht vor Ort befindender Bereitschaftsarzt **nicht** verpflichtet, sofort Hilfe zu leisten. Er muss aber versuchen, soweit möglich Schaden von dem Patienten abzuwenden, z.B. durch Hinzuziehen von Spezialfahrzeugen der Feuerwehr.

(B) Nachträglich aus der Rückschau gewonnene Erkenntnisse konnten in der akuten Situation naturgemäß nicht dazu beitragen zu entscheiden, ob Hilfeleistung notwendig ist oder nicht.

(C)
- Strafbar macht sich, wer bei Unglücksfällen etc. nicht Hilfe leistet, obwohl dies **erforderlich** ist und
- ihm **den Umständen nach zuzumuten,** insbes. **ohne erhebliche eigene Gefahr** und **ohne Verletzung anderer wichtiger Pflichten möglich** ist. Die Zumutbarkeit wird durch das eigene **Leistungsvermögen des Hilfepflichtigen** bestimmt (vgl. §323 c StGB).

(D) **Kontrahierungszwang:** Pflicht, mit einem Anderen eine, von diesem **gewünschte, vertragliche Bindung einzugehen.** Dies steht im Gegensatz zu der grundsätzlich geltenden Privatautonomie.

Kontrahierungszwang besteht z.B. für die **Unternehmen mit Monopolstellung** im Bereich der öffentlichen Daseinsvorsorge (Versorgung mit Strom, Personentransport, ...).

(E) **Therapeutisches Privileg:** Sehr umstrittenes Recht des Arztes zu entscheiden, ob der **Patient als Folge einer Aufklärung über seinen Gesundheitszustand stärker beeinträchtigt** wird als ohne diese.

46 — Antwort: D

(A) Das **Gutachten** vor einem Entscheid über z.B. eine **Unterbringungsmaßnahme** ist von einem Sachverständigen, i.d.R. von einem **Arzt für Psychiatrie** zu erstellen.

(B) Die Unterbringung wird durch Gesetze der einzelnen Bundesländer genauer geregelt. Die Genehmigung ist aber nicht Sache des Ordnungsamtes, sondern des **Vormundschaftsgerichtes.**

(C) Unter **Sicherungsverwahrung** versteht man die Freiheitsentziehung bei einem besonders **gefährlichen Täter zum Schutz der Allgemeinheit** neben der Strafe.

(D) Bei der **Unterbringung bzw. Fixierung nach Betreuungsrecht** ist die Genehmigung des Vormundschaftsgerichts notwendig.

Folgende Vorraussetzungen gelten für die Unterbringung bzw. Fixierung nach Betreuungsrecht, zusammengefasst nach § 1906 BGB:
- nur zulässig, solange sie **zum Wohle des Betreuten erforderlich** ist, z.B. bei Selbstgefährdung
- **nur mit Genehmigung des Vormundschaftsgerichts**
  - wenn mit zeitl. Aufschub Gefahr verbunden ist, ist die Genehmigung unverzüglich nachzuholen.
- Der Betreuer muss die Unterbringung beenden, wenn die Vorraussetzungen wegfallen.
- Obiges gilt entsprechend für andere freiheitsentziehende Maßnahmen (mechanische Vorrichtungen, Medikamente, ...).

(E) Eine amtsärztliche Erlaubnis ist für eine Unterbringung oder Fixierung nicht erforderlich.

47 **Antwort: C**

(A) Die **Übertragung der Skabies** auf einen anderen Menschen setzt einen ca. **10–20 min dauernden Körperkontakt** voraus: **Sexualkontakte, enges familiäres Zusammenleben und Pflege von Kranken** kommen dafür in Frage.
Alle **Kontaktpersonen,** auch wenn sie scheinbar gesund sind, müssen **gleichzeitig behandelt** werden, da Symptome erst nach 2–6 Wochen auftreten. Bei bereits infizierten Eltern hätte die sofortige Behandlung des Kindes die Übertragung natürlich nicht mehr verhindern können.
(B) Nein, aller Wahrscheinlichkeit nach waren die Eltern 10 Tage zuvor bereits ebenfalls infiziert, da **Symptome 2–6 Wochen nach Infektion** auftreten. Die Übertragung war demnach bereits erfolgt.
(C) Ja, siehe Kommentare zu (A) und (B).
(D) Mittel der 1. Wahl: **Hexachlorcyclohexan (Lindan).** Bei ausgedehnten Ekzemen kann es zur Resorption der potenziell toxischen Substanz mit **neurotoxischen Nebenwirkungen** kommen.
(E) Eine Quarantäne im Verdachtsfall einer Skabies ist im Infektionsschutzgesetz nicht vorgeschrieben. Jedoch dürfen bereits im **Verdachtsfall** einer Skabies **Schulen, Kindergärten und sonstigen Gemeinschaftseinrichtungen nicht mehr betreten** werden (vgl. § 34 IfSG).

Fallstudie I (Aufgaben 48–62)

48 **Antwort: D**

(A) Inkubationszeit von **1–3 Stunden:** z.B. Lebensmittelvergiftung durch enterotoxinbildende Staphylococcus aureus oder Bacillus cereus.
(B) Inkubationszeit von **1–3 Tagen:** z.B. Salmonellen-Gastroenteritis.
(C) Inkubationszeit von **4–6 Tagen:** z.B. Campylobacter-Enterokolitis (2–5 Tage).
(D) Die Inkubationszeit von Typhus abdominalis beträgt ca. **1–3 Wochen** (3–60 Tage, im Mittel 10 Tage).
(E) Inkubationszeit von **1–3 Monaten:** z.B. Virushepatitiden (Hepatitis B, D, C bis 6 Monate!).

49 **Antwort: C**

(A) Einen **zweigipfeligen Verlauf der Fieberkurve** sieht man z.B. bei der Leptospirose oder Virusgrippe.
(B) Ein septisches **Kontinuafieber ohne Schüttelfrost** sieht man z.B. im weiteren Verlauf des Typhus abdominalis, ca. ab der **zweiten** Krankheitswoche. Typisch ist, dass das Fieber auf Acetylsalicylsäure **nicht** anspricht.
(C) Typhus abdominalis führt in der **ersten** Krankheitswoche **(frühe Phase)** zu einem **stufenweisen Fieberanstieg.**
(D) **Intermittierendes Fieber** bezeichnet das **Schwanken** der Temperatur um **mehrere** °C täglich, Fieberspitzen mit Schüttelfrost wechseln sich ab mit Normal- oder sogar Untertemperatur. Vorkommen z.B. im Rahmen einer **Sepsis.**
(E) **Relapsfieber,** auch Rückfall- oder Wechselfieber, kommt z.B. bei der Malaria vor. Es bezeichnet kurze Fieberperioden, unterbrochen von fieberfreien Intervallen (ein bis mehrere Tage).

50 Antwort: E

(A) Ein charakteristisches Aussehen des Stuhls nach Genuss von **Haferschleim** findet sich im Babyalter.
(B) **Maisbrei**artige Durchfälle sind für keine Durchfallerkrankung beschrieben.
(C) Diarrhö mit dem Aspekt von **Reisschleim** ist nicht erkrankungstypisch. Im Rahmen der **Cholera treten Reiswasserstühle** auf.
(D) Man könnte meinen, das IMPP besitze Humor! **Labskaus**artige Durchfälle lassen sich in der Literatur nicht finden. Ähnlichkeit könnte mit dem **himbeergeleeartigen Durchfall** bei der akuten **Amöbenruhr** bestehen.
(E) Nach der typischen **anfänglichen Obstipation** kommt es in der 2. Krankheitswoche des Typhus abdominalis zu **erbsbrei**artigen Durchfällen bei nekrotischer Entzündung der Peyer'schen Plaques im Dünndarm.

51 Antwort: B

Beim Typhus abdominalis können am **Ende der ersten Krankheitswoche, insbesondere am Abdomen sog. Roseola typhosa** auftreten. Hierbei handelt es sich um **kleinfleckige Hautrötungen,** welche durch **bakterielle Embolien** hervorgerufen werden.
(A) **Röteln** zeigen neben generalisierter Lymphadenitis eine typischerweise nuchale Lymphknotenschwellung. Das flüchtige makulo-papulöse Exanthem beginnt im Gesicht und breitet sich über den oberen Rumpf aus.
(C) Bei der akuten **Urtikaria** (Nesselsucht) bestehen die Krankheitserscheinungen maximal 6 Wochen (über 6 Wochen: chronische Urtikaria).
Klinik: Quaddeln, Juckreiz, Erythembildung, evtl. Temperaturerhöhung, Arthralgien, Kopfschmerzen, Angioödem, Larynx- und Glöttisödem, anaphylaktoide Reaktion.
(D) **Akanthosis nigricans (maligna)** ist eine sog. obligate kutane Paraneoplasie. In nahezu 100 % der Fälle liegt ein (meist Adenozell-) Karzinom des Magens vor, wenn man diese Hautveränderung bei einem Patienten vorfindet (Tumorsuche!).
Klinik: V.a. an Achselhöhlen, seitlichem Hals- und Nackenbereich, Inguinal- und Genitoanalregion finden sich anfangs gelbbraune bis schwarze Hyperpigmentierungen, später dann flächige papillomatöse verruciforme Verstärkung der Hautfurchen und Hautfalten, welche unscharf zur Umgebung abgegrenzt sind. Die Haut kann baumrindenartig lichenifiziert sein. Papillomatöse Verdickung der Mundschleimhaut und starker Juckreiz sind häufig vorhanden. Die Erkrankung tritt in der Regel nach dem 50. Lebensjahr auf und hat keine Geschlechtsbevorzugung.
Therapie: Tumorsuche!, häufig jedoch schon fortgeschrittenes Tumorwachstum. Entfernung des Tumors führt häufig zur Rückbildung.
Die Abgrenzung zu den benignen Formen (die nicht mit inneren Malignomen einhergehen) ist differenzialdiagnostisch wichtig. Die Akanthosis nigricans benigna (bei erblichen Syndromen) manifestiert sich bereits in der Kindheit bis zur Pubertät und ist in der Regel nicht so stark ausgeprägt wie die maligne Form. Die Pseudoakanthosis nigricans tritt v.a. bei adipösen Patienten zwischen dem 25. und 60. Lebensjahr auf.
(E) **Stadium I Lyme-Borreliose** (Synonyme: Erythema migrans Krankheit, Lyme-disease) (Frühstadium): Tage bis Wochen nach Zeckenstich bildet sich das Erythema chronicum migrans. Dies ist ein leicht erhabenes Erythem, das zentral abblasst und sich zentrifugal ausbreitet.

52 Antwort: C

Die Roseolen beim Typhus abdominalis sind bevorzugt am Abdomen lokalisiert. Siehe vorhergehende Frage.

53 Antwort: E

(A) Ein **Pulsus celer et altus** findet sich bei der **Aortenklappeninsuffizienz** und bezeichnet einen Puls mit schnellem Druckanstieg.
(B) Ein **Pulsus contractus** ist ein harter Puls mit kleiner Amplitude. Vorkommen bei **starren, stenosierten Arterien.**
(C) Ein **Pulsus mollis** ist ein weicher, leicht zu unterdrückender Puls.
(D) Eine **Tachykardie** kommt im Rahmen von hochfieberhaften Erkrankungen sehr häufig vor, **nicht** jedoch bei Typhus abdominalis.
(E) Hier findet man, wie im vorliegenden Fall (Puls von 68/min), eine **relative Bradykardie.**

54 Antwort: B

(A) **Zentralnervöse Sehstörungen** gehören nicht zu den Typhussymptomen. Im Rahmen von z.B. **ZNS-Tumoren** kann es je nach Lokalisation zu typischen Gesichtsfeldausfällen kommen.
(B) Der Begriff „Typhus" bedeutet **Nebel,** Dunst im Sinne von **delirantem Fieberzustand.** Aufgrund der Toxinwirkung kommt es zu einer **Benommenheit bis zum Koma.**
(C) Eine **Gleichgewichtsstörung mit Fallneigung** tritt auf bei Erkrankungen des **Vestibularapparates** und des **Kleinhirns** oder bei **Labyrinthausfall.** Nicht typisch für Typhus abdominalis.
(D) **Tremor** ist ein häufiges und in seiner Ätiologie **sehr heterogenes** Symptom: extrapyramidal z.B. bei Parkinson-Syndrom, bei Intoxikationen, Hyperthyreose, Alkoholkrankheit, als Neuroleptikanebenwirkung, bei Kleinhirnerkrankungen, hereditär-essenziell, psychogen, bei Urämie, u.a. Für Typhus abdominalis ist Tremor nicht charakteristisch.
(E) Eine **zentrale, beinbetonte Parese** wird durch eine **Schädigung des 1. Motoneurons** (Hirnrinde bis Rückenmark-Vorderhorn) verursacht. Nicht im Rahmen von Typhus abdominalis auftretend.

55 Antwort: D

(A) **Aderlässe** sind heutzutage (in der Schulmedizin) v.a. indiziert im Rahmen von **Hämochromatose** und **Polycythaemia rubra vera,** nicht bei Infektionserkrankungen. Man würde den Patienten hierdurch schwächen, eine Fiebersenkung ist nicht zu erwarten.
(B) Bei der **Hochfrequenztherapie** wird hochfrequente elektromagnetische Energie angewandt, die im **Körper in Wärme übergeht.** Genau diesen Effekt braucht man bei Fieber nicht!
(C) Unter **Terraintraining** versteht man eine spezifische Maßnahme der **Kurorttherapie,** wobei unter Ausnutzung der klimatischen und geographischen Besonderheiten systematische körperliche Betätigung z.B. auf klassifizierten Wanderwegen erfolgt. Das ist nichts zur akuten Fiebersenkung!
(D) **Feuchte Wadenwickel** als Hausmittel zur **Fiebersenkung** sollten eigentlich allgemein bekannt sein.
(E) Eine **Heublumensackauflage** wird zur lokalen Wärmetherapie bei **degenerativen Erkrankungen des rheumatischen Formenkreises** und bei **Gallensteinen** als feuchtheiße (42 °C) Auflage angewandt.

56 Antwort: D

(A) **Penicillin V** zählt zu den säurestabilen Oralpenicillinen. Gegen β-Laktamasen ist Penicillin V labil. Wie bei Penicillin G handelt es sich um ein Schmalspektrumantibiotikum mit breiter Indikationsstellung, z.B. bei akut eitriger **Tonsillitis, Scharlach, Erysipel oder zur Endokarditisprophylaxe.** Eine Indikation beim Typhus abdominalis gibt es nicht.

(B) **Gentamicin als Standardaminoglykosid** wirkt bakterizid. Oral findet kaum eine Resorption statt, deshalb nur **parenterale Verwendung.** Bei lebensbedrohlichen Infektionen sind Aminoglykoside ideale **Kombinationspartner** zu den β-Laktamantibiotika. Aufgrund ihrer ausgeprägten Nephrotoxizität sollte keine gleichzeitige Einnahme anderer nierenschädigender Substanzen, wie z.B. NSAR, erfolgen. Trotz des breiten Wirkspektrums bis hin zu Pseudomonas gibt es keine Anwendung bei Typhus.

(C) **Tetracycline** wie Doxycyclin werden als orale Antibiotika hauptsächlich zur Therapie von **Chlamydien, Legionellen, Mykoplasmen, Meningokokken und Streptokokkeninfekten** eingesetzt.

(D) Ciprofloxacin als **Fluorchinolon der Gruppe II** hat eine breite Indikation als systemisch anwendbares Antibiotikum. Aufgrund seiner guten Gewebegängigkeit kann es bei Infektionen im Bauchraum und in Weichteilen eingesetzt werden. Also auch bei **Typhus abdominalis.** Leider gibt es immer mehr Resistenzen.

(E) **Makrolide** wie Erythromycin ist ein säurelabiles Standardmakrolid. Bei nahrungsabhängiger Resorption ist es an sich sehr gut verträglich und ist indiziert bei **Atemwegsinfektionen** (Legionellen, Chlamydien, Mykoplasmen) und Infekten des **Urogenitaltraktes.**

57 Antwort: B

(A) Ein **Darmvolvulus,** also eine Darmverschlingung, gehört nicht zu den Komplikationen bei Typhus abdominalis. Er tritt meist bei **Säuglingen** als Dünndarmvolvulus bei Lageanomalien (z.B. **Malrotation**) auf und birgt die Gefahr eines **Strangulationsileus.**

(B) Die **Darmperforation** ist eine **gefürchtete Komplikation bei Typhus abdominalis**. Sie tritt im Rahmen eines **Durchbruchs der Darmgeschwüre** auf und geht mit Peritonitis und einem akuten Abdomen einher. Deshalb ist eine regelmäßige Untersuchung zur Kontrolle indiziert.

(C) Eine **Pankreatitis** ist keine charakteristische Komplikation bei Typhus. Sie entwickelt sich meist aufgrund von **Gallenwegserkrankungen** (45 % der Fälle) (Choledochussteine, Papillenstenose), **Alkoholabusus** (35 %) oder idiopathisch (15 %). Im Rahmen von Virusinfektionen (z.B. Mumps, AIDS, Hepatitis) kann in seltenen Fällen das Pankreas mit betroffen sein.

(D) **Darminvaginationen** (Einstülpung eines Darmabschnitts in einen anderen, meist Ileum in Caecum/Colon asc.) kommen bis zum 3. Lebensjahr aufgrund einer abnormen Darmbeweglichkeit idiopathisch, bei älteren Kindern und Erwachsenen im Rahmen von Tumoren, Polypen oder Divertikeln des Darms vor. Man findet sie jedoch nicht bei Typhus.

(E) Ein **Mesenterialinfarkt** tritt als Komplikation bei Arteriosklerose der Mesenterialarterien, bei arteriellen Embolien (z.B. Vorhofflimmern), u.a. auf, nicht jedoch bei Typhus.

58 Antwort: A

(A) Gemäß §3 des Bundesseuchengesetzes verpflichtet bereits der **Verdacht auf eine Infektionskrankheit** wie Typhus, Pest, Poliomyelitis, Tollwut, Cholera zur Meldung an das zuständige Gesundheitsamt. Die Meldung hat hierbei **namentlich** zu erfolgen.
(B) Der erste Teil der Antwort **(Meldung des Verdachtes)** ist richtig, jedoch muss die Meldung **namentlich** erfolgen, so dass **(B)** falsch ist.
(C) Da bereits der Verdacht auf Typhus abdominalis gemeldet werden muss, ist **(C)** eine falsche Antwort.
(D) Bereits der Verdacht auf Typhus abdominalis ist meldepflichtig. Die Meldung muss namentlich erfolgen.
(E) Nicht nur bei Therapieverweigerung, sondern bereits bei Krankheitsverdacht hat die namentliche Meldung an das örtliche Gesundheitsamt zu erfolgen.

59 Antwort: A

Ausschließlich menschliche Ausscheider bilden die **Infektionsquelle** des durch **Salmonella typhi** und **Salmonella paratyphi A, B und C** hervorgerufenen **Typhus abdominalis.** Infektionsmechanismen sind **Schmierinfektion oder indirekte Aufnahme durch Lebensmittel** oder **Trinkwasser.** Laut aktuellem Bericht des Robert-Koch-Instituts über Typhus abdominalis (Mai 2007) besteht **Ansteckungsgefahr durch Keimausscheidung im Stuhl ab ungefähr einer Woche nach Erkrankungsbeginn.** Auch über das Abklingen der Symptome hinaus kann die Ausscheidung von Keimen noch über Wochen anhalten. In **2–5 %** der Fälle geht sie in **eine lebenslange symptomlose Dauerausscheidung** über.
Damit ist **(A)** die **einzig richtige Lösung.**

60 Antwort: D

Der **Typhus abdominalis** wird verursacht durch **Salmonella enterica Serotyp typhi** und **paratyphi A, B** und **C,** welche zu den Enterobacteriaceae gehören. S. typhi und S. paratyphi sind **gramnegative, fakultativ anaerobe, bewegliche, peritrich begeißelte Stäbchen. (B) und (C) sind falsch, (D) ist richtig.**
Sie können **weder Oxidase noch Sporen** bilden – weswegen sowohl **(A)** als auch **(E) falsch** sind.
Aufgrund von **O-** und **H-Antigenen** können **Salmonellen** in über 2000 **Serovare** eingeteilt werden.
- **O-Antigene** sind spezifische Polysaccharidketten des Lipopolysaccharidkomplexes auf der äußeren Membran.
- **H-Antigene** sind Geißelantigene aus Proteinen.

61 Antwort: B

Zur **Impfung** gegen **Typhus abdominalis** stehen ein oraler und ein parenteraler Impfstoff zur Verfügung. Empfohlen wird die Impfung besonders vor **Reisen in die Endemiegebiete Asiens, Südamerikas** und **Nordafrikas.** Und hier wiederum besonders, wenn **einfache Lebensbedingungen** herrschen, oder mit **Ausbrüchen** oder **Katastrophen** gerechnet werden muss.
- Als magensaftresistente Kapsel steht ein **oraler Lebendimpfstoff** zur Verfügung (**[A] ist falsch, [B] ist richtig**). Dieser muss dreimal im Abstand von jeweils 2 Tagen eingenommen werden und ist gut verträglich. Er verleiht circa **60 %** der Geimpften **Schutz** für mindestens **ein Jahr.** Daher ist eine **jährliche Auffrischung** sinnvoll, sofern weiterhin ein Infektionsrisiko besteht.
- Der **parenterale Impfstoff** (**[C] ist falsch**) ist ebenfalls gut verträglich. Er besteht aus hochgereinigtem Virus-Antigen. Auch er bietet circa **60 %** der Geimpften **Schutz** und dann sogar für **bis zu 3 Jahre.** Er darf jedoch nicht bei Kindern unter 2 Jahren angewandt werden.

Eine **Impfung** ist lediglich zur **Prophylaxe** indiziert. Eine **postexpositionelle Prophylaxe gibt es nicht.**
Bei **bestehender Erkrankung** muss in jedem Fall **antibiotisch** behandelt werden. Hierbei erzielt man gute Erfolge mit dem Gyrasehemmer **Ciprofloxacin** (nur für Erwachsene) oder mit einem **Breitspektrum-Cephalosporin** wie z.B. Ceftriaxon über einen Zeitraum von 2 Wochen. Weitere geeignete Substanzen sind **Cotrimoxazol** und **Amoxicillin.** Allerdings entwickeln sich zunehmend **Resistenzen** in den Endemiegebieten – vor allem gegen Chloramphenicol (früher häufig verwendet, heutzutage wegen hoher Nebenwirkungsrate nicht mehr Mittel der Wahl), Cotrimoxazol und Amoxicillin. Es empfiehlt sich also inzwischen die **Therapie nach Antibiogramm.**
Durch den **frühzeitigen Beginn einer antibiotischen Therapie** kann die **Letalität** im Allgemeinen **unter 1 %** gesenkt werden. Auch wird die **Komplikationsrate** deutlich **reduziert.**
Dauerausscheider sollten über 4 Wochen **Ciprofloxacin** oder über 2 Wochen **Ceftriaxon** einnehmen.
Eine **Antibiotikaprophylaxe** – vor allem **in Kombination mit einer Impfung** – wird **nicht empfohlen. (D) ist falsch.**
Auch **(E) ist falsch,** da die Erkrankung **keine lebenslange Immunität** hinterlässt.

62 Antwort: D

Das **Hauptreservoir** für Salmonella typhi und Salmonella paratyphi ist der **Mensch.** Klinisch inapparente **Dauerausscheider** spielen bei der Verbreitung der Krankheit eine besonders **große Rolle.** In **seltenen** Fällen findet sich **Salmonella paratyphi B** in Haustieren wie z.B. **Rindern** oder **Geflügel.** Die aus Geflügel isolierten S. paratyphi B-Stämme nahmen zwar in den letzten Jahren zu, allerdings können sie **keine systemischen Paratyphuserkrankung** hervorrufen, sondern lediglich leichtere klinische Symptome wie Durchfälle. Damit ist **(D)** die **einzig richtige Lösung.**

Fallstudie II (Aufgaben 63–77)

63 Antwort: C

(A) Eine **Tachykardie** liegt aufgrund einer **erhöhten Katecholaminempfindlichkeit des Herzens** bei Hyperthyreose häufig vor. Meist handelt es sich um eine Sinustachykardie, es können jedoch auch andere Rhythmusstörungen auftreten, z.B. in Form von (Tachy-)arrhythmia absoluta bei Vorhofflimmern u.a.
(B) Auch **starke Ermüdbarkeit** gehört zu den Symptomen bei der Hyperthyreose. Diese wird durch eine **Myopathie mit Schwäche der Oberschenkelmuskulatur und Adynamie** hervorgerufen. Cave: Müdigkeit und Leistungsabfall sind auch bei der Hypothyreose vorhanden!!
(C) Die Schilddrüsenhormone bewirken eine Steigerung des Grundumsatzes und des Gesamtstoffwechsels. **Gewichtszunahme** ist dementsprechend eher ein Symptom bei der Hyp**o**- (generalisiertes Myxödem), nicht bei der Hyp**er**thyreose. Hier findet sich ein **Gewichtsverlust.**
(D) **Schlafstörungen** und psychomotorische Unruhe sind typische Symptome bei der Hyperthyreose, die durch die **allgemeine Übererregbarkeit des Nervensystems** bedingt werden.
(E) **Vermehrtes Schwitzen** und **Wärmeintoleranz** sind ein charakteristisches Merkmal bei der Hyperthyreose.

64 **Antwort: C**

(A) Die Abbildung zeigt zwar einen **inhomogenen Knoten,** jedoch keine **zentrale echofreie Zone.** Eine echofreie Zone würde in der Sonographie **schwarz** erscheinen und z.B. einer **Zyste** entsprechen. **Echoreich** erscheint immer hell, das ist bei diesem Knoten nur zentral (bedingt) gegeben. Auch dieses zentral echoreichere Areal ist im Vergleich zum umgebenden intakten Parenchym echoarm. So (echoarm) stellen sich Schilddrüsenkarzinome in der Regel sonographisch dar. Intaktes Schilddrüsenparenchym stellt sich homogen („Pfeffer und Salz") und stets echodichter als die Muskulatur dar.

(B) Ein **echonormaler Knoten** hätte die gleiche Dichte wie das umgebende gesunde Organparenchym. Nur **selten** sind Schilddrüsenkarzinome echogleich. Ob der **echoarme Randsaum schmal** ist, darüber lässt sich streiten.

(C) Die Beschreibung eines **teils echoarmen** (Randgebiete), **teils echoreichen Knotens** (Zentrum) trifft tatsächlich **am ehesten** zu.

(D) Der Begriff **echohart** bedeutet, dass sonographisch ein **sehr heller „Fleck"** gesehen wird. Ursächlich ist ein starker Unterschied der Impedanzen an den Grenzflächen (z.B. Luft – sehr niedrige Impedanz, Knochen – sehr hohe Impedanz). Je höher der Unterschied der beiden Impedanzen an ihrer Grenzfläche, desto stärker (heller im Bild) das reflektierte Echo. Ein sehr helles Areal ist in der vorliegenden Aufnahme nicht zu sehen.

(E) **Echoreiche Reflexe mit dorsaler Schallauslöschung** finden sich bei **Steinen,** z.B. Gallen- oder Nierensteinen. An Steinen kommt es aufgrund der im Vergleich zu Gewebe sehr hohen Impedanz zu fast 100%iger Reflexion des Schalls, es bleibt keine Schallenergie mehr übrig, um die Grenzfläche zwischen Stein und Gewebe zu passieren, deshalb der Schallschatten dahinter.

65 **Antwort: E**

(A) Das **Verhältnis betroffener Frauen zu betroffenen Männern beträgt** beim **differenzierten** Karzinom (d.h. papillär und follikulär) etwa **3:1**, beim anaplastischen und beim medullären Karzinom 1:1.

(B) Beim **papillären Schilddrüsenkarzinom** liegt der **breite Altersgipfel** zwischen dem **35.** und **60. Lebensjahr.**

(C) Dass diese Aussage mit der **jodhaltigen Seeluft als Risikofaktor** für Schilddrüsenkarzinome Quatsch ist, ist hoffentlich jedem klar. Alimentäres Jod geht nicht einmal mit einer Hyperthyreose einher! **Ionisierende Strahlen** (Atombomben, Tschernobyl) sind ein Risikofaktor.

(D) **Genetische** Faktoren spielen beim **medullären** Schilddrüsenkarzinom (C-Zell-Karzinom) im Rahmen der Multiplen Endokrinen Neoplasien und Non-MEN eine wichtige Rolle, nicht jedoch beim papillären Schilddrüsenkarzinom.

(E) Das **papilläre** Schilddrüsenkarzinom ist mit **70 % aller Fälle das weitaus häufigste.**

66 **Antwort: C**

Beim Technetium-99m handelt es sich um einen **reinen Gammastrahler ([A] richtig),** das **eine für die Registrierung geeignete Energie von ca. 140 keV** aufweist **([E] richtig).** Es wird als Tochternuklid aus Molybdän-99 als **Generatorprodukt ([B] richtig)** gewonnen. Dabei ist das ^{99}Mo als Molybdat (MoO_4^{2-}) an eine Aluminiumoxidsäule gebunden. Aus dem ^{99}Mo-^{99m}Tc-Zerfall entsteht so genanntes Pertechnetat ($^{99m}TcO_4^-$), welches nach einer **Halbwertszeit** (HWZ) **von 6,02 Stunden ([C] falsch)** zu Technetium-99 zerfällt. Dieses zerfällt wiederum unter Beta-Emission von 292 keV mit einer Halbwertszeit von 2,14 x 10^5 Jahren zum stabilen Rubidum-99. Das Pertechnetat kann aus dem Generator einfach per Kochsalzlösung eluiert werden. Dieses kann direkt zur Schilddrüsenszintigraphie verwendet werden. Für andere Untersuchungen kann das Tc mittels geeigneter Komplexe (z.B. DTPA, DMSA, HMPAO etc.) **in zahlreiche Verbindungen eingebaut werden ([D] richtig)** und damit andere biochemische In-vivo-Eigenschaften annehmen. Nach einer Regenerationszeit von 24 Stunden ist wieder genügend Pertechnetat entstanden, so dass erneut ca. 90 % der maximal möglichen Aktivität aus dem Generator eluiert werden kann. Aufgrund der Halbwertszeit des verwendeten Mutternuklids (^{99}Mo HWZ: 67 h) kann der Generator ca. 1 – 2 Wochen verwendet werden.

67 — Antwort: A

Da wir ja bereits aus dem Verlauf erfahren haben, dass es sich um ein Schilddrüsenkarzinom handelt, muss man nur noch wissen, wie das im Szintigramm aussieht.

(A) **Richtig.** Bei **Schilddrüsenkarzinomen** und Metastasen sowie bei benignen Veränderungen (Struma nodosa, Zysten, Blutungen, Thyreoiditis, regressiver Degeneration) treten so genannte **kalte Knoten** auf. Diese zeigen eine Minderspeicherung von Technetium-Pertechnetat in der Szintigraphie. Wir können auf dem Szintigramm am **linken Unterpol ein deutlich weniger speicherndes Areal erkennen.** Eine Differenzierung zwischen gut- und bösartigen Schilddrüsenveränderungen ist szintigraphisch aber nicht möglich. Die Sonographie kann zwischen zystischen und soliden Veränderungen unterscheiden. Jeder szintigraphisch nicht anreichernde Schilddrüsenbezirk sollte primär bis zum Beweis des Gegenteils als malignomsuspekt gelten und feinnadelpunktiert werden.

(B) Die beiden ovalären kräftig anreichernden Areale sind keine **heiße Knoten mit vollständiger Suppression des übrigen Schilddrüsengewebes,** sondern entsprechen den beiden Schilddrüsenlappen.

(C) Indikationen zur Durchführung einer Schilddrüsenszintigraphie sind die Abklärung von Herdbefunden, die Erfassung funktioneller Schilddrüsenautonomien und die Lokalisation von Schilddrüsengewebe bei Verdacht auf Agenesie. Die beiden kräftiger anreichernden Areale sind aber die Schilddrüsenlappen und keine Areale mit einer **Schilddrüsenautonomie.** Autonome Adenome, die zu einer latenten oder manifesten Hyperthyreose führen, reichern deutlich kräftiger an und führen zu einer Suppression des umgebenden Gewebes. Bei einer funktionell relevanten Autonomie führt erst die Durchführung einer Suppressionszintigraphie zu einer Demarkierung des autonomen Areals, wobei beim normalen Szintigramm ein insgesamt erhöhter Uptake nachweisbar ist.

(D) Eine Differenzierung zwischen einem lappenübergreifendem Karzinom und einer Metastase ist szintigraphisch nicht möglich.

(E) Der **blaue Bereich** repräsentiert in erster Linie den Randbereich der Schilddrüse und in diesem Fall keine **regressiven Veränderungen** – diese würden sich in der Regel aber als kalte Knoten (= blaue Bereiche) in der Schilddrüse selbst abgrenzen lassen.

68 — Antwort: E

(A) Der **Suppressionstest** ist indiziert zum **Nachweis von Schilddrüsenautonomien.** Nach Einnahme von Schilddrüsenhormon in suppressiver Dosis sinkt der TSH-Spiegel. TSH fördert die enterale Jodresorption und u.a. die Schilddrüsenhormon-Bildung. Beim Vergleich eines Basisszintigramms (vor LT4-Einnahme) und des Szintigramms danach können durch den eventuellen Unterschied in der ^{99m}Tc-Pertechnetat-Aufnahme die Areale identifiziert werden, die sich der Steuerung durch TSH entzogen haben, also autonom arbeiten.

(B) Eine **CT** der Halsregion kann die Ausdehnung des Knotens, eine mögliche Infiltration und vergrößerte Lymphknoten darstellen.
(C) Das Gleiche gilt für eine **MRT** mit dem Vorteil, dass hierfür kein jodhaltiges Kontrastmittel vonnöten ist.
(D) Die Positronenemissionstomographie **(PET)** wird im Rahmen der **Metastasensuche** bei Schilddrüsenkarzinomen eingesetzt.
(E) Die **Punktionszytologie** mittels gezielter Feinnadelbiopsie ist bei Malignomverdacht (d.h. **szintigraphisch kalter und sonographisch nicht echofreier Knoten**) dringend indiziert. Malignität kann letztendlich nur hiermit bewiesen werden. In ca. 30 % ist die zytologische Beurteilung jedoch nicht ausreichend möglich. Bei fortbestehendem Malignomverdacht ist deshalb die **Operation mit histologischer Sicherung** indiziert.

69 — Antwort: D

(A) Die **Tumorenukleation weit im Gesunden** reicht beim Schilddrüsenkarzinom nicht aus. Dieses Verfahren kann im Sinne einer Enukleation einzelner Adenomknoten beim autonomen Adenom der Schilddrüse zur Anwendung kommen.
(B) Auch eine **Hemithyreoidektomie links** ist nicht ausreichend, da das papilläre Schilddrüsenkarzinom **überwiegend lymphogen in die regionären Halslymphknoten metastasiert** und darüber hinaus **nicht selten multilokulär** ist. Eine Ausnahme bildet gelegentlich das **papilläre Mikrokarzinom** (Durchmesser < 10 mm), hier kann eine Hemithyreoidektomie oder subtotale Thyreoidektomie vorgenommen werden.
(C) Eine **Thyreoidektomie mit intraoperativer Bestrahlung** ist ebenso nicht das Mittel der Wahl beim papillären Schilddrüsenkarzinom. Beim **undifferenzierten** (anaplastischen) Schilddrüsenkarzinom wird die **externe Strahlenbehandlung** angewandt.
(D) Die **radikale Thyreoidektomie** mit Entfernung der regionalen Halslymphknoten, die postoperative ablative Radiojodtherapie sowie die suppressive Schilddrüsenhormonbehandlung (zur Unterdrückung des proliferativ wirkenden TSH) stellen die **Standardtherapie** dar.
(E) Die **Thyreoidektomie mit perioperativer Chemotherapie** ist nicht indiziert. Eine Chemotherapie gehört standardmäßig nicht in das primäre Therapiekonzept beim papillären Schilddrüsenkarzinom.

70 — Antwort: A

Die Patientin leidet an einem Karzinom der Schilddrüse. Wie auch bei anderen Tumoren sollte hier eine Lymphknotendissektion der wichtigsten Lymphknotenstationen durchgeführt werden. Es handelt sich um ein differenziertes Karzinom, also ein papilläres oder ein follikuläres Karzinom. Zusätzlich wird noch in das undifferenzierte Karzinom (= anaplastisches Karzinom) und das medulläre Schilddrüsenkarzinom unterteilt. Hier kurz einige Informationen zu den Karzinomen der Schilddrüse:

- **Papilläres Schilddrüsenkarzinom**
  Dieses Karzinom geht von den Parenchymzellen der Schilddrüse aus. Es ist mit ca. 50 % der Fälle das häufigste Karzinom der Schilddrüse. Es betrifft v.a. Patienten im jüngeren Lebensalter. Das Wachstum ist langsam und infiltrativ, die Metastasierung erfolgt sehr frühzeitig und v.a. lymphogen. Frauen sind wie bei nahezu allen Schilddrüsenkarzinomen (außer dem Medullären) häufiger betroffen. Das papilläre Schilddrüsenkarzinom entwickelt sich entweder spontan oder aus einer Struma.

Symptomatik:

- Tastbarer Strumaknoten mit mangelnder Verschieblichkeit der Schilddrüse beim Schlucken
- Mangelnde Verschieblichkeit der Haut über der Schilddrüse
- Vergrößerte Halslymphknoten
- Heiserkeit, Schluckbeschwerden, Stridor
- Obere Einflussstauung

Diagnose:

- Anamnese: Liegt eine positive Familienanamnese vor? Bestrahlungen im Bereich des Halses? etc.
- Klinische Untersuchung
- Sonographie: Nachweis von Raumforderungen im Bereich der Schilddrüse
- Szintigraphie: Nachweis von kalten Knoten
- Feinnadelbiopsie: Nachweis von Tumorgewebe
- CT/MRT: Festlegung des Ausmaßes eines potenziellen Tumors
- Laborchemische Bestimmungen von Thyreoglobulin, CEA, Calcitonin, Bestimmung des ret-Onkogens (Das ret-Onkogen ist verantwortlich für die Entstehung von medullären Schilddrüsenkarzinomen)

Therapie: Totale Thyreoidektomie mit Lymphadenektomie, ggf. neck-dissection bei Vorliegen von LK-Metastasen. 2 Wochen postoperativ sollte eine Ganzkörperszintigraphie zur Metastasensuche durchgeführt werden. Anschließend Durchführung einer Radioiodtherapie zur Zerstörung von verbliebenem Schilddrüsengewebe. 4 Wochen postoperativ kann mit einer Schilddrüsenhormonbehandlung begonnen werden. Sinn dieser Therapie ist die Substitution des fehlenden Hormons und die Verhinderung des TSH-Reizes auf evtl. vorhandene Metastasen.
Prognose: Die 5-Jahres-Überlebenswahrscheinlichkeit liegt bei etwa 90 % und ist somit gut.

- **Follikuläres Schilddrüsenkarzinom**
  Mit ca. 15 % der Fälle ein eher seltenes Karzinom der Schilddrüse. Der Altersgipfel liegt im mittleren Lebensalter. Frauen sind häufiger betroffen als Männer. Das Karzinom entwickelt sich aus einer Knotenstruma (Jodmangel!). Das Wachstum ist langsam infiltrativ und die Metastasierung erfolgt hauptsächlich hämatogen (v.a. pulmonal und ossär).

Symptome, Diagnostik und Therapie sind mit dem papillären Karzinom identisch.
Prognose:
Die 5-Jahres-Überlebenswahrscheinlichkeit liegt bei etwa 70 %. Die Prognose ist somit schlechter als bei papillären Karzinom, aber immer noch gut.

- **Anaplastisches Karzinom**
  Etwa 15 % der Patienten mit einem Schilddrüsenkarzinom leiden an einem anaplastischen Karzinom. Es ist ein Karzinom das sich v.a. bei älteren Patienten findet. Es entsteht i.d.R. spontan oder auf dem Boden eines differenzierten Karzinoms. Wachstum und Metastasierung (hämato- und lymphogen) erfolgen sehr schnell. Frauen erkranken häufiger als Männer.

Symptome und Diagnostik sind mit dem papillären Karzinom identisch.
Therapie: Totale Thyreoidektomie mit Lymphadenektomie, ggf. neck-dissection bei Vorliegen von LK-Metastasen. Wegen fehlender Jodspeicherung ist eine Radiojodtherapie nicht sinnvoll. Postoperativ sollte eine palliative Radiochemotherapie durchgeführt werden.
Prognose: Die mittlere Überlebenszeit nach der Diagnosestellung beträgt 6 Monate. Die 5-Jahres-Überlebenswahrscheinlichkeit liegt unter 5 %.

- **Medulläres Schilddrüsenkarzinom**
  Das medulläre Schilddrüsenkarzinom geht von den C-Zellen der Schilddrüse aus, die das Calcitonin, den Gegenspieler des Parathions, bilden. Nur etwa 1/10 der Karzinome der Schilddrüse sind medulläre Karzinome. Dieses Karzinom findet sich v.a. bei älteren Men-

schen als sog. sporadische Form und bei jüngeren infolge einer familiären Disposition (häufig vergesellschaftet mit MEN). Der Tumor wächst langsam infiltrierend.

Symptome und Diagnostik sind mit dem papillären Karzinom identisch.

Therapie:

Totale Thyreoidektomie mit Lymphadenoektomie, ggf. neck-dissection. Eine Radioiodtherapie ist wegen der fehlenden Iodspeicherung im Tumorgewebe nicht möglich.

(A) Da es sich um ein differenziertes Schilddrüsenkarzinom handelt, sollten die ersten Lymphknotenstationen (Nn. lymphoidei cervicales centrales und Nn laterales sinistri) entfernt werden. Die Gegenseite der Schilddrüse muss mit reseziert werden. Eine einseitige neck-dissection ist jedoch ausreichend.

Alle anderen Antwortmöglichkeiten sind falsch.

71 Antwort: C

(A) **Lewy-bodies** sind konzentrische neuronale Einschlusskörperchen bei **Morbus Parkinson.** Sie bestehen aus Synuclein. Durch Mutationen sinkt die Löslichkeit des Proteins, so dass es präzipitiert.

(B) **Mallory-bodies** (Synonym: alkoholisches Hyalin) sind irreguläre Einschlusskörpcherchen in Hepatozyten bei **ethyltoxischer Hepatitis und in hepatozellulären Karzinomen.**

(C) Die richtige Antwort lautet **Psammonkörperchen.** Es handelt sich um **winzige Verkalkungen im Gewebe.** Typischerweise kommen sie in **Schilddrüsenkarzinomen, serös-papillären Ovarialkarzinomen sowie Meningeomen** vor. Man findet sie aber auch in **benignen Veränderungen des Mesothels.** Psammonkörpcherchen **allein** sind **kein Malignitätskriterium!**

(D) **Councilman-bodies** sind bei der Virushepatitis als eosinophile Körperchen nach Apoptose von Hepatozyten zu beobachten.

(E) **Negri-Körperchen** sind zytoplasmatische Einschlusskörperchen bei **Tollwut.** Betroffen werden Neurone des Hippocampus, des Hirnstamm und der Purkinje-Zellen.

72 Antwort: B

(A) **Kalzitonin** ist ein Tumormarker beim **medullären** (C(Calcitonin-)-Zell-) **Karzinom.**

(B) **Thyreoglobulin** wird von **normalem Schilddrüsenparenchym** und von **differenzierten** (papillär und follikulär) **Karzinomen** synthetisiert. Nach radikaler Thyreoidektomie ist es daher als Tumormarker in der **Nachsorge** wichtig. Ein Anstieg spricht für ein **Rezidiv und/oder Metastasen.**

(C) **Alfafetoprotein** ist ein Tumormarker beim **Hepatozellulären Karzinom,** nichtseminomatösen **Hodentumoren, gastrointestinalen Tumoren** (20 % d.F.) und **Bronchialkarzinom.**

(D) **Keratin** ist ein Strukturprotein, das in Haaren, Nägeln und in der obersten Hautschicht vorkommt. Es findet keine Verwendung als Tumormarker.

(E) **Leukozytenantigene** sind synonym mit dem **HLA-System.** Sie entsprechen Merkmalen auf der Leukozytenzellmembran. Keine Verwendung als Tumormarker bekannt.

73 Antwort: B

(A) Kontrollmessungen sind durchaus indiziert, jedoch nicht als alleinige Maßnahme. Der Serumspiegel des ionisierten Kalziums hängt vom **Serumeiweißgehalt** ab. Bei Abweichungen von der Norm muss eine Korrektur erfolgen (Faustregel: Abfall von Albumin um 1 g/dl bewirkt Abfall des Gesamtkalziums um ca. 0,25 mmol/l).

(**B**) Die **häufigste Ursache eines Hypoparathyreoidismus ist eine Halsoperation** wie im vorliegenden Beispiel einer (radikalen) Thyreoidektomie. Dass hierbei die Epithelkörperchen mit hoher Wahrscheinlichkeit mit entfernt werden, ist leicht ersichtlich. So verwundert es auch nicht, dass der postoperative Kalziumwert bereits leicht erniedrigt ist (Normwert für ionisiertes Kalzium: 1,1 – 1,3 mmol/l). Deshalb stellt die **Kalziumsubstitution** die richtige Maßnahme dar. Klinisch kommt es sonst zum Leitsymptom der hypokalzämischen Tetanie (in 40 % d.F. beim postoperativen Hypoparathyreoidismus): Krämpfe mit erhaltenem Bewusstsein oft mit Parästhesien, Pfötchenstellung, Stimmritzenkrampf. Man verabreicht **1 – 3 g Kalzium per os pro Tag in Kombination mit Vitamin D** und kontrolliert den Serumspiegel regelmäßig.

(C) Die **Verlegung auf die Intensivstation** ist bei diesem Wert und vor allem fehlender Symptomatik über das Ziel hinausgeschossen.

(D) Eine **Parathormonsubstitution** würde sich schwierig darstellen, da es sich hierbei um ein **Peptid** mit einer **Halbwertzeit von 3 Minuten** handelt.

(E) Die Serumspiegel von Kalzium und **Magnesium** sind beim Hypoparathreoidismus beide erniedrigt. Die Klinik bei Magnesiummangel ist uncharakteristisch und wird vom Kalziummangel dominiert.

74 Antwort: D

Letztendlich eine Frage, bei der gute anatomische Kenntnisse ausreichen, um die richtige Antwort zu finden.

Eine einseitige Recurrensparese meint eine Parese des N. recurrens. Das Thema reduziert sich also auf die Frage: Wozu ist der N. laryngeus recurrens da? Seine hauptsächliche Wirkung entfaltet der N. laryngeus recurrens (rückläufiger Kehlkopfnerv) als Stimmnerv am Kehlkopf. Hier versorgt er als N. laryngeus inferior sämtliche inneren Kehlkopfmuskeln (die restlichen kaudalen Fasern des N. recurrens versorgen Trachea und Ösophagus). Fällt die Innervation dieser Muskeln weg, so resultiert hieraus eine straffe Lähmung der jeweiligen Stimmlippe, da der M. cricothyroideus (durch den N. laryngeus superior innervierter äußerer Kehlkopfmuskel) das Ligamentum vocale spannt und es nach median zieht. Es resultiert bei Parese des linksseitigen Nerven eine **Paramedianstellung der linken Stimmlippe (D),** die lupenlaryngoskopisch zu sehen ist.

Der Patient ist heiser, hat eine verhauchte Stimme und der vollständige Glottisschluss ist oft nicht mehr möglich.

Letztendlich ist die richtige Antwort natürlich auch über das Ausschlussverfahren zu finden: Ein schlaffes Gaumensegel (**A**) ist ein Zeichen für eine Parese des N. glossopharyngeus. Ein Glottisödem (**B**) ist keine Folge einer Nervenschädigung, sondern wäre im vorliegenden Fall sicher posttraumatisch durch die Intubation bedingt. Ein Ausfall des M. cricothyroideus (**C**) würde wie oben bereits beschrieben auf den N. laryngeus superior (bzw. dessen motorischen Ramus externus) zurückzuführen sein und hat also nichts mit der Recurrensparese zu tun – gerade der M. cricothyroideus funktioniert ja noch und sorgt für die Paramedianstellung der Stimmlippe. Eine einseitige Lähmung des N. laryngeus superior kann eine Verminderung des Hustenreflexes zur Folge haben, da die Kehlkopfschleimhaut oberhalb der Rima glottidis durch dessen Ramus internus sensibel innerviert wird. Dies ist lupenlaryngoskopisch jedoch nicht sicher zu diagnostizieren, sondern anhand vermehrter Speichelablagerungen im Larynx oberhalb der Glottisebene allenfalls zu vermuten. Weiterhin kann es bei Schädigung des N. laryngeus superior zu einem insuffzienten Glottisschluss durch Funktionsverlust des M. cricothyroideus (Ramus externus) kommen; das Stimmband wäre jedoch nicht paretisch.

75 Antwort: B

Beim Jod-131 handelt es sich um einen kombinierten **Beta- und Gammastrahler** mit 0,364 und 0,637 MeV. Dabei wirkt die Betastrahlung durch ihre kurze Reichweite therapeutisch, **(B) richtig,** während die Gammastrahlung durch ihre längere Reichweite den Körper durchdringt und dann zusätzlich für eine normale Szintigraphie verwendet werden kann.

(A) Ein **Alphateilchen** besteht aus zwei Protonen und zwei Neutronen und entspricht dem Kern eines Heliumatoms ($^4He^{2+}$). Sie übertragen ihre Energie durch Stöße mit Atomkernen. Der lineare Energietransfer ist bei Alphateilchen so groß, dass die Wahrscheinlichkeit für Strahlenschäden größer ist, als ihr therapeutischer Nutzen. Deshalb werden sie in der Nuklearmedizin nicht eingesetzt.

(B) Betateilchen sind negativ (Elektronen) oder positiv (Positronen) geladene Elementarteilchen, die bei der Kernumwandlung entstehen. Die Betastrahlung ist direkt und locker ionisierend und dringt im Gewebe nur wenige Millimeter weit durch. Betastrahlung hat praktisch die gleiche biologische Wirksamkeit wie Gammastrahlung. Positronen vernichten sich durch den Zusammenstoss mit einem Elektron (= Paarvernichtung, Annihilation) immer in zwei Photonen (= Gammastrahlung) mit je zwei 511 keV Quantenenergie.

(C) **Gammastrahlung** ist energiereiche elektromagnetische Wellenstrahlung, die bei der Kernumwandlung und der Paarvernichtung entsteht. Sie ist locker ionisierend und hat eine gute Durchdringungsfähigkeit.

(D) **Neutronenstrahlung** besteht aus ungeladenen, instabilen Elementarteilchen und führt zur direkten Ionisierung. In einigen strahlentherapeutischen Zentren wird Neutronenstrahlung zur Therapie eingesetzt, die über Beschleuniger erzeugt wird. Das freie Neutron zerfällt über einen Beta-Minus-Zerfall innerhalb von 13 Minuten in ein Proton.

(E) **Bremsstrahlung** entsteht bei der Abbremsung schneller Elektronen, wie es z.B. bei einer Röntgenröhre stattfindet.

76 Antwort: B

Bei der Therapie mit I-131 (Radioiod) werden lokale Dosen von 100 bis 500 Gy erreicht, ohne dass klinisch erkennbare Nebenwirkungen umgebender Gewebe erreicht werden. Die Verteilung hängt hierbei vom applizierten Radionuklid, der Biokinetik, der effektiven und biologischen Halbwertszeit, vom Verteilungs- bzw. Tumorvolumen und der applizierten Aktivität ab. Die Induktion eines Malignoms wird mit einer Latenzzeit von 10–15 Jahren extrapoliert mit 0,01–0,02% angegeben. Die Mortalität an **Leukämie, (A) falsch,** und Schilddrüsenkarzinom wird dadurch nicht erhöht. Über eine Beeinflussung der Mammakarzinomrate wird kontrovers diskutiert, diese wurde aber trotz umfangreicher Studien bisher nicht nachgewiesen. Weder eine **Infertilität, (C) falsch,** noch ein erhöhtes Risiko für eine Schwangerschaft sind nach einer Radiojodtherapie zu erwarten. Es wird zwar auch in den ersten 2–3 Tagen I-131 über die Lunge ausgeatmet, aber danach spielt dies keine Rolle mehr. Daher ist auch eine **Lungenfibrose** nicht zu erwarten, **(D) falsch.** Die Augenlinse ist zwar eines der strahlensensibelsten Organe, aber der Grenzwert von ca. 2 Gy bis zur Auslösung eines strahlenbedingten **Kataraktes** wird nicht erreicht, **(E) falsch.**

Eine **Gastritis und Sialadenitis** wird durch die Aufnahme des Iodids in den Epithelien der Ausführungsgänge der Drüsen ausgelöst, **(B) richtig.** Durch Gabe von Ami(o)fostin können gesunde Speicheldrüsenzellen geschützt und einer Xerostomie (Mundtrockenheit) vorgebeugt werden. Ob dies auch für die Drüsenzellen des Magens zutrifft, habe ich nicht herausgefunden.

77 Antwort: A

(A) Die 10-Jahres-Überlebensrate des papillären Schilddrüsenkarzinoms liegt **insgesamt bei 90 %!** Hierbei gilt, dass die Prognose bei Patienten unter 45 Jahren günstiger ist als bei älteren.

(B) Die **Lymphknotenmetastasen** sind im Rahmen der OP entfernt worden. In der nachfolgenden Ganzkörperszintigraphie im Rahmen der Radiojodtherapie zeigt sich nur noch eine geringe Anreicherung im ehemaligen Schilddrüsenlager, periphere Metastasen finden sich nicht. Man therapiert **hochdosiert mit 131J in mehreren Fraktionen, bis kein jodspeicherndes Gewebe** mehr nachweisbar ist. Die **differenzierten Karzinome** der Schilddrüse sprechen auf die **Radiojodtherapie** aufgrund ihres **erhaltenen Jodspeichervermögens** sehr gut an, im Gegensatz zu undifferenzierten Karzinomen, die diese Fähigkeit verloren haben. Selbst bei festgestellten Lymphknotenmetastasen bleibt die Prognose durchaus günstig!

(C) In ca. **30 %** treten beim papillären Schilddrüsenkarzinom **Rezidive** auf. Ein Anstieg des Thyreoglobulins in den halbjährlichen Kontrolluntersuchungen nach radikaler Thyreoidektomie würde dafür sprechen. Es ist jedoch falsch, dass der **Tumor sehr zu Rezidiven neigt.** Allerdings bleibt zu bemerken, dass differenzierte Karzinome in undifferenzierte (mit sehr schlechter Prognose) übergehen können und dass das Risiko, später an einer akuten Leukämie als Folge einer sehr hochdosierten Radiojodtherapie zu erkranken, bei 1 % liegt.

(D) Das papilläre Schilddrüsenkarzinom metastasiert vorwiegend **lymphogen in die regionären Halslymphknoten. Hämatogene** Metastasen sind **selten.**

(E) Die weitaus **schlechteste Prognose aller histologischen Typen** hat das **anaplastische** Schilddrüsenkarzinom mit einer mittleren Überlebenszeit von **6 Monaten!!**

Fallstudie III (Aufgaben 78–92)

78 Antwort: A

Eine **Spondylodiszitis** ist eine Entzündung, die die Grund- und Deckplatten der Wirbel und die zugehörige Bandscheibe befällt. Häufig wird sie von einer Spondylitis (Entzündung des Wirbelkörpers) begleitet. Die infektiöse Spondylodiszitis wird von Bakterien, Viren, Pilzen oder Parasiten hervorgerufen und kann zur Deformität von Wirbelsegmenten und **neurologischen** Komplikationen führen.

(A) Als Ursache für einen infektiös entzündlichen Befall der Wirbelsäule kennt man die **bakterielle** Infektion. Der bakterielle Befall der Wirbelsäule wird in eine **spezifische** und eine **unspezifische** Untergruppe eingeteilt. Zu den wichtigsten Erregern der spezifischen bakteriellen Spondylodiszitis zählt man: **Mycobacterium** tuberculosae, Mycobacterium leprae, Brucellabakterien, Salmonella typhosa. Zu den wichtigsten Vertretern der unspezifisch bakteriellen Spondylodiszitis zählt man folgende Bakterien: **Staphylococcus** aureus, Staphylokokkus epidermidis, Streptokokkus viridans, Escherichia coli, Pseudomonas aeruginosa, Pneumokokken, Clostridium perfringens und Proteus mirabilis.
Insbesonders bei **immungeschwächten** Patienten **(Diabetes),** Schwerkranken oder Intensivpatienten können Entzündungen der Wirbel und Bandscheiben auch durch Viren, Pilze (Candida albicans, Aspergillus) oder durch parasitären Befall mit dem Hunde-, Schaf- oder Fuchsbandwurm (Echinococcus) hervorgerufen werden.

(B) –(E) All diese Erkrankungen haben nichts mit der Entwicklung einer Spondylodiszitis zu tun.

79 Antwort: D

(A) Eine Injektion mit Tramadol als **niedrigpotentes Opioid** erscheint wenig sinnvoll. Nicht nur dass die gewünschte Schmerzreduktion nicht ausreichend wäre, sondern auch die Tatsache, dass sich kein Depot bilden würde, lässt Tramal ausscheiden.
(B) Fentanyl als **hochpotentes Opioid** wird ebenso nicht als subkutanes Schmerzmittel verwendet. Bekannt ist es in der Anästhesie und in der Schmerztherapie, z.B. als transdermales Pflaster.
(C) Ibuprofen als **peripheres Analgetikum** dient insbesondere zur Therapie von Kopf- und Zahnschmerzen.
(D) **Richtige Antwort.** Mepivacain ist ein **Lokalanästhetikum** mit mittlerer analgetischer Potenz. Es wirkt sehr schnell und ähnelt vom chemischen Aufbau her Lidocain. Aufgrund seiner geringen Toxizität eignet es sich hervorragend zur **Infiltration, sowie zentralen und peripheren Blockaden** bei neurologischen Schmerzen. Meist verwendet man zusätzlich einen Vasokonstriktorenzusatz, um den zu raschen Abtransport zu verhindern.
(E) **Ketamin** ist ein NMDA-Rezeptor-Antagonist und wird in der akuten Therapie von Schmerzen (z.B. Verkehrsunfall) und zur dissoziativen Anästhesie eingesetzt.

80 Antwort: D

Typische Folgen der Spondylodiszitis können sein:
- Nekrose von Wirbel und Bandscheibe
- eitrige Abszesse
- Destruktion der knöchernen Wirbelstruktur mit Ausbildung von Deformitäten **(Gibbus)**
- schwerwiegende neurologische Komplikationen mit **sensomotorischen** Ausfällen (Paraplegie, Lähmungen) durch Eindringen von **Abszess**- oder Nekrosematerial in den Rückenmarkkanal mit Kompression des Myelons
- Komplikationen durch fortgeleitete Abszessbildung, z.B. Psoasabzess, paravertebrale Weichteilabszesse

Am häufigsten sind die untere Brustwirbelsäule und Lendenwirbelsäule betroffen.
(A) Typische **Schmerz-Symptome** einer spezifischen Spondylodiszitis können sein: Klopfende, pulsierende Rückenschmerzen, Bewegungs- und belastungsabhängige Rückenschmerzen, Druck- und Stauchschmerz der Wirbelsäule. Diese können zur Schonhaltung führen. Spezifische, nicht auf die Wirbelsäule bezogene Symptome anderer Organgruppen, die durch die auslösenden Erkrankungen verursacht werden, können auftreten.
(B) Daneben gehören **Abgeschlagenheit** oder verminderte Leistungsfähigkeit durchaus zum Symptomkomplex bei diesem Krankheitsbild.
(C) Erhöhung der **Entzündungsparameter** in der Laboruntersuchung (CRP, BSG, Leukozyten) sind typische Befunde.
(D) Ein negativer Intrakutantest nach **Mendel-Mantoux** spricht am ehesten gegen das Vorliegen einer tuberkulösen Spondylodiszitis.
(E) Neben Fieberschüben können auch **subfebrile** Temperaturen auftreten. Das hängt unter anderem vom Schweregrad der Krankheit ab.

81 Antwort: E

(A) –(C) Alle angegebenen Krankheitsbilder wie **Malignome, Metastasen** oder Spondylitis tuberculosa können ähnliche radiologische Befunde liefern. Diese Hinweise sind ja schon in der Fallbeschreibung gegeben.

(D) Bei der **Chondrosis intervertebralis** handelt es sich um ein frühes Stadium der Bandscheibenveränderung infolge Gewebealterung. Dieses Krankheitsbild würde aber nicht zu den angegebenen massiven Veränderungen im MRT führen.

(E) Wenn man weiß, dass es sich bei der Spondylosis ankylans um den **M. Bechterew** handelt, ist die Frage leicht zu beantworten. Beim Morbus Bechterew handelt es sich um eine seronegative entzündlich **rheumatische** Erkrankung, wobei die Manifestation am Achsenskelett und an den Gelenken im Vordergrund steht. Gelegentlich kann es zur Mitbeteiligung innerer Organe kommen mit **Iritis, Uretritis** und **Prostatitis.** Das männliche Geschlecht ist ca. dreimal häufiger betroffen wie das weibliche, wobei der Krankheitsbeginn in den meisten Fällen zwischen dem 15. und 40. Lebensjahr liegt. Man vermutet eine genetische Prädisposition, da typischerweise ca. 90 % der betroffenen Patienten **HLA-B27**-positiv sind. Unterschieden werden vier Stadien: Im Frühstadium kommt es zu tieflumbalen Schmerzen, typischerweise mit Nachtschmerz. Das zweite Stadium ist durch eine Beteiligung der Iliosakralgelenke in Form einer Sakroileitis gekennzeichnet. Im weiteren Verlauf manifestiert sich ein Wirbelsäulenbefall, der zunächst über Syndesmophytenbildung, im weiteren Verlauf zu einer bambusstabförmigen Konfiguration der gesamten Wirbelsäule führt. Häufig führt die Einsteifung der Wirbelsäule zu einer **kyphotischen** Fehlstellung, dem so genannten Totalrundrücken. Korrigierend kann dann eine lumbale Mehretagenosteotomie wirken.

82 Antwort: B

Generell muss zunächst wie bei allen orthopädischen Krankheitsbildern ein konventionelles Röntgen (a.p. und seitlicher Strahlengang) durchgeführt werden. Anhand dieser Aufnahmen müssen die folgenden, möglichen radiologischen Veränderungen überprüft werden: Arrosionen der Grund- und Deckplatten der Wirbel, Destruktionen des Wirbelkörpers oder der Bogenwurzel. Zeigen sich paravertebrale Weichteilschatten als Hinweis für eine paravertebrale Abszessbildung? Findet man **Keilwirbel** als Hinweis für die entzündlich-destruktive Zusammenszinterung des betroffenen Wirbels?

(A) Finden sich Sklerosierungen, Randosteophyten oder **Blockwirbelbildungen,** so ist dieses bereits als Zeichen eines Reparationsversuchs zu werten. Damit handelt es sich also um ein **spätes** Stadium der infektiösen Spondylodiszitis.

(B) Zeigt sich eine **Verschmälerung** des Zwischenwirbelraums als Hinweis auf eine Höhenminderung der Bandscheibe, so handelt es sich um das **erste** radiologische Zeichen einer infektiösen Spondylodiszitis.

(C) **Syndesmophyten** sind zarte Knochenspangen, die von einer Wirbelkörperkante zur Kante des nachfolgenden Wirbelkörpers ziehen. Syndesmophyten sind der röntgenologische **Leitbefund** bei der **Spondylosis ankylosans** (M. Bechterew). Sie werden gebildet, um die betroffenen Gelenke zu entlasten. Der Körper versucht so im fortgeschritteneren Stadium die Wirbelsäule zu fixieren und stabilisieren.

(D) Umschriebene **Osteolyseherde** sind meist Ursache eines malignen Geschehens. Sei es in Form eines Primärtumors oder im Rahmen einer Metastase. In sehr **fortgeschrittenen** Fällen einer infektiösen Spondylodiszitis können ebenfalls Osteolysen oder ein Zusammenbrechen des Wirbelkörpers beobachtet werden.

(E) Die **Fischwirbelbildung** ist das typische Bild einer manifesten **Osteoporose** mit Beteiligung der Wirbelsäule.

Bei den Abbildungen handelt es sich um eine T1-gewichtete MRT-Sequenz vor (Abb. Nr. 50) und eine T1-gewichtete Sequenz nach Gadolinium-Kontrastmittelgabe (Abb. Nr. 51).

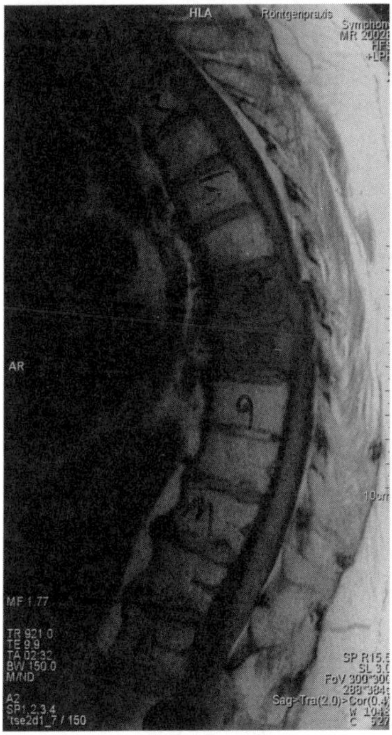

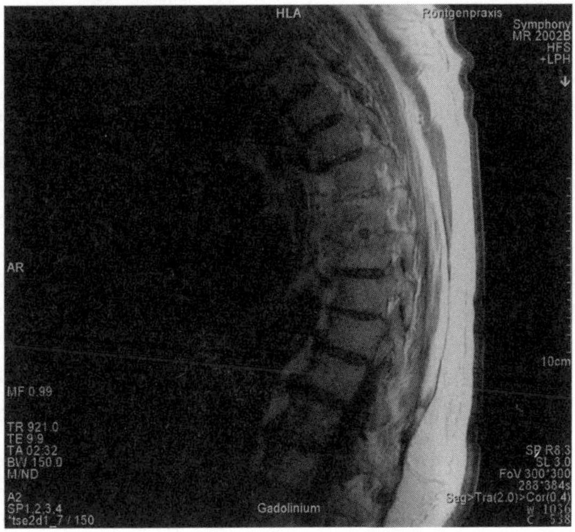

(A) **Syndesmophyten und eine Bambusstabform der Wirbelsäule** resultieren durch eine zunehmende knöcherne Überbrückung zwischen den Wirbelkörpern und paravertebrale Verknöcherungen, wie sie beim M. Bechterew auftreten. Im MRT sind dunkle Überbrückungen der Zwischenwirbelräume, ventral betonte Anbauten und evtl. Entzündungen beginnend im Sacrum nachzuweisen. Im Verlauf können die Entzündungen nach kranial fortschreiten.

(B) **Unregelmäßige Konturen der Grund- und Deckplatten, Bandscheibeneinbrüche in die Wirbelkörper (Schmorl-Knorpelknötchen)** finden sich beim Jugendlichen mit M. Scheuermann. Hier führen aseptische Knochennekrosen zu diesen punktförmigen Wirbelkörpereinbrüchen. Durch die keilförmige Deformierung der Wirbelkörper resultiert eine Adoleszentenkyphose.

(C) Eine **Rahmenstruktur** findet sich bei einer Osteoporose. Sie lässt sich am besten in der konventionellen Röntgenaufnahme nachweisen, weil hier die Minderung des Spongiosaanteils im Wirbelkörper zu sehen ist, welche den Kompaktaanteil der Grund- und Deckplatten der Brustwirbel hervortreten lässt. Als Folge hiervon bleibt ein „knöcherner (Kompakta-) Rahmen" übrig. Beim Fortschreiten der Entkalkung kann es zu **Wirbelkörpereinbrüchen mit Ausbildung von Keilwirbeln** kommen.

(D) Die **Spondylophyten** sind richtig als hypertrophe Randzacken oder Spangen zwischen den Wirbelkörpern beschrieben. Am besten sind diese in der coronaren Ansicht z.B. in einer konventionellen a.p.-Aufnahme der Wirbelsäule nachzuweisen. Im vorliegenden sagittalen MRT sind lediglich die Vorderkanten der Wirbelkörper ein wenig ausgezogen, was auch an einer osteoporotischen Kalksalzminderung und der damit einhergehenden Höhenminderung der Wirbelkörper liegen kann.

(E) Richtig. Es ist in der Tat eine **deutliche Verschmälerung des Zwischenwirbelraumes** von BWK 7/**8 und eine Destruktion der angrenzenden Wirbelkörpergrund- und Deckplatte unter Einbezug der Bandscheibe** anhand der deutlichen Signalveränderungen im Vergleich zu den angrenzenden Wirbelkörpern nachzuweisen. Auch zeigt sich eine deutliche Kontrastmittelanreicherung in den betroffenen Abschnitten der Wirbelsäule.

84 — Antwort: B

Der Begriff **Kyphose** bezeichnet eine übermäßige Krümmung der Wirbelsäule, die zu einem runden oder krummen Rücken führt. Bei einer gesunden Wirbelsäule gilt eine Thoraxkrümmung von 25° bis 40° als normal. Die Kyphose kann verschiedene Ursachen haben, wie schlechte Haltung, Osteoporose (Witwenbuckel), Langzeiteinnahme von Steroiden, Infektionen, Rückenverletzungen, degenerative Erkrankungen wie Arthritis, Spondylolisthesis, Drüsenerkrankungen, Paget-Krankheit, Polio oder Tumoren.

(A) Der **M. Scheuermann** ist eine im Jugendalter auftretende Wachstumsstörung an Grund- und Deckplatten der Wirbelkörper der Brust- und/oder Lendenwirbelsäule mit vermehrter **Kyphose** bzw. verminderter Lordose. Es müssen mindestens drei benachbarte Wirbelkörper betroffen sein, die jeweils einen Keilwirbelwinkel von mindestens 5° aufweisen.

(B) Wie in der Fallbeschreibung schon erwähnt, kann dieser MRT-Befund ebenfalls durch eine **tumorösen** Veränderung bedingt sein.

(C) Die Osteomalazie ist eine Erkrankung, die sich symptomatisch durch eine schmerzhafte Knochenerweichung äußert. Die Osteomalazie ist eine Stoffwechselstörung, die im Erwachsenenalter auftritt. Das der Osteomalazie entsprechende Krankheitsbild im Kindesalter ist die **Rachitis.** Die Osteomalazie hat eine Skelettveränderung zur Folge, die durch eine unzureichende Mineralisierung der Grundsubstanz hervorgerufen wird. Folgen der Osteomalazie können die Entwicklung einer **Skoliose** oder andere knöcherner Veränderungen (keine Kyphose) sowie Muskelschmerzen und rasche Ermüdbarkeit sein. Im Röntgenbild ist eine verminderte Dichte des Knochens erkennbar.

(D) Die Kyphose kann natürlich **posttraumatische** Ursachen haben. Das würde jedoch zu anderen Befunden im konventionellen Röntgenbild und im MRT führen.

(E) Die **rheumatoide** Arthritis ist die häufigste entzündliche Erkrankung der Gelenke. Der Krankheitsbeginn ist oft plötzlich, mit Schmerzen in den kleinen Finger- oder Zehengelenken. Es können auch andere Gelenke betroffen sein, insbesondere Hand-, Knie-, Schulter, Fuß- und Hüftgelenke. Die Finger- und Zehenendgelenke sind, im Gegensatz zu Gicht, nicht betroffen.

85 — Antwort: *** B C

(A) Das **Risser-Zeichen** bewertet die Verknöcherung der **Darmbeinkammapophysen.** Es gibt einen Anhaltspunkt für die noch zu erwartende Formbarkeit der Wirbelsäule und das noch zu erwartende Längenwachstum.

(B) Zeichen nach **Schober** (Beweglichkeit der LWS): gemessen wird aus der Aufrechten vom Dornfortsatz S1 nach cranial (kopfwärts) 10 cm. Beugt man sich nun maximal nach vorne, so wird der Abstand größer. Der Standardwert ist ca. 4–6 cm.

(C) **Richtig.** Zeichen nach **Ott (Beweglichkeit der BWS):** gemessen wird aus der Aufrechten vom Dornfortsatz C7 30 cm nach kaudal (unten). Beugt man sich nun nach vorne, so wird der Abstand größer. Der Standardwert ist ca. 4 cm.

(D) Zeichen nach **Mennell:** Maximale Beugung des kontralateralen Hüft- und Kniegelenkes und Hyperextension des ipsilateralen Hüftgelenkes über den Seitenrand der Untersuchungsliege ebenfalls als ISG-Provokationstest.

(E) Zeichen nach **Bragard:** Schmerzverstärkung bei positivem Laséguetest durch Dorsalextension des Fußes.

86 — Antwort: E

Die Indikation für eine CT-gesteuerte Punktion wird in der Regel **interdisziplinär** gestellt, **(E) richtig.** Sie wird bei **normalem Quick** (also 70–130 %, **(A) falsch,** und normalen **Thrombozytenwerten** (150–400/nL), **(B) falsch,** durchgeführt. Bei der Durchführung wird selbstverständlich eine **Lokalanästhesie** durchgeführt, **(D) falsch.** Die Nadelspitze muss je nachdem mehrfach nach Durchführung weniger CT-Schnitte korrigiert werden. In der Regel wird dabei die Nadel in der CT-Durchleuchtungs- bzw. Schichtebene geführt, wodurch die Hand des Untersuchers im Strahlengang wäre. Zudem wäre die Strahlenbelastung bei einer kontinuierlichen Untersuchung deutlich erhöht. Die einzige Technik, die eine **kontinuierliche, d.h. nicht-intermittierende Kontrolle der Punktionsnadel-Position** ist in der Tat die Sonographie, **(C) falsch.**

87 — Antwort: A

Cefazolin ist ein parenterales **Cephalosporin der 1. Generation.** Das Wirkspektrum ist relativ schmal. Hauptwirkung ist gegen **Staphylokokken (A) und Enterobakterien** (wie Proteus und Yersinien). Indikation zur perioperativen Prophylaxe und bei leichteren Infektionen.
Gegen **Enterokokken (B)** wirksam sind insbesondere **Ampicillin** in Kombination mit Aminoglykosiden.
Effektiv gegen **Salmonellen** sind **Chinolone (C). Brucellen** können mit **Tetracyclinen** bekämpft werden **(D),** gegen **Pseudomonas** wirksam sind Azlocillin, Piperacillin, Cephalosporine der Gruppe 3b, Ciprofloxacin und Meropenem **(E).**

88 — Antwort: A

Candida-albicans-Infektionen dieses Ausmaßes müssen definitiv systemisch antimykotisch behandelt werden.

(A) **Fluconazol** ist ein Triazol und bekämpft nahezu alle Pilzinfektionen. Insbesondere ist es geeignet bei **schweren Candidamykosen** und Kryptokokkenmeningitis. Es kann sowohl oral als auch parenteral verabreicht werden und ist gut **liquorgängig.** Im Vergleich zu Amphotericin ist es wesentlich besser verträglich, aber etwas schwächer wirksam.

(B) **Clotrimazol** ist ein gut wirksames **Lokalantimykotikum** mit guter Verträglichkeit. Bekannt ist Canesten als Medikament bei **Nagelmykosen.**

(C) **Terbinafin:** Es handelt sich um ein Breitspektrum Antimykotikum (Allylamin) mit fungizider und fungistatischer Wirkung. In der Pilzwand gibt es eine sog. Squalenepoxidase, deren Aktivität gehemmt wird. Die Squalen kumulieren, das ist toxisch. Spektrum: Candidaarten, Dermatophyten, Pityriasis, und Aspergillusarten.
Insbesondere an Nägeln und Haut anwenden, aber nicht bei schweren Candidamykosen.

(D) **Nystatin** ist ein Polyen. Indikation bei **Candidainfektionen** des **Gastrointestinaltraktes** und zur Prophylaxe bei immunsupprimierten Patienten (z.B. Chemotherapie).
(E) **Griseofulvin** erreicht in seinem Wirkspektrum nur Dermatophyten. Es handelt sich um ein **Langzeitantimykotikum von Haar-, Haut- und Nagelmykosen.** Es wirkt fungistatisch und hemmt die Mitose der Zellwandsynthese. Durch Einlagerung in das neu gebildete Keratin verhindert es die Pilzausbreitung in die Tiefe. Nur selten finden sich Resistenzen.

89 Antwort: E

Grundsätzlich können fast alle Gründe, die in den Antworten angegeben sind, eine operative Intervention nötig machen. Aufgrund der anamnestischen Angaben kann jedoch von einem ungewöhnlich schweren Verlauf der Erkrankung zunächst nicht ausgegangen werden. Aus diesem Grund scheiden die meisten Antwortmöglichkeiten aus.
(A) Bei einer **hochgradigen Infektion** mit den Anzeichen einer Sepsis (hohes Fieber, Schüttelfrost) muss meistens umgehend eine operative Sanierung des Infektherdes erfolgen. Die Entscheidung trifft der Arzt im Einzelfall. Eine Pauschalisierung der Vorgehensweise ist schwierig.
(B) Bei **schweren Entzündungen** kann sich der Infekt weiter ausbreiten. Wird der Spinalkanal erreicht (epiduraler **Abszess**), sind das Myelon und durch eine aufsteigende Infektion auch das Gehirn in Gefahr (Meningitis, Enzephalistis).
(C) Nur bei schon sehr weit **fortgeschrittenem** Verlauf, bei dem schon das Myeleon zerstört sein muss, kann sich allenfalls eine schlaffe **Harnblasenparese** entwickeln. In der Regel wird jedoch schon vorher eine Operation durchgeführt. Dennoch ist diese Entwicklung unter Umständen möglich.
(D) Analog Antwort (C).
(E) **Richtig.** Bei einer **komplizierten** Spondylodiszitis mit eventuellen neurologischen Komplikationen und ausgeprägten Deformitäten mit Stellungsverlust der Wirbelsäule **(Kyphose)** verbunden mit starken Schmerzen, besteht die Indikation für ein **operatives** Vorgehen. Ziel des operativen Vorgehens ist ein radikales Debridement und eine stabile Rekonstruktion des bestehenden Defekts in funktionell befriedigender Stellung. Dabei kommen Operationsverfahren zum Einsatz, die entweder von **ventral** oder von **dorsal** oder in Kombination beider Verfahren durchgeführt werden. Die Stabilisierung erfolgt über eine Spondylodese.

90 Antwort: E

Die Symptome eines Delirs oder einer postoperativen **organischen psychischen Störung** sind unabhängig von der auslösenden Ursache:
- Störung des Bewusstseins und der Aufmerksamkeit (z.B. Desorientierung) **(A), (D)**
- Störung der Kognition und Halluzinationen **(A)**
- psychomotorische Störungen (Unruhe)
- Störung des Schlaf-Wach-Rhythmus **(C)**
- affektive Störungen **(B)**

(A) **Illusionäre Verkennung:** Etwas real Vorhandenes und Wahrgenommenes wird für etwas anderes gehalten als es wirklich ist, es wird verkannt. Einer realen Wahrnehmung, optisch oder akustisch, wird etwas interpretatorisch hinzugefügt (z.B. dem Gebüsch die Gestalt einer kauernden Person oder gehörten Gesprächen eine abfällige Bemerkung über sich selbst).
(E) Ein **systematisierter Wahn** tritt bei einer chronischen schizophrenen Psychose auf.

91 **Antwort: B**

Postoperativ entwickelte der Patient ein Delir. (Nur zur Erinnerung.).

(A) Donepezil wird als Medikament bei mittelschwerer Demenz eingesetzt.

(B) Als schwach **antipsychotisches und stark sedierendes** Medikament ist **Pipamperon** bekannt. Es handelt sich um ein **Butyrophenon** aus der Gruppe der **Neuroleptika.** Mit kurzer Halbwertszeit führt es nur sehr selten zu Tagesmüdigkeit bei abendlicher Gabe. Indikation sind Schlafstörungen und psychomotorische Erregungszustände. Ideal bei unserem Patienten. **Alternative** wäre auch **Melperon.**

(C) **Imipramin** gehört zu den **trizyklischen Antidepressiva.** Ab der ersten Woche wirken diese zwar sedierend, doch ein postoperatives Delir ist mit Sicherheit keine Indikation zur antidepressiven Therapie. Zur Memo: ab der zweiten Woche antriebssteigernd, ab der dritten Woche stimmungsaufhellend.

(D) **Flouxetin** gehört zur Gruppe der **SSRI.** Sie sind häufig antriebssteigernd, nicht sedierend, nicht anticholinerg (im Gegensatz zu den trizyklischen Antidepressiva). Indikation sind depressive Syndrome und Panikstörungen.

(E) **Biperiden** ist ein **Anticholinergikum** und wirkt beim **M. Parkinson** dem Tremor und Rigor entgegen.

92 **Antwort: C**

(A) Zu den Leistungen der **gesetzlichen Rentenversicherung** gehört u.a. die Kostenübernahme für eine medizinische Rehabilitation der Versicherten. Ziel ist es, eine Erwerbsunfähigkeit abzuwenden. Herr S ist bereits berentet und somit ist die Rentenversicherung nicht als Kostenträger verantwortlich.

(B) Die **gesetzliche Unfallversicherung** kommt als Träger der Rehabilitation nicht in Betracht, da es sich beim Leiden von Herrn S. nicht um die Folgen eines Arbeitsunfalls bzw. eine Berufserkrankung handelt.

(C) Die **gesetzliche Krankenversicherung** ist im Falle von Herrn S. Kostenträger der Rehabilitation. Sie übernimmt im Rahmen von Reha-Leistungen Kosten für Erholungskuren, was der Sicherung des Heilungserfolgs dient, sowie die Kosten der Rehabilitation von Rentnern. Das Ziel des Erhaltes der Erwerbsfähigkeit entfällt in dieser Personengruppe, die Ermöglichung einer selbständigen Lebensführung tritt als Ziel in den Vordergrund. **(C) ist die richtige Antwort.**

(D) Die Sozialhilfe kommt nur als Leistungsträger in Betracht, wenn andere vorrangige Leistungsträger nicht infrage kommen.
Im Falle von Herrn S. übernimmt die gesetzliche Krankenversicherung die Kosten.

(E) **Bundesagentur für Arbeit** ist Träger der Leistungen im Bereich der beruflichen Rehabilitation. Es handelt sich hierbei um Maßnahmen der Wiedereingliederung in das Berufsleben (z.B. Umschulungsmaßnahmen), im Falle von Herrn S. ist dies nicht indiziert.

Fallstudie IV (Aufgaben 93–107)

93 Antwort: D

Eine **Angina pectoris (AP)** manifestiert sich i.d.R. bei kritischer Koronarstenose ($\geq$ 75 %). Sie ist das Leitsymptom der Koronarinsuffizienz (Stenokardie). Vorwiegend zeigt sich die AP durch retrosternal lokalisierte Schmerzen, die durch körperliche und psychische Belastungen ausgelöst werden und i.d.R. durch Ruhe innerhalb von 5–10 Minuten aufhören. Die Schmerzen können zum Hals, Unterkiefer, Schultergegend, linken (rechten) Arm und bis in die ulnaren Fingerspitzen ausstrahlen. **Kalte Außentemperatur** (D) und voller oder **geblähter Magen (Roemheld-Syndrom)** können die Schmerzen verstärken. In typischen Fällen verschwinden die Schmerzen nach Nitratmedikation (Nitrospray) sowie nach Beendigung der auslösenden körperlichen Anstrengung. Manche Patienten klagen auch nur über ein retrosternales Druckgefühl oder ein Engegefühl im Brustkorb.
Die übrigen Auslöser (A), (B), (E) gelten v.a. für die Refluxsymptomatik, die beschriebenen Anstrengungen (C) sind zu leicht, um als körperliche Belastung zu gelten.

94 Antwort: D

(A) **Osteochondrosen** bezeichnen Knochen- und Knorpeldegenerationen, die v.a. im Alter auftreten. Mit der Osteochondrose der oberen Wirbelsäule einhergehend sind **thorakale, meist bewegungsabhängige** Schmerzen.
(B) **Diffuse Ösophagusspasmen** zählen aufgrund der intermittierend auftretenden **retrosternalen** krampfartigen Schmerzen zu einer der Differentialdiagnosen der KHK. Es handelt sich um neuromuskuläre Funktionsstörungen unbekannter Ätiologie.
(C) Bei der **Achalasie** können durch Völlegefühl **retrosternale,** selten krampfartige Schmerzen auftreten.
(D) Viele Abdominalerkrankungen können mit einer thorakalen Schmerzsymptomatik einhergehen, so z.B. akute Pankreatitis, Gallenkolik, Roemheld-Syndrom. Die **akute Virushepatitis** verläuft jedoch in der Mehrzahl der Infektionen asymptomatisch. Bei symptomatischem Verlauf stehen im Prodromialstadium **grippale** und **gastrointestinale** Beschwerden, im Stadium der hepatischen Manifestation ggf. Ikterus und Hepatosplenomegalie im Vordergrund.
(E) Das **Da Costa-Syndrom** bezeichnet funktionelle Thoraxschmerzen und ist eine Ausschlussdiagnose.

95 Antwort: A

Zu den allgemeinen Therapiemaßnahmen der Refluxösophagitis gehören u.a. auch nach Möglichkeit der Verzicht auf Medikamente, die den Druck im unteren Ösophagussphinkter (UÖS) senken: z.B. **Nitrate (A),** Kalziumantagonisten, Anticholinergika, Betaadrenergika, Theophyllin, Dopamin, Hydralazin, Atropin, Progesteron, Pfefferminz. Die unter (B)–(E) genannten Medikamente haben kaum oder keine Wirkung auf die Relaxation am UÖS.

96 Antwort: C

Allgemeinmaßnahmen tragen zu einem wichtigen Teil zur Therapie (neben der medikamentösen) bei Refluxbeschwerden bei.
Zehn Patienten-Regeln bei der Refluxkrankheit:

1. **Gewichtsreduktion (D)** „senkt den Druck von unten“ (70 % der unter Reflux leidenden Patienten sind übergewichtig)
2. Schlafen mit **erhöhtem Oberkörper (E)** sowie in Rechtsseitenlage
3. 3 h vor dem Schlafengehen nichts mehr essen
4. Häufige kleine Mahlzeiten
5. Nikotinabstinenz
6. wenig Alkohol, insbesondere keine harten Alkoholika („no strong drinks“)
7. Kostumstellung: **fett- (A)** und **KH-arm** (bes. Zucker), **eiweißreich (C).** Keine säurehaltigen Getränke, Kaffee oder Tomatensoße
8. **keine einschnürende Kleidung (B)**
9. Vermeiden von Stress
10. Therapie einer evtl. Obstipation

97 Antwort: D

(A) Der Befund zeigt eine axiale Hiatushernie ohne Reflux. Diese ist mit 90 % die häufigste Gleithernie: Die Kardia wird unter Mitnahme des Peritoneums durch den Zwerchfellhiatus in den Thoraxraum verlagert. Sie zeigt **selten** Symptome und ist meist ein Zufallsbefund bei der ÖGD.

(B) Bei der **Mischform der Hiatushernie besteht eine axiale zusammen mit einer paraösophagealen Hernie**. Bei dieser Form der Hiatushernie schiebt sich ein Teil des Magens mit peritonealem Bruchsack neben die Speiseröhre in den Thoraxraum. Die extreme Variante ist der sog. Thorax-Magen (Upside-down-stomach). **Eine Indikation zur Operation ist selbst im asymptomatischen Stadium (häufig) wegen der hohen Gefahr von Komplikationen (Passagestörung, Erosionen und Ulzera, chron. Blutungsanämie, Volvulus) gegeben.**

(C) Indikationen zur H. pylori-Eradikationstherapie sind u.a. symptomatische HP-Gastritis und Ulkuskrankheit mit HP-Nachweis. Hiatushernien gehören nicht dazu.

(D) Siehe (B).

(E) Der Breischluck zeigt lediglich eine große Hiatushernie mit Pendelperistaltik.

98 Antwort: A

(A) Die richtige Antwort beschreibt das **Bild einer Refluxösophagitis.** Das Epithel des Ösophagus besteht aus nicht verhornendem Plattenepithel. Durch den Reflux wird die **luminale Schicht erodiert, als Reaktion verbreitert sich das Plattenepithel** und es kommt zur **Entzündung mit Kapillarektasien.**

(B) Dieses Bild ist bei der Patientin nicht zu erwarten.

(C) Diese Beschreibung entspricht der **intestinalen Metaplasie.**

(D) Dieses Beschreibung entspricht der **Candida-Ösophagitis.**

(E) Solch ein Bild zeigt eine Atrophie, die man so aber nicht im Ösophagus der Patientin findet.

99 Antwort: A

(A) Es handelt sich um eine **axiale Gleithernie,** d.h. die Kardia ist oberhalb des Zwerchfells lokalisiert.
(B) Die extreme Variante einer paraösophagealen Hernie ist der sog. Thorax-Magen **(Upside-down-stomach).**
(C) Eine Doppelkontrastuntersuchung ist ein Verfahren zur röntgenologischen **Darstellung der intraluminären Wandstruktur** von Hohlorganen durch Erzeugen eines möglichst gleichmäßigen KM-Beschlags (sog. positives KM) auf der Schleimhaut bei gleichzeitiger Entfaltung der darzustellenden Abschnitte des Hohlorgans durch Gase (sog. negatives KM).
(D) Einengungen können physiologische Ösophaguskontraktionen darstellen (Peristaltik).
(E) Der Breischluck wird in Kopftieflage durchgeführt.

100 Antwort: E

Untersuchung	Indikation 1. Wahl
ÖGD (A)	bei **V.a. Ösophagus-, Magen- und Duodenumerkrankungen;** Abklärung z.B. obere/ untere GI-Blutung, Ulkus, Ca oder chron. Gastritis (va. Hp-Infektion), perniziöse Anämie; Nachweis und Grading der Ösophagitis und Erfassung von Komplikationen (Barrett, Ulzerationen und Strikturen) bzw. dem Ausschluss von Malignomen
Endosonographie (B)	Zur Diagnosesicherung, zeigt Größe, Invasionen von **Tumoren,** Zuordnung zu Muskelschichten, unklare Schleimhaut- und submuköse Veränderungen
Ösophagus-Breischluck (C)	**unklare Schluckbeschwerden,** V.a. Motilitätsstörungen (Achalasie, Spasmen), Divertikel, Abklärung einer endoskopisch nicht passierbaren Stenose
Manometrie (D)	selten indiziert, nur **präoperativ** (vor chir. Interventionen oft gefordert) oder zur Diagnose einer prim. Motilitätsstörung mit sek. Refluxkrankheit. Ergebnis ohne Einfluss
24-h-pH-Metrie (E)	**therapieresistente Refluxbeschwerden** oder **nicht-erosive Refluxkrankheit** (Reflux ohne Ösophagitis)

(E) Die Langzeit-pH-Metrie über 24 h ist eine **Spezialuntersuchung** und ist am besten zur **objektiven** Erfassung des Refluxes geeignet (jedoch nicht als Screening oder Routine). Gesunde Personen zeigen nach Mitternacht keinen Reflux und postprandial nur kurze (5 Minuten) Refluxperioden. Bei Refluxkrankheit kommt es insbesondere auch nachts zu Refluxepisoden. Das Messergebnis gilt als pathologisch, wenn die Refluxzeiten tagsüber > 8 % oder nachts > 3 % der Messzeit betragen.

Merke: Eine Korrelation zwischen Beschwerden und Endoskopiebefund besteht oft nicht.

101 Antwort: C

Hauptsymptome der Refluxkrankheit sind Sodbrennen (75 %), retrosternales Druckgefühl, saures, galliges Aufstoßen und Schluckbeschwerden. Seltener sind epigastrische Schmerzen, Übelkeit und Erbrechen. Auch **Heiserkeit (D)** (Refluxlaryngitis), **chron. Reizhusten (B)** (Refluxbronchitis) und Auslösen/ Verstärken eines Asthma bronchiale oder einer chron. Bronchitis können vorkommen.
Zu den **Komplikationen** zählen narbige Strikturen mit Dysphagie, Ulzerationen, Sickerblutungen mit nachfolgender **Eisenmangelanämie (E),** Barett-Syndrom (Schleimhautmetaplasie → Präkanzerose!) und nächtliche **„stille" Aspiration mit Pneumonie (A).**

(C) Die **Rhinitis atrophicans** entsteht durch Atrophie der Nasenschleimhaut. Sie ist eine Erkrankung unklarer Ätiologie, die sich meist in der Pubertät manifestiert.

102 Antwort: A

(A) Eine Indikation zur **Operation** bei der paraösophagealen Hernie (hier Mischform) ist selbst im asymptomatischen Stadium (häufig) wegen der hohen Gefahr von Komplikationen (Passagestörung, Erosionen und Ulzera, chron. Blutungsanämie, Volvulus) gegeben.

(B) **Barrett-Ösophagus (Zylindermetaplasie):** Ersatz des Plattenepithels der terminalen Speiseröhre durch spezialisiertes Zylinderepithel. Der Barrett-Ösophagus ist eine Präkanzerose und kann zum Adenokarzinom entarten. Daher sind **regelmäßige endoskopisch-bioptische Kontrollen** indiziert! Bei der Metaplasie ohne Dysplasie alle 3–5 Jahre, bei Dysplasien in deutlich kürzeren Abständen (6–12 Monate).

(C) Die Methode der Wahl bei der **Achalasie** ist die **Ballondilatation.** Medikamentös kommen Nitrate infrage, da sie den Druck im UÖS senken. Die Langzeitresultate sind jedoch enttäuschend. Bei älteren Menschen kommt auch die endoskopische Injektion von Botulinum-Toxin in den UÖS infrage, doch auch hier gibt es nur enttäuschende Langzeitresultate. Erst im fortgeschrittenen Stadium ist die Operation eine Therapiealternative.

(D) Bei Hp-Nachweis ist eine **Eradikationstherapie** das Verfahren der Wahl.

(E) **Traktionsdivertikel** sind meist symptomlose Zufallsbefunde und bedürfen **keiner Therapie.** Bei großen epiphrenalen Divertikeln und Zenker-Divertikeln ist eine operative oder endoskopische Divertikelresektion indiziert.

103 Antwort: B

Am Vorabend einer Operation sollte man ab ca. 22.00 Uhr nüchtern bleiben, d.h. **nichts** mehr essen. Am Tag des Eingriffes selbst dürfen keine Getränke mehr zu sich genommen werden. Wenn die Operation später am Tag ist (z.B. am Nachmittag) können Tee oder Wasser nach Absprache mit dem Anästhesisten bis zu zwei Stunden vor der Operation eingenommen werden. **Ausnahme:** Einnahme des Beruhigungsmedikamentes und der Medikamente der Dauermedikation. Es gibt jedoch auch Dauermedikamente, die vor der Operation abgesetzt bzw. umgestellt werden müssen. Dies betrifft vor allem gerinnungsbeeinflussende Medikamente (**ASS [E],** Plavix, Iscover, Marcumar, Tyclid, u.a.) sowie bestimmte BZ-senkende Medikamente (Metformin →Gefahr der Laktatazidose mit hoher Letalität!).

Hier eine Übersicht der gängigen Medikamente und die Empfehlungen zur Einnahme vor Operation (entsprechend den Anordnungen der Anästhesie):

- Alpha-Blocker und Nitrate bis zum Operationstag
- CSE-Hemmer bis am Abend vor der Operation
- ACE-Hemmer nicht am Operationstag (cave: Hypotonien!)
- Amiodaron bei stark beeinträchtigter LV-Funktion idealerweise 5 Tage präoperativ absetzen, oder so früh wie möglich
- ASS und Clopidogrel nur bei absolut stabilen Patienten 5 Tage vorher absetzen
- Marcumar vorher absetzen (Ziel-INR < 1,5) – Heparin i.v., wenn gewünschter INR-Bereich unterschritten
- Antidiabetika vom Metformin-Typ zwei Tage vorher absetzen, am OP-Tag kein Insulin und keine anderen Antidiabetika
- Tri- und tetrazyklische Antidepressiva bis zum Vorabend, andere psychiatrische und neurologische Medikamente weitergeben
- Sonstige Dauermedikation fortsetzen bis zum Tag vor OP

104 Antwort: C

(A) Bei einer **Hemifundoplicatio mit vorderer Gastropexie** wird mit dem Magengewölbe eine 180°- bzw. eine 270°-Manschette gebildet (Hemifundoplicatio). Der verbleibende Fundusrest des Magens wird dann mit einer Naht am Zwerchfell befestigt (Gastropexie). Die Hemifundoplicatio ist heute ohne die Gastropexie ein gebräuchliches Verfahren.

(B) Die **Fundophrenicopexie** ist eine Operation, bei welcher der Fundus des Magens durch Naht am Zwerchfell fixiert wird. Diese Operation wird heute kaum noch durchgeführt, da die Rezidivquote sehr hoch ist.

(C) Bei der Patientin wurde eine **Fundoplicatio mit einer hinteren Hiatoplastik** durchgeführt. **(C) ist richtig.**

(D) Eine **Roux-Y-Rekonstruktion** hat nichts mit der Chirurgie der axialen Hernie des Magens zu tun. Dabei handelt es sich um einen Begriff der Rekonstruktion nach einer Gastrektomie, bei der das Duodenum als kurzer Schenkel des Y an das Jejunum anastomosiert wird.

105 Antwort: C

(A) **Die Länge der Hautinzisionen hängt von der Art der Operation ab.** So ist bei einer Appendektomie der längste Schnitt etwa 2,5 cm lang, bei einer laparoskopisch assistierten Sigmaresektion kann der Schnitt bis zu 15 cm betragen. MIC heißt also nicht zwingend kleine Schnitte.

(B) Zur **Anlage des Pneumoperitoneums** wird in der Regel **CO_2** verwendet.

(C) Durch die **Anlage des Pneumoperitoneums** kann es durch einen erhöhten intraabdominellen Druck zu einer Veränderung der hämodynamischen Verhältnisse kommen. Der arterielle Druck steigt an, um eine Durchblutung des Darmtraktes zu gewährleisten. Im Gegenzug dazu verändert sich der venöse Rückstrom zum Herzen. Ein weiteres Problem ist das im Blut gelöste CO_2, das die Beatmungsparameter verändert. **(C) ist richtig.**

(D) Der Trokar ist als Zugang für die Instrumente bei MIC unerlässlich und unentbehrlich.

(E) Laparoskopische Operationen werden in der Regel in Intubationsnarkose durchgeführt.

106 Antwort: D

Bei postoperativen Kontrollen nach Darmoperationen ist wichtig zu wissen, dass man mit einer Perforation oder Undichtigkeit der Anastomose zu rechnen hat. Daher werden diese Untersuchungen mit wasserlöslichem, iodhaltigem Kontrastmittel durchgeführt.

(A) Der **kontrastierte Ösophagus ist am besten in ventrodorsaler und nicht in dorsoventraler Projektion zu beurteilen,** weil das den Betrachter interessierende Objekt somit näher am Bildverstärker der Durchleuchtungseinheit ist und dadurch weniger verzeichnet wird. Außerdem wird es schärfer abgebildet.

(B) Das **Faltenrelief** des Magens verläuft entlang der Magenkurvatur in einem gebogenen, **mehr oder weniger vertikalen Verlauf.** Zudem ist durch die Verwendung des wasserlöslichen Kontrastmittels das **Faltenrelief schlechter erkennbar.**

(C) Zur **Darstellung der Stenose ist das Verfahren völlig ausreichend,** da sich die Beschaffenheit des verwendeten wasserlöslichen Kontrastmittels nicht auf die Aufdehnung oder das Ausmaß einer Stenose auswirkt. Auch braucht man keine Benetzung der Schleimhaut, wie sie durch ein bariumhaltiges, nicht-wasserlösliches Kontrastmittel erreicht werden würde.

(D) Richtig. Die vorliegende Abbildung liefert **keinen Anhalt für den Austritt von Kontrastmittel in die freie Bauchhöhle,** weil das Kontrastmittel dem Verlauf des distalen Ösophagus und der normalen Form des Magens folgt.

(E) Das verwendete wasserlösliche Kontrastmittel hat den Nachteil, dass es nicht so gut an der Schleimhaut haften bleibt, weshalb man im Vergleich mit der vorgehenden Untersuchung (Abb. 48) das **Schleimhautrelief schlechter beurteilen kann.**

107 Antwort: D

Bei der Patientin wurde eine **Fundoplicatio mit einer hinteren Hiatoplastik** durchgeführt. Die häufigsten postoperativen Komplikationen dieser Operationstechnik sind:
- passagere Schluckstörungen
- lang dauernde Dysphagien
- Völlegefühl
- Gas-bloat-Syndrom
- Minderung oder Steigerung der Magen-Darm-Tätigkeit
- Refluxrezidive

(A) Ein **Ösophagusdivertikel** entsteht nicht durch eine Fundoplicatio mit Hiatoplastik. Man unterscheidet zwischen dem Zenker-, dem epiphrenialen und dem Traktionsdivertikel.

(B) Auch eine **Achalasie** entsteht nicht durch eine operative Versorgung einer Refluxösophagitis.Es handelt sich bei einer Achalasie um eine neuromuskuläre Störung der glatten Muskulatur des Ösophagus. Verursacht wird diese Störung durch eine Abnahme der intramuralen Ganglienzellen im Auerbach-Plexus der Ösophaguswand oder durch eine Degeneration des N. vagus. Die Ätiologie ist letztlich unklar, allerdings werden Ursachen wie Autoimmunreaktionen oder Viren diskutiert. Das Prädispositionsalter liegt bei 40–60 Jahren.
Durch die neuromuskulären Störungen kommt es zu ungeordneter Peristaltik des Ösophagus, außerdem erschlafft der untere Sphinkter nicht oder nur inkomplett.

(C) Das **Boerhaave-Syndrom** beschreibt die spontane Ösophagusruptur. Auch dieses Krankheitsbild ist nicht mit einer operativen Versorgung des Ösophagus in Verbindung zu bringen.

(D) Das **Gas-bloat-syndrom** beschreibt die Unfähigkeit des Aufstoßens nach einer Fundoplicatio. Dies kann zu schmerzhaften Blähungen führen und wird von ca. 20% der Patienten nach einer Fundoplicatio beschrieben. **(D) ist richtig.**

(E) Das **Roemheld-Syndrom** ist ein gastrokardialer Symptomkomplex, bei dem es bedingt durch eine paraösophageale Hernie zu einer Verdrängung des Mediastinums kommt. Diese Verdrängung führt v.a. nach der Nahrungsaufnahme zu kardialen Symptomen (Herzrhythmusstörungen, pectanginöse Beschwerden).

Literaturempfehlungen

Fachübergreifende Bücher:

Emminger *et al.:* Exaplan – das Kompendium der klinischen Medizin, 5. Auflage. München: Elsevier Urban & Fischer 2007

Gaus *et al.:* Duale Reihe Ökologisches Stoffgebiet, 3. Auflage. Stuttgart: Hippokrates Verlag 1999

Mediscript Examensbände. München: Elsevier Urban & Fischer

Pschyrembel: Klinisches Wörterbuch, 261. Auflage. Berlin: de Gruyter 2007

Roche Lexikon, 5. Auflage. München: Urban & Fischer 2003

Augenheilkunde:

Augustin/Collins: Augenheilkunde, 2. Auflage. Berlin: Springer 2001

Lang: Augenheilkunde, Stuttgart: Thieme 1998

Rohrbach/Lieb: Tumoren des Auges und seiner Adnexe. Stuttgart: Schattauer 1998.

Chirurgie:

Bruch *et al.:* Berchtold Chirurgie, 5. Auflage. München: Elsevier Urban & Fischer 2006

Nürnberger *et al.*: Klinikleitfaden Chirurgie, 4. Auflage. München: Elsevier Urban & Fischer 2006

Schumpelik *et al.:* Kurzlehrbuch Chirurgie, 6. Auflage. Stuttgart: Thieme 2004

Siewert (Hrsg.): Chirurgie, 6. Auflage. Berlin: Springer 1998

Dermatologie:

Altmeyer: Therapielexikon Dermatologie und Allergologie. Berlin: Springer 1998

Altmeyer *et al.:* Klinikleitfaden, Dermatologie, 2. Auflage. München: Elsevier Urban & Fischer 2002

Altmeyer *et al.:* Bildlexikon der Dermatologie, 2. Auflage. Berlin: Springer 1995

Braun-Falco *et al.:* Dermatologie und Venerologie, 4. Auflage. Berlin: Springer 1996

Fritsch: Dermatologie und Venerologie, 4. Auflage. Berlin: Springer 1998

Jung: Dermatologie, 4. Auflage. Stuttgart: Hippokrates Verlag 1998

Nasemann *et al.*: Histopathologie der Hautkrankheiten. Berlin: Springer 1982

Rassner: Dermatologie, 8. Auflage. München: Elsevier Urban & Fischer 2006

Schmoeckel: Lexikon und Differentialdiagnose der klinischen Dermatologie, 2. Auflage. Stuttgart: Thieme 1994

Sterry/Paus: Checkliste Dermatologie, 3. Auflage. Stuttgart: Thieme 1999

Genetik:

Buselmaier/Tariverdian: Humangenetik, 2. Auflage. Berlin: Springer 1999

Murken/Cleve (Hrsg.): Taschenlehrbuch Humangenetik, 7. Auflage. Stuttgart: Thieme 2006

Gynäkologie:

Goerke *et al.:* Klinikleitfaden Gynäkologie und Geburtshilfe, 6. Auflage. München: Elsevier Urban & Fischer 2003

Kiechle: Gynäkologie und Geburtshilfe. München: Elsevier Urban & Fischer 2006

Nörtemann/Ruml: Gynäkologie in Frage und Antwort. München: Elsevier Urban & Fischer 2004

Stauber/Weyerstahl: Duale Reihe Gynäkologie und Geburtshilfe, 3. Auflage. Stuttgart Thieme 2007

Innere Medizin:

Herold *et al.:* Innere Medizin – Eine vorlesungsorientierte Darstellung. Köln 2007

Herold: Innere Medizin. Köln 2007

Renz-Polster (Hrsg.) *et al.:* Basislehrbuch Innere Medizin, 3. Auflage. München: Elsevier Urban & Fischer 2004

Steinbeck *et al.:* Therapie innerer Krankheiten, 11. Auflage. Berlin: Springer 2005

Klinische Chemie:

Hagemann: www.laborlexikon.de , ISSN 1860-966X

Neumeister (Hrsg.) *et al.:* Klinikleitfaden Labordiagnostik, 3. Auflage. München: Elsevier Urban & Fischer 2003

Renz-Polster (Hrsg.) *et al.:* Basislehrbuch Innere Medizin, 3. Auflage. München: Elsevier Urban & Fischer 2004

Mikrobiologie:

Kayser *et al.:* Taschenlehrbuch Medizinische Mikrobiologie, 11. überarb. u. erw. Auflage. Stuttgart: Thieme 2005

Köhler *et al.:* Medizinische Mikrobiologie, 8. Auflage. München: Elsevier Uraban & Fischer 2001

Naturheilkunde:
Augustin/Schmiedel: Leitfaden Naturheilkunde, 5. Auflage München: Elsevier Urban & Fischer 2007
Bierbach: Naturheilpraxis heute. Lehrbuch und Atlas, 3. Auflage. München: Elsevier Urban & Fischer 2006
Capasso *et al.*: Phytotherapy – a quik reference to herbal medicine. Berlin: Springer 2003
Pschyrembel: Naturheilkunde und alternative Heilverfahren, 3. Auflage. Berlin: de Gruyter 2006
Schilcher *et al.*: Leitfaden Phytotherapie, 3. Auflage. München: Elsevier Urban & Fischer 2007
Schimmel *et al.*: Lehrbuch der Naturheilverfahren, 2. Auflage. Stuttgart: Hippokrates Verlag 1990

Orthopädie:
Niethard/Pfeil: Duale Reihe Orthopädie, 5. korr. Auflage. Stuttgart: Thieme 2005
Breusch *et al.*: Klinikleitfaden Orthopädie – konservative und operative Orthopädie, Unfallchirurgie, 5. Auflage. München: Elsevier Urban & Fischer 2006

Pädiatrie:
Herold: Innere Medizin. Köln 2007
Illing/Claßen (Hrsg.): Klinikleitfaden Pädiatrie, 6. Auflage. München: Elsevier Urban & Fischer 2003
Lentze *et al.*: Pädiatrie, 2. Auflage. Berlin: Springer 2002
Michalk/Schönau (Hrsg.): Differentialdiagnose Pädiatrie, 2. Auflage. München: Elsevier Urban & Fischer 2004
Roos *et al.*: Checkliste Neonatologie: Das Neo-ABC, 2. Auflage. Stuttgart: Thieme 2003
Sitzmann: Duale Reihe Pädiatrie, 2. Auflage. Stuttgart: Thieme Verlag 2002

Pathologie:
Nasemann *et al.*: Histopathologie der Hautkrankheiten. Berlin: Springer 1982
Naumann *et al.*: Pathologie des Auges, 2. Auflage. Berlin: Springer 1997
Riede *et al.*: Allgemeine und spezielle Pathologie, 5. Auflage. Stuttgart: Thieme 2003

Pharmakologie:
Aktories *et al.*: Allgemeine und spezielle Pharmakologie und Toxikologie, 9. Auflage. München: Elsevier Urban & Fischer 2006
Karow/Lang: Allgemeine und Spezielle Pharmakologie und Toxikologie, 8. Auflage. Bergisch-Gladbach: Druckerei F. Hansen, 2000

Psychiatrie:
Berger (Hrsg.): Psychiatrie und Psychotherapie, 2. Auflage. München: Elsevier: Urban & Fischer 2003
Brunnhuber *et al.*: Intensivkurs Psychiatrie und Psychotherapie, 5. Auflage. München: Elsevier Urban & Fischer 2004
Haake-Weber *et al.*: Crashkurs Neurologie. München: Elsevier Urban & Fischer 2005
Lanzendörfer/Scholz: Psychopharmaka light. München: Urban & Fischer 2002
Steinhausen: Psychische Störungen bei Kindern und Jugendlichen, Lehrbuch der Kinder- und Jugendpsychiatrie, 6. Auflage. München: Elsevier Urban & Fischer 2006
Wallesch: Neurologie. München: Elsevier Urban & Fischer 2005
Wörterbuch Psychiatrie, Psychotherapie, Medizinische Psychologie, 5. Auflage. München: Urban & Schwarzenberg 1999

Radiologie:
Benz-Bohm: Kinderradiologie. Stuttgart: Thieme 1997
Brant-Zawadzki: Pocket Radiologist Wirbelsäule. München: Elsevier Urban & Fischer 2003
Greenspan: Skelettradiologie, 3. Auflage. München: Elsevier Urban & Fischer 2003
Kauffmann *et al.*: Radiologie, 2. Auflage. München: Elsevier Urban & Fischer 2006
Osborn: Pocket Radiologist Gehirn. München: Elsevier Urban & Fischer 2004
Sartor (Hrsg.): Neuroradiologie, 2. Auflage. Stuttgart: Thieme 2001
Wicke *et al.*: Atlas der Röntgenanatomie, 7. Auflage. München: Elsevier Urban & Fischer 2005

Rechtsmedizin:
Dettmeyer: Medizin & Recht – rechtliche Sicherheit für den Arzt, 2. Auflage. Berlin: Springer 2006

Urologie:
Eichenauer *et al.*: Klinikleitfaden Urologie, 3. Auflage. München: Elsevier Urban & Fischer 2003
Hautmann/Huland: Urologie, 3. Auflage. Berlin: Springer 2006
Jung: Urologie in Frage und Antwort, 2. Auflage. München: Elsevier Urban & Fischer 2007